执业医师资格考试考点速记突破胜经丛书

中医执业助理医师资格考试考点速记突破胜经

田磊 编著

中国中医药出版社
·北 京·

图书在版编目(CIP)数据

中医执业助理医师资格考试考点速记突破胜经/田磊编著.—北京:中国中医药出版社,2020.3
(执业医师资格考试考点速记突破胜经丛书)
ISBN 978-7-5132-5846-3

Ⅰ.①中… Ⅱ.①田… Ⅲ.①中医师-资格考试-自学参考资料 Ⅳ.①R2

中国版本图书馆 CIP 数据核字(2019)第 255428 号

中国中医药出版社出版
北京经济技术开发区科创十三街 31 号院二区 8 号楼
邮政编码 100176
传真 010-64405750
保定市西城胶印有限公司印刷
各地新华书店经销

开本 787×1092 1/32 印张 14.75 字数 323 千字
2020 年 3 月第 1 版 2020 年 3 月第 1 次印刷
书号 ISBN 978-7-5132-5846-3

定价 79.00 元
网址 www.cptcm.com

社 长 热 线 010-64405720
购 书 热 线 010-89535836
维 权 打 假 010-64405753

微信服务号 zgzyycbs
微商城网址 https://kdt.im/LIdUGr
官方微博 http://e.weibo.com/cptcm
天猫旗舰店网址 https://zgzyycbs.tmall.com

如有印装质量问题请与本社出版部联系(010-64405510)
版权专有 侵权必究

执业医师资格考试考点速记突破胜经丛书

主 编 田 磊
副主编 周明旺 左玉霞 田泾市
编 委 张 超   张 峦   郭琛英
        曹粟满 刘 婷   胡丽鸽

前言

执业医师资格考试是行业准入考试,是评价申请医师资格者是否具备从事医师工作所必需的专业知识与技能的考试。其考察知识面广,难度较高,每年总通过率多低于30%。因此,执业医师考试是所有医学生成为一名真正大夫之前都必须经过的一个严格的考验。

通过多年的执业医师考培经历,我发现很多考生之所以无法顺利通过执业医师资格考试,究其原因,并不一定是努力不足,更不存在智力缺陷。他们不能拿到执业医师证一个最重要的原因就是对执业医师考试缺乏必要的了解,不知道哪些知识是考试重点。

另外,就是考试科目多。以中西医结合执业医师考试为例,考试涉及的科目就有十几门,涵盖了中医基础、中西医临床、西医基础、伦理法规等多个方面的内容,基本上医学生本科5年所学的主干课程都要考到,时间短,任务重,如果不了解考试的重点,眉毛胡子一把抓,想通过考试,比登天还难。

针对以上两个方面的原因,为了帮助广大考生顺利通过执业医师考试,我们特编写了这套"执业医师资格考试考点速记突破胜经丛书",本套丛书突出应试教育模式,具有如下特色:

精 内容精。笔者认真研究历年执业医师资格考试考题发现这样一个规律,重要的知识点总是反复地被考到,只是可能会变化一下形式。大约90%的考题出自60%的知识点,而剩余40%的知识点很少考到甚至从未考到过。根据这种情况,结合笔者多年执业医师资格考试辅导经验,我们将执业医师资格考试的全部知识点进行分类,去粗取精,去掉很少出考题的40%的知识点。而对于常出考题的60%的知识点,我们也尽可能用精炼的语言表达其知识内涵,省略与考试无关的语言。

准 考点选择准确。本书所载考点是笔者通过近十年执业医师资格考试辅导经验筛选出来的,均为执业医师资格考试常考点。并且,我根据其考题出现的频率,将筛选出来的考点分为三类,用"★"号进行标记:★★★表明本考点最为重要;★★表明重要性次之;★最次。只要将本书所载考点弄懂、记准80%以上,就一定能通过执业医师资格考试。

简 简化复习过程。执业医师资格考试涉及科目内容极多,绝大多数的医考辅导书籍页数在1000页以上,字数达200万,需要考生自己在厚厚的书籍里去搜寻考点,费时费力,且复习效果欠佳。本书将复杂的医考内容以考点形式呈现,考试会考什么,考生要学什么,一目了然。并且,本书字数较少,篇幅较小,仅相当于其他辅导书籍篇幅的1/10,而核心考点却能全部覆盖。用本书来备战执业医师资格考试，极大简化了执业医师资格考试的复习过程。

便 便有两层意思。一是方便记忆。本书将考试大纲中较杂乱的内容用表格的方式展现，对于考生头痛的记忆性内容，如中药、方剂、针灸等科目则配有记忆的口诀、歌诀，方便考生的学习和记忆。二是方便携带。本书内容精简，为小32开口袋书，可随身携带，考生可以在等公交车、排队等零碎的时间用本书学习，也许等公交车时记下的一个考点就能决定你今年是否能拿到执业医师资格证书。

我相信，只要考生认真学习，在本书的帮助下一定能够顺利通过执业医师资格考试，成为一名名副其实的医生！

田 磊

2020年1月

目录

中医学基础

中医基础理论 3
  第一单元　中医学理论体系 3
  第二单元　精气学说 4
  第三单元　阴阳学说 5
  第四单元　五行学说 8
  第五单元　藏象学说 11
  第六单元　五脏 12
  第七单元　六腑 18
  第八单元　奇恒之腑 20
  第九单元　精、气、血、津液、神 20
  第十单元　经络 25
  第十一单元　体质 27
  第十二单元　病因 27
  第十三单元　发病 31
  第十四单元　病机 33
  第十五单元　防治原则 39
  第十六单元　养生与寿夭 42

中医诊断学 43
  第一单元　望诊 43
  第二单元　望舌 48
  第三单元　闻诊 50
  第四单元　问诊 52
  第五单元　脉诊 56

第六单元	八纲辨证	58
第七单元	气血津液辨证	61
第八单元	脏腑辨证	62

中药学 ······ 67
第一单元	总论	67
第二单元	解表药	69
第三单元	清热药	71
第四单元	泻下药	74
第五单元	祛风湿药	75
第六单元	化湿药	76
第七单元	利水渗湿药	76
第八单元	温里药	77
第九单元	理气药	78
第十单元	消食药	79
第十一单元	驱虫药	79
第十二单元	止血药	80
第十三单元	活血化瘀药	81
第十四单元	化痰止咳平喘药	82
第十五单元	安神药	84
第十六单元	平肝息风药	85
第十七单元	开窍药	86
第十八单元	补虚药	86
第十九单元	收涩药	89
第二十单元	攻毒杀虫止痒药	90

方剂学 ······ 91
第一单元	总论	91
第二单元	解表剂	92
第三单元	泻下剂	95
第四单元	和解剂	96
第五单元	清热剂	99

第六单元	祛暑剂	103
第七单元	温里剂	104
第八单元	表里双解剂	106
第九单元	补益剂	107
第十单元	固涩剂	113
第十一单元	安神剂	115
第十二单元	开窍剂	117
第十三单元	理气剂	118
第十四单元	理血剂	120
第十五单元	治风剂	123
第十六单元	治燥剂	126
第十七单元	祛湿剂	128
第十八单元	祛痰剂	133
第十九单元	消食剂	136
第二十单元	驱虫剂	137
第二十一单元	治痈疡剂	137

中医临床

中医内科学 …… 141
　第一单元　肺系病证 …… 141
　第二单元　心系病证 …… 146
　第三单元　脑系病证 …… 148
　第四单元　脾胃病证 …… 153
　第五单元　肝胆病证 …… 159
　第六单元　肾系病证 …… 161
　第七单元　气血津液病证 …… 165
　第八单元　肢体经络病证 …… 171
中医外科学 …… 174
　第一单元　中医外科疾病辨证 …… 174
　第二单元　中医外科疾病治法 …… 177

第三单元	疮疡	180
第四单元	乳房疾病	184
第五单元	瘿	187
第六单元	瘤、岩	188
第七单元	皮肤及性传播疾病	189
第八单元	肛门直肠疾病	196
第九单元	泌尿男性疾病	203
第十单元	周围血管疾病	205
第十一单元	其他外科疾病	206
中医妇科学		209
第一单元	女性生殖器官	209
第二单元	女性生殖生理	209
第三单元	妇科疾病的病因病机	210
第四单元	月经病	211
第五单元	带下病	219
第六单元	妊娠病	220
第七单元	产后病	225
第八单元	妇科杂病	228
第九单元	计划生育	232
中医儿科学		233
第一单元	儿科学基础	233
第二单元	儿童保健	235
第三单元	新生儿疾病	236
第四单元	肺系病证	238
第五单元	脾系病证	242
第六单元	心肝病证	247
第七单元	肾系病证	250
第八单元	传染病	252
第九单元	虫证	257
第十单元	其他疾病	257

针灸学 ………………………………………… 260

- 第一单元 特定穴 ………………………………… 260
- 第二单元 腧穴的定位方法 ……………………… 263
- 第三单元 手太阴肺经、腧穴 …………………… 264
- 第四单元 手阳明大肠经、腧穴 ………………… 265
- 第五单元 足阳明胃经、腧穴 …………………… 267
- 第六单元 足太阴脾经、腧穴 …………………… 269
- 第七单元 手少阴心经、腧穴 …………………… 270
- 第八单元 手太阳小肠经、腧穴 ………………… 271
- 第九单元 足太阳膀胱经、腧穴 ………………… 273
- 第十单元 足少阴肾经、腧穴 …………………… 275
- 第十一单元 手厥阴心包经、腧穴 ……………… 277
- 第十二单元 手少阳三焦经、腧穴 ……………… 278
- 第十三单元 足少阳胆经、腧穴 ………………… 279
- 第十四单元 足厥阴肝经、腧穴 ………………… 281
- 第十五单元 督脉、腧穴 ………………………… 282
- 第十六单元 任脉、腧穴 ………………………… 283
- 第十七单元 内科病证的针灸治疗 ……………… 285
- 第十八单元 妇儿科病证的针灸治疗 …………… 287
- 第十九单元 皮外伤科病证的针灸治疗 ………… 288
- 第二十单元 五官科病证的针灸治疗 …………… 289
- 第二十一单元 急症及其他病证的针灸治疗 …… 290

西医综合

诊断学基础 ………………………………………… 295

- 第一单元 症状学 ………………………………… 295
- 第二单元 检体诊断 ……………………………… 302
- 第三单元 实验室诊断 …………………………… 321
- 第四单元 心电图诊断 …………………………… 331
- 第五单元 影像诊断 ……………………………… 335

内科学（师承或确有专长人员不测试） ·········· 339
  第一单元 呼吸系统疾病 ·········· 339
  第二单元 循环系统疾病 ·········· 346
  第三单元 消化系统疾病 ·········· 356
  第四单元 泌尿系统疾病 ·········· 363
  第五单元 血液系统疾病 ·········· 365
  第六单元 内分泌与代谢疾病 ·········· 371
  第七单元 结缔组织病 ·········· 376
  第八单元 神经系统疾病 ·········· 378
  第九单元 常见急危重症 ·········· 381

传染病学 ·········· 388
  第一单元 传染病学总论 ·········· 388
  第二单元 病毒感染 ·········· 391
  第三单元 细菌感染 ·········· 406
  第四单元 消毒与隔离 ·········· 420

医学人文

医学伦理学 ·········· 425
  第一单元 医学伦理学与医学目的、医学模式 ·········· 425
  第二单元 中国医学的道德传统 ·········· 426
  第三单元 医学伦理学的理论基础 ·········· 427
  第四单元 医学道德的规范体系 ·········· 429
  第五单元 处理与患者关系的道德要求 ·········· 431
  第六单元 处理医务人员之间关系的道德要求 ·········· 432
  第七单元 临床诊疗的道德要求 ·········· 433
  第八单元 医学研究的道德要求 ·········· 436
  第九单元 医学道德的评价与良好医德的养成 ·········· 436
  第十单元 医学伦理学文献 ·········· 437

卫生法规 ·········· 439
  第一单元 卫生法概述 ·········· 439

第二单元	卫生法律责任	440
第三单元	《中华人民共和国执业医师法》	441
第四单元	《中华人民共和国药品管理法》	444
第五单元	《中华人民共和国传染病防治法》	447
第六单元	《突发公共卫生事件应急条例》	448
第七单元	《医疗纠纷预防和处理条例》	449
第八单元	《中华人民共和国中医药法》	450
第九单元	《医疗机构从业人员行为规范》	451

中医学基础

中医基础理论

第一单元　中医学理论体系

中医学理论体系的主要特点

考点1★★　整体观念

1. 人体是一个有机整体主要体现于：①五脏一体观。②形神一体观。

2. 人与自然环境的统一性。这种人与自然环境息息相关的认识即是"天人一体"的整体观。

3. 人与社会环境的统一性。

考点2★★★　辨证论治

1. 病、证、症的概念和关系

（1）病，即疾病，是致病邪气作用于人体，人体正气与之抗争而引起的机体阴阳失调、脏腑组织损伤、生理机能失常或心理活动障碍的一个完整的异常生命过程。

（2）证，是疾病过程中某一阶段或某一类型的病理概括。一般由一组相对固定的、有内在联系的、能揭示疾病某一阶段或某一类型病变本质的症状和体征构成。证是病机的外在反映，病机是证的内在本质。

（3）症，即症状和体征的总称，是疾病过程中表现出的个别、孤立的现象，可以是病人异常的主观感觉或行为表现,也可以是医生检查病人时发现的异常征象。症是判断疾病、辨识证的主要依据。

2. 辨证论治的概念

(1) 辨证,即将四诊(望、闻、问、切)所收集的有关疾病的所有资料,包括症状和体征,运用中医学理论进行分析、综合,辨清疾病的原因、性质、部位及发展趋向,然后概括、判断为某种性质的证的过程。

(2) 论治,是在通过辨证思维得出证的诊断的基础上,确立相应的治疗原则和方法,选择适当的治疗手段和措施来处理疾病的思维和实践过程。论治过程一般分为因证立法、随法选方、据方施治三个步骤。

辨证是决定治疗的前提和依据,论治则是解决疾病的手段和方法,辨证论治的过程实质就是认识疾病和治疗疾病的过程。

考点3★★★ 同病异治和异病同治

1. 同病异治 指同一种病,由于发病的时间、地域不同,或所处的疾病的阶段或类型不同,或病人的体质有异,故反映出的证候不同,因而治疗也就有异。

2. 异病同治 指几种不同的疾病在其发展变化过程中出现了大致相同的病机、大致相同的证候。因而就采取同一方法治疗。

"同病异治"和"异病同治",实质上既是"证异治异""证同治同",亦是辨证论治原则的具体体现。

第二单元 精气学说

考点1★★ 精的概念

精概念的产生,源于"水地说"。

考点2★★ 气的概念

气的概念源于"云气说"。

考点3 精气的概念

"精"与"气"同义,指一切细微精粹的物质,亦是生成宇宙万物的原始物质。

考点4★★ 精气学说的基本内容

1. 精气的运动与变化
2. 天地精气化生为人

第三单元 阴阳学说

第一节 阴阳的概念

考点1★★★ 阴阳的含义

阴阳,是中国古代哲学的一对范畴,是对自然界相互关联的某些事物或现象对立双方属性的概括,并含有对立统一的内涵。

"阴阳者,一分为二也",明确指出,阴阳具有矛盾对立统一的辩证观点。一般来说,凡是剧烈运动着的、外向的、上升的、温热的、明亮的,都属于阳;相对静止的、内守的、下降的、寒冷的、晦暗的,都属于阴。"水火者,阴阳之征兆也。"

考点2★★★ 阴阳无限可分性常考实例

一日分阴阳:上午为阳中之阳,下午为阳中之阴,上半夜为阴中之阴,下半夜为阴中之阳。

四季分阴阳:夏天属太阳(阳中之阳),秋天属少阴

(阳中之阴),冬天属太阴(阴中之阴),春天属少阳(阴中之阳)。

第二节 阴阳学说的基本内容

考点1★★ 阴阳的对立制约

对立:相互斗争、相互排斥。

制约:相互制约。

1. 正常者(生理)"阴平阳秘,精神乃治""动极者镇之以静,阴亢者胜之以阳"。

2. 反常者(病理)"阴盛则阳病,阳盛则阴病""阳虚则阴盛""阴虚则阳亢"。

考点2★★★ 阴阳的互根互用

1. 互根 相互依存,互为根本。

"阳根于阴,阴根于阳""阳生于阴,阴生于阳""孤阴不生,独阳不长"。

2. 互用 相互资生、促进和助长。

"阴者,藏精而起亟也,阳者,卫外而为固也""阴在内,阳之守也,阳在外,阴之使也""无阴则阳无以生,无阳则阴无以化""阳生阴长,阳杀阴藏"。如果由于某些原因,阴和阳之间的互根关系遭到破坏,就会导致"阴阳离决,精气乃绝"。

考点3★★★ 阴阳的交感互藏

阴阳交感,是指阴阳二气在运动中处于相互感应而交合,亦即相互发生作用。阴阳交感是宇宙万物赖以生成和变化的根源。

阴阳互藏,是指相互对立的阴阳双方中的任何一方都含有另一方,即阴中有阳,阳中有阴。

阴阳互藏是阴阳双方交感合和的动力根源；阴中有阳则能升，阳中有阴则能降。阴阳互藏是阴阳消长与转化的内在根据。

考点4★★★ 阴阳的消长

对立、互根的阴阳双方不是一成不变的，而是处于不断增长和消减的变化之中。导致阴阳出现消长变化的根本原因在于阴阳之间存在着的对立制约与互根互用关系。体现在自然界可表现为气候的正常变化，在人体则表现为生命过程的协调而有序。

考点5★★★ 阴阳的转化

阴阳转化是指事物对立双方的总体属性，在一定条件下可以向其相反的方向转化，即属阳的事物可以转化为属阴的事物，属阴的事物可转化为属阳的事物。阴阳的相互转化，一般都发生于事物发展的物极阶段，即"物极必反"。如果说阴阳消长是一个量变过程，阴阳转化则是在量变基础上的质变。

"重阴必阳，重阳必阴""寒极生热，热极生寒""寒甚则热，热甚则寒"。

第三节 阴阳学说在中医学中的应用

考点1★★★ 在组织结构和生理功能方面的应用

根据人体的形态部位和功能特点分阴阳：背为阳，腹为阴；五脏为阴，六腑为阳；五脏再分阴阳：心为阳中之阳，肺为阳中之阴，肝为阴中之阳，肾为阴中之阴，脾为阴中之至阴。

考点2★★★ 在疾病预防和治疗方面的应用

1. 指导养生

2. 确定治疗原则 阴阳偏盛者用"损其有余""实则泻之"的原则。阴偏盛之实寒证采用寒者热之,阳偏盛之实热证采用热者寒之。阴阳偏衰者,采用"补其不足""虚则补之"的原则。阴偏衰导致的虚热证,采用<u>阳病治阴"壮水之主,以制阳光"</u>,阳偏衰导致的虚寒证,采用<u>阴病治阳"益火之源,以消阴翳"</u>。

3. 分析和归纳药物的性能

药物	阳		阴	
四气	温	热	寒	凉
作用趋势	升	浮	降	沉
五味	辛	甘	淡	酸	苦	咸

第四单元 五行学说

第一节 五行学说的概念

考点1★ 五行的概念

五行即木、火、土、金、水五种物质及其运动变化。

考点2★★★ 五行的特性

1. 木曰曲直 引申为凡具有生长、升发、条达、舒畅等性质或作用的事物和现象。

2. 火曰炎上 引申为凡具有温热、上升、光明等性质或作用的事物和现象。

3. 土爱稼穑 引申为凡具有生化、承载、受纳等性质或作用的事物和现象。

4. 金曰从革 引申为凡具有肃杀、收敛、沉降等性质和作用的事物和现象。

5. 水曰润下 引申为凡具有滋润、下行、寒凉、闭藏等性质或作用的事物和现象。

考点3★★★ 事物与现象的五行归类

事物与现象的五行归类表

自然界						五行	人体					
五音	五味	五色	五化	五气	五方	五季		五脏	五腑	五官	五体	五志	五声	变动
角	酸	青	生	风	东	春	木	肝	胆	目	筋	怒	呼	握
徵	苦	赤	长	暑	南	夏	火	心	小肠	舌	脉	喜	笑	忧
宫	甘	黄	化	湿	中	长夏	土	脾	胃	口	肉	思	歌	哕
商	辛	白	收	燥	西	秋	金	肺	大肠	鼻	皮	悲	哭	咳
羽	咸	黑	藏	寒	北	冬	水	肾	膀胱	耳	骨	恐	呻	栗

第二节 五行学说的基本内容

考点1★★★ 五行相生与相克

	相生	相克
含义	指五行中的一行对另一行具有促进、助长和资生作用	指五行中的一行对另一行具有抑制和制约作用
次序	木生火，火生土，土生金，金生水，水生木，依次相生，循环不已	木克土，土克水，水克火，火克金，金克木，依次相克，循环不已

续表

	相生	相克
关系	"生我"者为"母","我生"者为"子"。故五行相生关系又称"母子关系"	"克我"者为"所不胜","我克"者为"所胜"。故五行相克关系又称"所不胜"和"所胜"的关系

考点2★★★ 五行相乘与相侮

	相乘	相侮
含义	五行中的某一行对被克的一行克制太过,超过了正常制约的程度,称为相乘	五行中的某一行过于强盛,对原来"克我"的一行进行反向的制约,称相侮,或称反侮、反克
次序	木乘土,土乘水,水乘火,火乘金,金乘木	木侮金,金侮火,火侮水,水侮土,土侮木
分类	①克方太过:五行中任何一行本身过于亢盛,造成对被克的一行制约太过,虽然被克的一方原来处在正常水平,但已打破了两者之间的正常制约关系,出现过度克制的现象。②被克方不及:五行中任何一行本身虚弱不足,使原来"克我"的一行克制太过,正常制约关系遭到破坏	①被克方太过:五行中任何一行本身过于亢盛,原来"克我"的一行已不能进行正常的制约,而对"克我"的一行进行反侮,使正常的相克关系遭到破坏。②克方不及:五行中任何一行本身虚弱不足,不能对所胜的一行进行制约,而受到所胜一行的反向克制,使原来相克的关系遭到破坏,出现反侮

第三节 五行学说在中医学中的应用

考点1★★　根据五行相生规律确定的治则治法

根据相生规律确定治疗原则,"虚则补其母,实则泻其子",又称补母与泻子。补母适用于母子关系失调的虚证。泻子适用于母子关系失调的实证。

依据五行相生规律确定的治法,常用的有<u>滋水涵木法、益火补土法、培土生金法、金水相生法</u>。

考点2★★　根据五行相克规律确定的治则治法

根据相克规律确定治疗原则,抑强扶弱。抑强适用于相克太过引起的相乘和相侮。扶弱适用于相克不及引起的相乘和相侮。

依据五行相克规律确定的治法,常用的有<u>抑木扶土法、培土制水法、佐金平木法、泻南补北法</u>。

第五单元　藏象学说

考点★★★　五脏、六腑、奇恒之腑的分类

①五脏共同的生理特点是化生和贮藏精气。②六腑共同的生理特点是受盛和传化水谷。③奇恒之腑在形态上中空有腔与六腑相类,功能上贮藏精气与五脏相同,与五脏和六腑都有明显区别,故称之。如《素问·五脏别论》说:"所谓五脏者,藏精气而不泻也,故满而不能实;六腑者,传化物而不藏,故实而不能满也。"

五脏六腑的生理特点,对临床辨证论治有重要指导意义。一般说来,病理上"脏病多虚""腑病多实",治疗上"五脏宜补""六腑宜泻"。

第六单元 五脏

第一节 五脏的生理功能与特性

考点1★★★ 心的生理功能

1. 主血脉 指心气推动和调控血液在脉道中运行，流注全身，发挥营养和滋润作用。心脏的搏动是血液运行的主要动力，心脏的搏动主要依赖心气的推动和调控。心气充沛、心血充盈、脉道通利是血液正常运行的前提条件。心脏的搏动是否正常，起着十分关键的作用。

2. 藏神 心所藏之神，既是主宰生命活动的广义之神，又包括精神、意识、思维、情志等狭义之神。故说心为"五脏六腑之大主""所以任物者谓之心"，心为"君主之官"。心主血脉是心藏神的物质基础。

考点2★ 心的生理特性

心为阳脏而主通明。

考点3★★★ 肺的生理功能

1. 主气司呼吸 包括主呼吸之气和主一身之气两方面。

（1）肺主呼吸之气 亦称"肺司呼吸"。肺是体内外气体交换的场所，通过肺的呼吸，吸入自然界的清气，呼出体内的浊气，以实现体内外气体的交换。

（2）肺主一身之气 指肺有主司一身之气的生成和运行的作用。体现在两个方面：一指宗气的生成。二指对全身气机的调节作用。

2. 主行水（肺主通调水道） 肺主行水，是指肺气的<u>宣发、肃降</u>作用，能够推动和调节全身水液的输布和排泄。

（1）通过肺气的宣发作用，将脾气转输至肺的水液和水谷精气中的轻清部分，向上向外布散，上至头面诸窍，外达皮毛肌腠，以濡润之，并在卫气的作用下化为<u>汗液</u>排出体外。

（2）通过肺气的肃降作用，将水液及水谷精微中的较稠厚部分，向内向下输送至各脏腑以濡润之，并将脏腑代谢所产生的浊液，下输至膀胱，成为<u>尿液</u>生成之源。故说"肺为水之上源"。

3. 朝百脉，主治节 "朝"，即聚汇之意。

（1）肺朝百脉 即全身的血液都经过经脉聚汇于肺。生理意义：①气体交换。通过肺的呼吸，吸入清气，呼出浊气。清气随血液运行至全身，维持人体的生命活动。②助心行血。血液的运行依靠气的推动，肺朝百脉，将肺气散布于血液当中，辅助心脏推动血液的运行。

（2）主治节 即治理和调节。<u>肺的治节作用，主要体现于四方面：</u>①治理和调节呼吸运动。②调理全身气机。③治理和调节血液的运行。④治理和调节津液代谢。

考点4★★★ 肺的生理特性

1. 肺为华盖、娇脏 肺为华盖，是说肺位于胸腔，位置最高，覆盖于五脏六腑之上，又能宣发卫气于体表，具有保护诸脏免受外邪侵袭的作用。<u>肺为娇脏</u>，是指肺为清虚之脏，轻清肃静，不容纤芥，不耐邪气之侵，故为娇嫩之脏。肺为邪侵，则应"治上焦如羽，非轻不举"，药以轻清、宣散为宜。

2. 主宣发与肃降 肺主宣发，是指肺气具有向上升宣和向外布散的作用；肺主肃降，是指肺气具有向内、向下清肃通降的作用。

考点5★★★ 脾的生理功能

1. 主运化 "运",即转输。"化",即消化吸收。主运化,即消化吸收饮食物中的水谷精微并将其转输至全身的生理功能。

由于脾所吸收的成分中包括精微和水液两部分,所以亦常将脾主运化的功能分为两个方面:一为运化食物,一为运化水液。

2. 主统血 "统",即统摄、控制之意。脾主统血,是指脾有统摄血液在脉管之中流行,防止其逸出于脉外的功能。故说"心主血,肝藏血,脾能统摄于血""五脏六腑之血,全赖脾气统摄"。脾统血的机理,主要是脾气的固摄作用。

考点6★★ 脾的生理特性

1. 脾气主升 是指脾气的运动,以上升为主,具体表现为升清和升举内脏两方面。清,指水谷精微。所谓"升清",即是指脾对于水谷精微等营养物质的吸收和上输于心、肺、头目,通过心肺的作用化生气血,以营养全身(脾气散精,上归于肺)。故说"脾以升为健"。

2. 喜燥恶湿 与胃的喜润恶燥相对而言,此特性与脾主运化水液功能有关,脾气健运的条件,即在于脾体干燥而不为痰饮水湿所困。故说"脾燥则升"。

3. 脾为孤脏

考点7★★★ 肝的生理功能

1. 主疏泄 疏,即疏通。泄,即发泄、升发。肝主疏泄,是指肝气具有疏通、畅达全身气机的功能。气机,即气的运动。肝的疏泄功能最根本的体现就是疏通气机,其主要表现在以下四个方面:①促进血液运行和津液代

14

谢。②促进脾胃运化和胆汁分泌排泄。③调畅情志活动。④通调排精与排卵。

2. 主藏血 肝藏血，是指肝具有贮藏血液、调节血流量和防止出血的生理功能。其藏血的生理意义有涵养肝气、调节血量、濡养肝及筋目、化生和濡养魂、为经血之源及防止出血等六方面。

肝主疏泄，其用属阳，又主藏血，其体属阴，故有"肝体阴而用阳"之说。

考点8★★ 肝的生理特性

1. 肝为刚脏 指肝气主升主动，具有刚强躁急的生理特性而言。肝气具有木的冲和条达、伸展舒畅之性能，并主疏泄，性喜条达而恶抑郁，以及肝内寄相火，主升易动等，均反映了肝为刚脏的特性。

2. 肝气升发 指肝气的向上升动和向外发散以调畅气机的生理特性。

考点9★★★ 肾的生理功能

1. 藏精 主生长发育、生殖与脏腑气化。

（1）藏精 指肾具有贮存、封藏精的生理功能。"肾者，主蛰，封藏之本，精之处也"。

（2）主生长发育和生殖 指肾精及其所化肾气的生理作用。

（3）推动和调节脏腑气化

2. 主水 肾主水，是指肾气具有主司和调节全身水液代谢的功能。主要体现在两方面：

（1）肾气对参与水液代谢的脏腑的促进作用。

（2）肾气的生尿和排尿作用。

3. 主纳气 肾主纳气，是指肾具有摄纳肺所吸入的自然界清气，保持吸气的深度，防止呼吸表浅的作用。故有"呼出心与肺,吸入肾与肝","肺为气之主,肾为气之根"等说法。

第二节 五脏之间的关系

考点1★★ 心与肺的关系
主要表现在血液运行与呼吸吐纳之间的协调关系。积于胸中的宗气是连接心之搏动和肺之呼吸的中心环节。

考点2★★ 心与脾的关系
主要表现在血液的生成和运行方面。

考点3★★ 心与肝的关系
心与肝的联系在于行血与藏血以及精神调节两个方面。

考点4★★★ 心与肾的关系
主要表现为"心肾相交"的生理关系,主要从水火既济、精神互用和君相安位来阐发。

1. 水火既济 心位居上,心火(阳)必须下降于肾而使肾水不寒;肾位居于下,肾水(阴)必须上济心阴,制约心阳,使心火不亢。心与肾之间的这种水火升降、互济互制,维持了两脏之间生理功能的协调平衡。

2. 精神互用 心藏神,肾藏精。精能化气生神,为气、神之源;神能控精驭气,为精、气之主。故积精可以全神,神清可以控精。

3. 君相相安 心为君火,肾为相火(命火)。命火秘藏,则心阳充足;心阳充盛,则相火亦旺。君相安位,则心肾上下交济,心阳、肾阳旺盛而正常。

考点5★★★　肺与脾的关系

主要表现在气的生成和水液代谢方面。

考点6★　肺与肝的关系

肺降而肝升,是全身气机调畅的重要环节。

考点7★★★　肺与肾的关系

主要表现在水液代谢、呼吸运动及阴阳相互资生等方面。

考点8★★★　脾与肝的关系

主要表现在饮食物消化过程中疏泄与运化的相互为用和血液运行中藏血与统血的相互协调方面。

考点9★★★　肝与肾的关系

肝藏血,肾藏精,精血互生,故肝肾之间关系极为密切,有"肝肾同源""乙癸同源"之称,主要表现在精血同源、藏泄互用、阴阳互资互制等方面。

<u>精血同源</u>:肝藏血,肾藏精。精和血皆由水谷之精化生和充养。

<u>藏泄互用</u>:肝主疏泄,肾主封藏,二者相互为用,相互制约。

<u>阴阳互资互制</u>:肝肾阴阳之间存在相互滋养和制约的关系。

考点10★★★　脾与肾的关系

主要体现于先后天的互促互助和水液代谢方面。脾为后天之本,肾为先天之本。脾阳根于肾阳,脾肾两脏在生理上相互资助,相互促进。

第三节　五脏与五体、五官九窍、五志、五神五液和季节的关系

考点★★★　五脏与五体、五官九窍、五志、五神、五液和五时的关系

五脏与五体、五官九窍、五志、五神、五液和五时的关系。

	肝	心	脾	肺	肾
五体	筋	脉	肉	皮	骨
五华	爪	面	唇	毛	发
五官九窍	目	舌	口	鼻	耳和二阴
五志	怒	喜	思	悲忧	恐
五液	泪	汗	涎	涕	唾
五时	春	夏	长夏	秋	冬
五神	魂	神	意	魄	志

第七单元　六腑

第一节　六腑的生理功能

考点1★★★　胆的生理功能

　　胆既是六腑，又是奇恒之腑。胆的功能，贮藏和排泄胆汁及主决断。《灵枢·本输》称"胆者，中精之腑"；胆为"中正之官"。

考点2★★★　胃的生理功能

胃的生理功能是受纳和腐熟水谷。"胃者，太仓也"。

考点3★★　小肠的生理功能

一是受盛和化物，二是泌别清浊。"小肠主液"，为"受盛之官"。

考点4★★　大肠的生理功能

传化糟粕和主津等方面。大肠为"传导之官""大肠主津"。

考点5★★　膀胱的生理功能

膀胱的生理功能是贮尿和排尿。"膀胱者，州都之官，津液藏焉，气化则能出矣"。

考点6★★★　三焦的概念和生理功能

三焦总体生理功能是通行诸气和运行津液。

三焦是诸气上下运行的通路，也是水液输布和排泄的通道。三焦为"决渎之官"。

三焦作为人体上、中、下部位的划分，已超出了实体六腑的概念，有的医家称其为"孤府"。

三焦的划分及其生理特点："上焦如雾"；"中焦如沤"；"下焦如渎"。

第二节　五脏与六腑之间的关系

考点★★　五脏与六腑的表里关系

心与小肠相表里，肺与大肠相表里，脾与胃相表里，肝与胆相表里，肾与膀胱相表里。

脾胃：运纳相成，升降相因，燥湿相济。

肝胆：同司疏泄，共主勇怯。

第八单元　奇恒之腑

考点1★★★　脑的生理功能

脑，位于颅腔之内，为髓聚之处。《灵枢·海论》说："脑为髓之海。"《素问·五脏生成》亦说："诸髓者，皆属于脑。"

<u>生理功能</u>：①主宰生命活动。②主司感觉运动。③主司精神活动。

考点2★★　女子胞与脏腑经脉的关系

女子胞与冲脉和任脉联系最紧密，"冲为血海""任主胞胎"。

五脏之中，女子胞与心、肝、脾、肾的关系尤为密切。

第九单元　精、气、血、津液、神

第一节　精

考点1★★　人体之精的概念

人体之精，是指禀受于父母的生命物质与后天水谷精微相融合而形成的一种精华物质，是人体生命的本原，是构成人体和维持人体生命活动的最基本物质。

考点2★　人体之精的功能

①繁衍生命。②濡养作用。③化血作用。④化气作用。⑤化神作用。

考点 3★　人体之精的分类

人体之精从构成成分上，分为先天之精与后天之精。

根据功能的不同，人体之精滋润濡养脏腑的称为脏腑之精，与人类生殖繁衍有关的称生殖之精。

第二节　气

考点 1★　人体之气的概念

气是人体内活力很强、运行不息的极精微物质。气是构成人体和维持人体生命活动的基本物质之一。

考点 2★★★　人体之气的生成

人体的气来源于禀受父母的先天之精气、饮食物中的营养物质（即"谷气"）和存在于自然界的清气。通过肺、脾、肾等器官生理功能的综合作用，将三者结合起来而生成。故称"肾为生气之根""脾胃为生气之源""肺为生气之主"。

考点 3★★★　人体之气的功能

①推动与调控作用。②温煦与凉润作用。③防御作用。④固摄作用。⑤中介作用。

考点 4★　人体之气的分类

人体之气由于其生成来源、分布部位和功能特点的不同，分为：元气、宗气、营气、卫气。

考点 5★★★　元气的概念及其生理功能

1. 元气的概念　又名"原气""真气"，是人体的原始之气。由于来源于先天，禀受于父母的肾中精气，所以又称其为先天之气。

2. 元气的生理功能

(1) 推动和调节人体的生长发育和生殖机能。

(2) 推动和调控各脏腑、经络、形体和官窍的生理活动。

考点6★★★ 宗气的概念及其生理功能

1. 宗气的概念 又名大气。宗气是人体后天的根本之气，积聚于胸中（心肺），故称胸中为"气海"，又名"膻中"。

宗气是由肺吸入的自然界清气和由脾吸收转输而来的水谷精气在胸中相结合而生成。因此，肺的呼吸功能与脾的运化功能正常与否，直接影响着宗气的盛衰。

2. 宗气的生理功能

(1) 温养心脉，以维持其运行气血的功能。称为"贯心脉以行气血"。

(2) 温养肺和呼吸道，以维持其呼吸和发声的功能。称为"出喉咙而司呼吸"。

考点7★★ 营气的概念及其生理功能

1. 营气的概念 循行于脉内具有营养作用的气。

2. 营气的生理功能 化生血液，并营养周身。

考点8★★★ 卫气的概念及其生理功能

1. 卫气的概念 循行于脉外具有保卫作用的气。

2. 卫气的生理功能 防御外邪、温养全身和调控腠理。所说"卫气者，所以温分肉，充皮肤，肥腠理，司开阖者也"，即是对卫气功能的概括。

考点9★ 人体之气的气化

气化 气的运动而产生的各种变化称为气化。

第三节 血

考点1★ 血的基本概念

血是循行于脉中而富有营养的红色液态物质，是构成人体和维持人体生命活动的基本物质之一，具有很高的营养和滋润作用。血在脉管中运行不息，流布于全身，脉管有"<u>血府</u>"之称。

考点2★★★ 血的生成

1. **血液化生之源** <u>①水谷之精化血。②肾精化血。</u>
2. **与血生成相关的脏腑** <u>①脾胃。②心肺。③肾。</u>

考点3★★★ 血的运行

血脉，又简称"脉"，脉为"<u>血府</u>"。

1. **影响血液运行的因素** ①气的推动与宁静作用、温煦与凉润作用平衡可以使血液运行不息，并保持一定的速度。②气的固摄作用控摄血液按一定轨道运行。③脉道通畅无阻。④血液的清浊及黏稠状态。⑤血液的寒热。⑥病邪的影响。

2. **影响血液运行的相关脏腑** ①心主血脉：心气推动血液在脉中运行。②肝主疏泄：调节血量，维持血液循环及流量的平衡。③肝藏血：防止血溢脉外。④脾主统血：控制血在脉中运行，防止血溢脉外。⑤肺朝百脉：肺气宣发肃降，调节气机。

考点4★ 血的功能

1. 濡养作用。
2. 化神作用。

第四节 津液

考点1★★★ 津液的基本概念

津液是机体一切正常水液的总称,包括各脏腑组织器官的内在液体及正常的分泌物。一般来说,性质较清稀,流动性较大,散布于体表皮肤、肌肉和孔窍,并能渗注于血脉起滋润作用的,称为津。性质较稠厚,流动性较小,灌注于骨节、脏腑、脑、髓等组织,起濡养作用的称为液。

考点2★★★ 津液的生成输布与排泄

津液的输布主要依靠脾、肺、肾、肝、三焦等脏腑生理机能的协调配合来完成:①脾气转输布散津液。②肺气宣降以行水。③肾气蒸腾气化水液。④肝气疏泄促水行。⑤三焦决渎利水道。

津液的排泄主要与肾、肺、脾的生理机能有关,其中肾在津液排泄中的地位最为重要。

考点3★ 津液的功能

1. 滋润濡养。
2. 充养血脉——"津血同源"之说。

第五节 神

考点1★ 人体之神的基本概念

神是人体生命活动的主宰及其外在总体表现的统称。

考点2★ 神和五脏的对应关系

中医学把神分为神、魂、魄、意、志,分别归属五脏,即"心藏神、肺藏魄、肝藏魂、脾藏意、肾藏志",

并称为"五神脏"。"所以任物者谓之心,心有所忆谓之意,意之所存谓之志,因志而存变谓之思,因思而远慕谓之虑,因虑而处物谓之智"。

第六节 精、气、血、津液之间的关系

考点1★★★ 气与血的关系

气与血的关系,通常概括为"气为血之帅、血为气之母"。

气为血之帅:①气能生血。②气能行血。③气能摄血。

血为气之母:①血能养气。②血能载气。

考点2★★★ 气与津液的关系

①气能生津。②气能行津。③气能摄津。④津能生气,津液在其输布过程中,受到脏腑阳气的蒸腾温化,可以化生为气。⑤津能载气。

考点3★★★ 精、血、津液之间的关系

1. **精血同源**
2. **津血同源** ①对于失血患者,不可采用汗法。《伤寒论》有"衄家不可发汗""亡血家不可发汗"。②对于大汗夺津或者津液大亏的患者,也不可轻易使用破血、逐血之峻剂。《灵枢·营卫生会》有"夺血者无汗,夺汗者无血"。

第十单元 经络

考点1★★ 十二经脉的走向规律

十二经脉的走向规律:手之三阴,从脏走手;手之三

阳,从手走头;足之三阳,从头走足;足之三阴,从足走腹。

考点2★★★　十二经脉的交接规律

1. 相为表里的阴经与阳经在四肢的末端交接。
2. 同名的手足阳经在头面部相接(头为诸阳之会)。
3. 异名的手足阴经在胸腹内脏交接。

考点3★★★　十二经脉的分布规律

1. 四肢部位　阴经分布在内侧面,阳经分布在外侧面。内侧分三阴,外侧分三阳,其前后顺序是太阴、阳明在前缘;少阴、太阳在后缘;厥阴、少阳在中线。

2. 头面部位　阳明经行于面部、额部;太阳经行于面颊、头顶及头后部;少阳经行于头侧部。

考点4★★　十二经脉的表里关系

手足太阳与少阴为表里、手足少阳与厥阴为表里、手足阳明与太阴为表里。

考点5★★　十二经脉的流注次序

肺经→大肠经→胃经→脾经→心经→小肠经→膀胱经→肾经→心包经→三焦经→胆经→肝经

速记:肺大胃脾心小肠,膀肾包焦胆肝藏。

考点6★★　经筋的生理功能

约束骨骼、主司关节运动。

考点7★★★　督脉、任脉、冲脉、带脉、跷脉和维脉的基本功能

1. **督脉的基本功能**　"阳脉之海"。
2. **任脉的基本功能**　"阴脉之海""任主胞胎"。
3. **冲脉的基本功能**　"十二经脉之海""血海"。

4. 带脉的基本功能 约束纵行诸经、固护胞胎、主司带下。

5. 跷脉的基本功能 一是主司下肢运动，可使下肢运动灵活矫捷。二是司眼睑的开阖。阴阳跷脉交会于目内眦，并分主一身左右之阴阳，故有司眼睑开阖之功能。

6. 维脉的基本功能 维系全身经脉。阳维能维系联络全身之阳经；阴维则维系联络全身之阴经。

第十一单元 体质

考点★★ 体质与用药宜忌
体质偏阳者，当慎用温热伤阴之剂，偏阴者，当慎用寒凉伤阳之药。

第十二单元 病因

第一节 六淫

考点1★★ 六淫的概念
六淫即风、寒、暑、湿、燥、火（热）六种外感病邪的统称，又称六邪。

考点2★★★ 六淫的共同致病特点
①外感性。②季节性。③地域性。④相兼性。

考点3★★★ 风邪的致病特点
①风性轻扬开泄，易袭阳位。②风性善行而数变。③风性主动。④风为百病之长。

考点4★★★ 寒邪的致病特点

①寒为阴邪,易伤阳气。②寒性凝滞,故寒邪伤人多见疼痛。③寒性收引,"寒则气收"。

考点5★★★ 暑邪的致病特点

①暑为阳邪,其性炎热。②暑性升散,易扰心神,易伤津耗气。③暑多夹湿。

考点6★★★ 湿邪的致病特点

①湿为阴邪,易伤阳气。②湿性重浊。③湿性黏滞,易阻气机。④湿性趋下,易袭阴位。

考点7★★★ 燥邪的致病特点

①燥性干涩,易伤津液。②燥易伤肺。

考点8★★★ 火(热)邪的致病特点

①火为阳邪,其性燔灼趋上。②火热易扰心神。③火热易伤津耗气。④火热易生风动血。⑤火邪易致疮痈。

第二节 疠气

考点1★ 疠气的概念

疠气是一类具有强烈致病性和传染性病邪的总称。

考点2★★ 疠气的致病特点

①发病急骤,病情危笃。②传染性强,易于流行。③一气一病,症状相似。

第三节 七情内伤

考点1★ 七情内伤的基本概念

七情即喜、怒、忧、思、悲、恐、惊七种情志变化，是人体对客观事物的不同反应。

考点2★★★ 七情内伤的致病特点

1. **直接伤及内脏** 情志内伤，最易损伤心肝脾三脏。
2. **影响脏腑气机** 怒则气上；喜则气缓；悲则气消；恐则气下；惊则气乱；思则气结。
3. **多发为情志病**
4. **影响病情变化**

第四节 饮食失宜

考点★ 饮食偏嗜

"味过于酸，肝气以津，脾气乃绝；味过于咸，大骨气劳，短肌，心气抑；味过于甘，心气喘满，色黑，肾气不衡；味过于苦，脾气不濡，胃气乃厚；味过于辛，筋脉沮弛，精神乃央"。

"多食咸，则脉凝泣而变色；多食苦，则皮槁而毛拔；多食辛，则筋急而爪枯；多食酸，则肉胝䐢而唇揭；多食甘，则骨痛而发落"。

第五节 劳逸失度

考点1★★★ 过度劳累

过度劳累包括三个方面：①劳力过度。②劳神过度。③房劳过度。"劳则气耗""久立伤骨，久行伤筋"。

考点 2★★ 过度安逸

过度安逸："久卧伤气，久坐伤肉"。

第六节 痰饮

考点 1★★ 痰饮的概念

痰和饮都是水液代谢障碍所形成的病理产物，较稠浊的称为痰，清稀的称为饮。痰不仅包括咯吐出的痰液，即"有形之痰"，而且包括瘰疬、痰核和停滞在脏腑经络等组织中未被排出的痰液，即"无形之痰"。饮即水液停留于人体局部者，因部位及症状不同分为"痰饮""悬饮""溢饮""支饮"。

考点 2★ 痰饮的形成

多由外感六淫或饮食及七情内伤等，使肺、脾、肾、肝及三焦等脏腑气化功能失常，水液代谢障碍而成。

考点 3★★ 痰饮的致病特点

①阻滞气血运行。②影响水液代谢。③易于蒙蔽神明。④致病广泛，变幻多端。

第七节 瘀血

考点 1★ 瘀血的概念

瘀血是指体内因血行滞缓或血液停积而形成的病理产物，瘀血既是病理产物又是具有致病作用的"死血"。

考点 2★ 瘀血的形成

1. 血行不畅致瘀 气虚、气滞、血寒、血热等原因使血行不畅而凝滞。

2. 血出致瘀　由于内外伤、气虚失摄或血热妄行等原因造成血离经脉，积存于体内而形成瘀血。

考点3★★　瘀血的致病特点

①易于阻滞气机，即"血瘀必气滞"。②影响血脉运行。③影响新血生成，故有"瘀血不去，新血不生"之说。④病位固定，病证繁多。

考点4★★　瘀血致病的症状特点

1. 疼痛　多表现刺痛，固定不移，夜间尤甚，拒按。

2. 肿块　瘀血积于皮下或体内则可见肿块，肿块部位固定。

3. 出血　瘀血的出血为紫暗色，夹有血块。

4. 色紫暗　一是面色紫暗，口唇、爪甲青紫等；二是舌质紫暗。

5. 可出现肌肤甲错，脉涩或脉结代等

第十三单元　发病

考点1★　正气与邪气的概念

1. 正气　是一身之气相对邪气时的称谓，是指人体内具有抗病、祛邪、调节、修复等作用的一类细微物质。

2. 邪气　泛指各种致病因素，包括六淫、疫疠邪气、七情内伤、劳逸损伤及各种病理产物（如痰饮、水湿、瘀血、结石等）。

考点2★★　发病基本原理

1. 正气不足是疾病发生的基础　"正气存内，邪不可干""邪之所凑，其气必虚"。正气在发病中起主导作用。

2. 邪气是发病的重要条件　邪气与发病关系至为密切，

其重要作用主要体现在邪气是导致发病的重要原因,无邪则一般不病;病邪影响病情和病位;在某些情况下,邪气在发病中亦能起主导作用。故说"虚邪贼风,避之有时"。

3. 邪正相搏的胜负,决定发病与不发病 一般来讲,正胜邪却则不发病,邪胜正负则发病,并能决定发病的证候类型。

考点3★ 影响发病的主要因素

环境(气候因素、地域因素、生活工作环境及社会环境)、体质、精神状态。

考点4★★ 发病类型

1. 感邪即发 感邪即发又称猝发、顿发,指感邪后立即发病。

2. 徐发 又称缓发,即感邪后缓慢发病。此与致病因素的种类、性质以及体质因素等密切相关。

3. 伏而后发 伏而后发多见于"伏气温病",如"夏伤于暑,秋为痎疟""冬伤于寒,春必病温"等。

4. 继发 指在原发疾病的基础上,继而发生新的疾病。

5. 合病与并病 合病,指外感病初起时两经同时受邪而发病。并病,指一经病证未罢又出现另一经病证的发病特点,也可指具体疾病的病后增病,即可视为并发病证。

6. 复发 引起病证复发的机理是余邪未尽,正气未复,同时更有诱因的作用。

复发的诱因:①外感致复。②食复。③劳复。④药复。⑤情志致复。⑥某些气候因素、地域因素也可成为复发的诱因。

第十四单元 病机

第一节 邪正盛衰

考点1★★★ 邪正盛衰与虚实变化

1. 虚实病机 《素问·通评虚实论》说:"邪气盛则实,精气夺则虚。"

实,指以邪气亢盛为主,而正气未衰,正邪激烈相争,临床上出现一系列以太过、亢奋、有余为特征的一种病理状态。

虚,以正气虚损为主,而邪气已退或不明显,正邪难以激烈相争,出现一系列以虚弱、衰退和不足为特征的一种病理变化。

2. 虚实变化

(1) 虚实错杂

1) 虚中夹实指病理变化以正气虚损为主,又兼夹实邪结滞,从而形成正虚邪实的虚实错杂病理状态。

2) 实中夹虚指病理变化以邪实为主,又兼有正气虚损不足,从而形成邪实正虚的虚实错杂病理状态。

注:虚中夹实和实中夹虚反应的是以虚为主还是以实为主的问题,一般先提到的症状为主要的方面,后面提到的"兼见"的症状为次要方面。

(2) 虚实真假

1) 真实假虚:病机的本质为"实",但表现出"虚"的临床假象,又称为"大实有羸状"。

2) 真虚假实:病机的本质为"虚",但表现出"实"的临床假象,又称为"至虚有盛候"。

考点2★★　邪正盛衰与疾病转归

①正盛邪退。②邪去正虚。③邪盛正衰。④邪正相持。⑤正虚邪恋。

第二节　阴阳失调

考点1★　阴阳偏盛

阴阳偏盛，是指人体阴阳双方中的某一方的病理性亢盛状态，属"邪气盛则实"的实证病机。

病机的主要特点：阴阳中的一方偏盛，而另一方不虚。阴阳具有相互制约的变化规律。即阳长则阴消，阴长则阳消。

阳偏盛必然会耗阴，导致阴不足，即"阳盛则阴病"。

阴偏盛必然会损阳，导致阳气虚损，即"阴盛则阳病"。

考点2★　阴阳偏衰

阴阳偏衰，是指人体阴阳双方中的一方虚衰不足的病理状态，属"精气夺则虚"的虚证。

考点3★　阴阳互损

阴阳互损是指在阴或阳任何一方虚损的前提下，病变发展影响相对的一方，形成阴阳两虚的病理变化。

1. 阴损及阳　是指由于阴气亏损，累及阳气生化不足或无所依附而耗散，从而在阴虚的基础上又导致了阳虚，形成了以阴虚为主的阴阳两虚病理状态。

2. 阳损及阴　系指由于阳气虚损，无阳则阴无以生，从而在阳虚的基础上又导致了阴虚，形成以阳虚为主的阴阳两虚病理状态。

考点4★★★ 阴阳格拒

1. 阴盛格阳 又称格阳。指阴气偏盛至极，壅闭于里，寒盛于内，逼迫阳气浮越于外的一种病理状态。由于格阳于外，可表现出某些假热之象，即为<u>真寒假热证</u>。

2. 阳盛格阴 又称格阴。指阳气偏盛至极，深伏于里，热盛于内，格阴于外的一种病理状态。由于格阴于外（实际是阳气不能外达），可表现出某些假寒之象，即为<u>真热假寒证</u>。

考点5★ 阴阳亡失

阴阳亡失，是指机体阴气或阳气突然大量亡失，导致生命垂危的一种病理状态。包括亡阴和亡阳两类：

1. 亡阳 多见大汗淋漓（稀而凉）、肌肤手足逆冷、蜷卧、神疲、脉微欲绝等危重证候。

2. 亡阴 多见喘渴烦躁、手足虽温而汗多（热而黏）欲脱的危重证候。

考点6★ 阴阳转化

阴阳转化，是指事物或现象的阴阳属性在一定条件下，当阴阳两方面的消长运动发展到一定阶段，其发展变化达到一定阈值，就可能导致阴阳属性的转化，即阴可以转化为阳，阳可以转化为阴。

第三节 精、气、血失常

考点1★ 精的失常

1. 精虚 指肾精和水谷之精不足及其功能低下所产生的病理变化。

2. 精的施泄失常

（1）失精 指生殖之精和水谷之精大量丢失的病理

变化。精脱为失精之重证。

（2）**精瘀** 指男子精滞精道，排精障碍而言。

考点2★★★ 气的失常

气的失常包括气虚、气机失调（即气滞、气逆、气陷、气闭、气脱等）。

1. 气虚 指一身之气不足及其功能低下的病理变化。

2. 气滞 即气机郁滞，指气的流通不畅，郁滞不通的病理状态。由于肝升肺降、脾升胃降，在调整全身气机中起着极其重要的作用，故脏腑气滞以肺、肝、脾胃为多见。

3. 气逆 指气机升降失常，或气升之太过，或降之不及，脏腑之气上逆的病理状态。气逆多见于肺、肝、胃等脏腑。

4. 气陷 指在气虚病变基础上发生的，以气的上升不足或下降太过，气的升举无力而下陷为特征的病理状态。多因脾气虚损所致。

5. 气闭 指气机闭阻，失于外达，以致清窍闭塞，出现昏厥等的病理状态。

6. 气脱 即气不内守，大量向外亡失，以致生命机能突然衰竭的病理状态。

考点3★ 血的失常

1. 血虚 指血液亏少，濡养功能减退的病理变化。以心、肝两脏多见。

2. 血运失常

（1）**血瘀** 血瘀病机的形成，多与气虚、气滞、痰浊、瘀血、血寒、血热、津亏等所致血行不畅有关。

（2）**出血** 出血病机的形成多与血热、气虚、外伤及瘀血内阻等有关。

考点4★★★ 精、气、血关系失调

1. 精与气血失调 主要表现为精气两虚、精血不足、气滞精瘀和血瘀精阻等病理变化。

2. 气滞血瘀 指因气的运行不畅，以致血液运行障碍，继而出现血瘀的病理状态。

3. 气虚血瘀 指因气对血的推动无力而致血行不畅，甚至瘀阻不行的病理状态。

4. 气不摄血 指因气虚不足，统摄血行的生理功能减弱，血不循经而逸出脉外，导致各种出血的病理状态。

5. 气随血脱 指在大量出血的同时，气随血液的突然流失而急剧脱散，从而形成气血并脱的危重病理状态。

6. 气血两虚 指气虚和血虚同时存在，组织器官失养，而致机能减退的病理状态。

第四节 津液代谢失常

考点1★ 津液不足

津液不足，是指津液亏损，脏腑组织失于濡养，表现一系列干燥枯涩特征的病理状态。

考点2★★ 津液与气血关系失调

1. 水停气阻 指津液代谢障碍，水湿痰饮停留，导致气机阻滞的病理状态。

2. 气随津脱 指津液大量丢失，气失其依附而随津液外泄，以致暴脱亡失的病理状态。

3. 津枯血燥 指津液亏乏枯竭，导致血燥而虚热内生或血燥生风的病理状态。

4. 津亏血瘀 指津液耗损，导致血行瘀滞不畅的病理状态。

5. 血瘀水停 指因血脉瘀阻，血行不畅导致津液输布障碍，而致水液停聚的病理状态。

第五节 内生"五邪"

考点1★★★ 风气内动

1. 风气内动 又称"内风"，即肝风内动。指在疾病过程中，或因阳盛，或因阴虚，或血虚，或热极伤及营血，以致阴虚不能制阳，阳升无制，或筋脉失其濡养，从而出现动风的病理状态。故说"内风乃身中阳气之变动"。

2. 内风形成及表现 ①肝阳化风。②热极生风。③阴虚风动。④血虚生风。⑤血燥生风。

考点2★★★ 寒从中生

寒从中生又称"内寒"。指机体阳气虚衰，温煦气化功能减退，虚寒内生，或阴寒之邪弥漫积滞的病理状态。内寒病机多见于心、脾、肾。

考点3★ 湿浊内生

湿浊内生又称"内湿"，指由于脾的运化功能和输布津液的功能障碍，从而引起水湿痰浊停滞的病理状态。其联系最密切的脏腑是脾、肾。

考点4★ 津伤化燥

津伤化燥又称"内燥"。指机体津液不足，人体各组织器官和孔窍失其濡润而出现干燥枯涩的病理状态。内燥以肺、胃及大肠为多见。

考点5★★★ 火热内生

1. 实火 ①阳气过盛化火的壮火。②外感六淫病邪，郁而从阳化火。③病理产物和食积、虫积等邪郁化火。

④五志过极化火。

2. 虚火 阴精亏虚,不能制阳,虚热内生。

第六节 疾病传变

考点1★★ 疾病传变的形式

1. 病位传变 包括表里之间与内脏之间的传变。

2. 外感病传变 包括六经传变、三焦传变、卫气营血传变。

3. 内伤病传变 脏与脏传变、脏与腑传变、腑与腑传变、形脏内外传变。

考点2★★ 病性转化

1. 寒热转化 由寒化热,由热转寒。

2. 虚实转化 由实转虚,因虚致实。

第十五单元 防治原则

考点1★★ 正治与反治的判断原则

正治与反治指所用药物性质的寒热、补泻效用与疾病本质和现象之间的逆从关系而言。故说"逆者正治,从者反治"。

考点2★ 正治

正治指采用与其疾病证候性质相反的方药进行治疗的原则,又称"逆治"。包括寒者热之、热者寒之、虚则补之、实则泻之等原则。

考点3★★★ 反治

反治指顺从病证的外在假象而治的原则,又称"从

治"。但究其实质仍是在治病求本原则指导下针对疾病本质而进行的治疗。主要包括如下四种:

1. 热因热用 即以热治热,是指用热性药物来治疗具有假热征象的病证。适用于阴盛格阳的真寒假热证。

2. 寒因寒用 即以寒治寒,是指用寒性药物来治疗具有假寒征象的病证。适用于阳盛格阴的真热假寒证。

3. 塞因塞用 即以补开塞,指用补益方药来治疗具有闭塞不通症状的病证。适用于体质虚弱,脏腑精气功能减退而出现闭塞症状的真虚假实证。

4. 通因通用 即以通治通,指用通利之方药治疗具有实性通泄症状的病证。适用于因实邪内阻出现通泄症状的真实假虚证。

考点4★★ 治标与治本

1. "本"和"标"的概念 本和标是一个相对的概念,有多种含义,主要是用以说明病变过程中各种矛盾的主次关系。如从邪正双方来说,则正气是本,邪气是标;从病因与症状来说,则病因是本,症状是标;从病势先后来说,则旧疾、原发病是本,新病、继发病是标。

2. 缓则治本 指在病情缓和、病势迁延、暂无急重病状情况下,即应着眼于疾病本质的治疗。

3. 急则治标 在某些紧急情况下,首先或主要针对其紧急病证或症状进行治疗的方法。如标证急重,后发标病影响先发本病的治疗时。目的:保存生命;利于继续治疗;为治疗创造条件,更好地治本。如二便不通、喘脱、大出血等情况治其标。

4. 标本兼治 在治疗某些标本错杂并重的疾病时,采用治标与治本兼顾的方法,如增水行舟、益气解表。

考点5★ 扶正与祛邪的概念

1. 扶正 即扶助正气,增强体质,提高机体的抗邪及康复能力。扶正多用补虚方法,适用于各种虚证。

2. 祛邪 即祛除病邪,使邪去而正安。祛邪多用泻实的方法,适用于各种实证。

考点6★★★　扶正祛邪的运用

1. 单纯扶正 适用于以正气虚为主要矛盾,而邪气亦不盛的虚性病证或真虚假实证。

2. 单纯祛邪 适用于以邪实为主要矛盾,而正气未衰的实性病证或真实假虚证。

3. 扶正与祛邪兼用 适用于正虚邪实,虚实夹杂病证。但在具体应用时,亦应分清是以正虚为主,还是以邪实为主,以便确定其治法是扶正为主而兼顾祛邪,还是祛邪为主而兼顾扶正。

4. 先祛邪后扶正 适用于虽然邪盛而正虚不甚,尚耐攻伐的病证,或邪盛为主,两者同时兼顾,则扶正反会助邪的病证,均应先祛邪而后扶正。

5. 先扶正后祛邪 即先补后攻,适用于正虚邪实,以正虚为主的病证。因正气过于虚弱,若同时兼以攻邪,则更伤正气,故应先扶正而后祛邪。

考点7★★★　调整阴阳

1. 损其有余 即"实则泻之"。适用于阴阳中任何一方偏盛有余的实证。"阳盛则热"的实热则"热者寒之";"阴盛则寒"的实寒则"寒者热之"。

2. 补其不足 即"虚则补之"。适用于阴阳中任何一方虚损不足的虚证。

<u>阴阳互制之调补阴阳</u>:阴虚则热的虚热证,治宜滋阴以抑阳,即王冰所谓"壮水之主,以制阳光",《内经》所谓"阳病治阴"。阳虚则寒的虚寒证,治宜扶阳以抑阴,即王冰所谓"益火之源,以消阴翳",《内经》所谓

"阴病治阳"。

<u>阴阳互济之调补阴阳</u>：对于<u>虚热证与虚寒证</u>，可用阴中求阳与阳中求阴的治法。此即阴阳互济的方法。阴中求阳：即补阳时适当佐以补阴药；阳中求阴：即补阴时适当佐以补阳药。

3. 阴阳并补（阴阳互损） 对阴阳两虚则可采用阴阳并补之法治疗。

考点8★★★　三因制宜

三因制宜，即指因时、因地、因人制宜，而制定其适宜的治法和方药。

1. 因时制宜　"<u>用寒远寒，用凉远凉，用温远温，用热远热，食宜同法</u>"。

2. 因地制宜　"<u>西北之气，散而寒之；东南之气，收而温之。所谓同病异治也</u>"。

3. 因人制宜　老年慎泻，少年慎补。

第十六单元　养生与寿夭

考点★★★　养生的原则与方法

养生的原则包括：①顺应自然。②形神兼养。③调养脾肾。④因人而异。

中医诊断学

第一单元 望诊

考点 1★★★ 得神、失神、少神、假神的临床表现和意义

1. 得神

（1）意义 虽病而正气未伤，预后良好。

（2）表现 神志清楚，语言清晰，面色荣润含蓄，表情丰富自然；目光明亮，精彩内含；反应灵敏，动作灵活，体态自如；呼吸平稳，肌肉不削。

2. 失神

（1）意义 精气大伤，脏腑功能衰败，预后不良。

（2）表现 精神萎靡，言语不清，或神昏谵语，循衣摸床，撮空理线，或猝倒而目闭口开；面色晦暗，表情淡漠或呆板；目暗睛迷，神情呆滞；反应迟钝，动作失灵，强迫体位；呼吸气微或喘；周身大肉已脱。

3. 少神

（1）意义 精气轻度损伤，脏腑功能减弱，常见于虚证患者，或病后恢复期患者。

（2）表现 精神不振，两目乏神，面色少华，肌肉松软，倦怠乏力，少气懒言，动作迟缓。

4. 假神

（1）意义 假神是垂危病人出现精神暂时好转的假象。说明阴阳即将离决，属病危，多为临终表现。

(2) 表现 久病重病之人,本已失神,但突然精神转佳,目光转亮,言语不休,想见亲人;或病至语声低微断续,忽而声音响亮起来;或原来面色晦暗,突然颧赤如妆;或本来毫无食欲,忽然食欲增强。

考点2★★★ 五色主病的临床表现及其意义

五色	常见病证	意义
青色	主寒证、气滞、血瘀、疼痛、惊风	①面色青黑或淡青为阴寒内盛。②面色青灰,口唇青紫,为心阳不振,血脉瘀阻。③面色青黄,见于肝郁脾虚,胁下有癥积。④小儿发热,眉间、鼻柱、唇周色青,为热极生风
白色	主虚证(血虚、气虚、阳虚)、寒证、失血证	①面色淡白无华主营血亏虚。②口唇面色白而无华,主失血证或血虚证。③白而虚浮多为阳气不足。④苍白为阴寒内盛之腹痛或阳气暴脱
黄色	主脾虚、湿证	①面色萎黄主脾虚生化不足而失养。②黄胖主脾虚湿困。③黄疸为湿蕴中焦,肝失疏泄,胆汁外溢肌肤
红色	主热证,格阳证	①满面通红,为外感发热或脏腑阳盛。②午后颧红,多为阴虚内热。③面色苍白时有泛红如妆,为虚阳上越(格阳)
黑色	主肾虚、水饮、血瘀	①黑而晦暗为肾阳虚。②黑而浅淡为肾虚水泛。③黑而焦干,为肾精亏耗。④黑而肌肤甲错为瘀血。⑤眼眶周围发黑为肾阳不足,水饮内停,或寒湿下注之带下病

考点3★★★ 目部的脏腑分属

古人将目的不同部位分属于五脏,归纳为"五轮学说"。

1. 血络——血轮——心
2. 白珠——气轮——肺
3. 黑珠——风轮——肝
4. 瞳仁——水轮——肾
5. 眼胞——肉轮——脾

考点4★ 望目色、目形、目态的主要内容及临床意义

1. 目形主病 ①目窠微肿如蚕新卧起之状，为水肿病初起之征。②目睛下陷窠内，多属五脏六腑精气已衰，病重难治。③眼睛突起而喘是肺胀。④颈肿眼突是瘿肿。

2. 目态主病 ①横目斜视，是肝风内动。②目睛微定，是痰热内闭。③胞睑下垂称睑废，多见于先天不足，脾肾亏虚。④昏睡露睛，多由于脾虚清阳之气不升。⑤瞳仁扩大多属肾精耗竭，为濒死危象，也可见于肝胆风火上扰的绿风内障。⑥瞳仁缩小多属肝胆火炽，或劳损肝肾，虚火上扰，或为中毒。

考点5★★ 望口之形色和口之动态的主要内容及临床意义

1. 口之形色

（1）口角流涎 小儿见之多属脾虚湿盛；成人见之多为中风口㖞不能收摄。

（2）口疮 唇内和口腔肌膜出现灰白色小溃疡，周围红晕，局部疼痛，多由心脾二经积热上熏所致。

（3）口糜 口腔肌膜糜烂成片，口气臭秽，多由湿热内郁，上蒸口腔而成。

（4）鹅口疮 小儿口腔、舌上出现片状白屑，状如鹅口者，多因感受邪毒，心脾积热，上熏口舌所致。

2. 口之动态

（1）口张　口开而不闭，属虚证。若状如鱼口，但出不入，则为肺气将绝。

（2）口噤　口闭而难开，牙关紧急，属实证，多因筋脉拘急所致，可见于中风、痫病、惊风、破伤风等。

（3）口撮　上下口唇紧聚，不能吸吮，可见于小儿脐风。

（4）口㖞　口角向一侧㖞斜，见于风邪中络，或中风病的中经络。

考点6★★★　望齿的主要内容及临床意义

1. 牙齿色泽　①牙齿干燥：热伤津液。②燥如石：胃热炽盛。③燥如枯骨：肾阴枯涸。

2. 牙齿动态　①牙关紧急：多属风痰阻络或热极动风。②咬牙啮齿：多为热盛动风。③睡中啮齿：多因胃热或虫积所致，亦可见于常人。

考点7★★　望龈的主要内容及临床意义

①牙龈淡白：血虚或失血。②牙龈红肿疼痛：胃火亢盛。

考点8★★　望咽喉的主要内容及临床意义

1. 咽部红肿　①咽部深红，肿痛明显：肺胃积热。②咽部鲜红娇嫩，疼痛不甚：阴虚火旺。③咽部淡红漫肿：痰湿凝聚所致。

2. 白喉　灰白色假膜，擦之不去，重擦则出血，白膜随即复生，常因外感火热疫毒所致。

3. 乳蛾　咽部两侧红肿突起，常因肺胃热盛所致。

4. 喉痈　咽喉部红肿高突，疼痛剧烈，吞咽困难，常因热毒客于咽喉所致。

考点9★　望斑疹的内容

斑	凡色深红或青紫,成片平铺于皮肤,抚之不碍手,压之不退色者,为斑
疹	凡色红,点小如粟米,高出皮肤,抚之碍手,压之退色者,为疹

考点10★★　望痰的临床意义

①风痰:泡沫。②寒痰:稀白。③热痰:黄稠。④燥痰:少、黏。⑤湿痰:白、滑、多、易咯。⑥肺痈:咯吐脓血痰。

考点11★★　望涕的临床意义

①流清涕:外感风寒。②流浊涕:外感风热。③阵发性清涕量多如注,伴喷嚏频作:鼻鼽,是风寒束于肺卫所致。④久流浊涕,气腥臭:鼻渊,属湿热蕴阻。

考点12★★★　小儿食指络脉病理变化的临床意义

正常食指络脉色泽浅红兼紫,隐隐于风关之内,大多不浮露,甚至不明显,多是斜形、单枝、粗细适中。

1. 红紫辨寒热　色鲜红为外感表证;色紫红为热证;色青为痛证、惊风;色紫黑为血络瘀闭,病情危重;色青紫为肝经风热、停食、停痰。

2. 淡滞定虚实　色淡为虚,晦暗为实。

3. 浮沉分表里　浮现明显为病邪在表,病轻易治;沉隐不显为病邪在里,病重难治。

4. 三关测轻重　风关以内,为邪在络;在气关,为邪在经;在命关,为邪入脏;透关射甲,即食指络脉一直延至指端爪甲,预后不良,病情凶险。

第二单元　望舌

考点1★★★　舌色

1. 淡白舌　主气血两虚、阳虚。

①气血两虚：淡白而稍小。②阳虚寒证：淡白湿润或胖嫩。③脱血夺气：枯白舌。

2. 红舌　主热证。

①实热：兼黄厚苔。②虚热：少苔或无苔。③心火：舌尖红。④肝胆火：舌边红。

3. 绛舌　主里热亢盛、阴虚火旺。

①里热亢盛：舌绛有苔。②阴虚火旺：舌绛，少或无苔。

4. 紫舌　主血行不畅。

①热：绛紫而干枯少津。②寒：淡紫或青紫湿润。③血瘀：舌暗紫，有瘀点、瘀斑。

考点2★★　舌形

1. 老嫩

（1）老舌　舌质纹理粗糙、形色坚敛苍老。主实证、热证。

（2）嫩舌　舌质纹理细腻、形色浮胖娇嫩。主虚证、寒证。

2. 胖瘦　①胖大：主水湿痰饮。②瘦薄：主气血两虚和阴虚火旺。③舌淡而瘦薄：气血两虚。④舌红绛而瘦薄：阴虚火旺。

3. 点刺　皆主热盛，芒刺越多，热邪越盛。

4. 裂纹舌　①舌红绛而有裂纹，多属热盛伤津。②舌淡白而有裂纹，多为血虚不润。③舌淡白胖嫩有齿痕又兼见裂纹者，多属脾虚湿侵。

5. 齿痕舌 主脾虚、水湿内盛。

考点3★★★ 舌态

1. 强硬 主热、痰、风。

①热陷心包：舌红绛而强硬。②痰浊内阻：舌胖大，有厚腻苔而强硬。③中风：舌体喎斜而强硬。

2. 痿软 主阴液亏损或气血两虚。

3. 颤动 主肝风内动。

4. 喎斜 主中风或中风先兆。

5. 吐弄 均主心脾有热。

<u>吐舌和弄舌的区别：</u>吐舌为疫毒攻心或正气已绝。弄舌为动风先兆或小儿智能低下。

6. 短缩 病情危重的征象。

①寒：淡白或青紫，湿润而短缩。②热：色红绛而短缩。③痰：舌胖大，苔厚腻而短缩。④虚：舌淡白，胖嫩而短缩。

考点4★★★ 苔质

1. 厚薄 主要反映邪正的盛衰和邪气之深浅。

（1）薄苔 主健康人，或病在表，病情轻。

（2）厚苔 主食浊、痰湿，或病在里，病情较重。

2. 润燥 主要反映体内津液的盈亏和输布情况。

（1）滑苔 为水湿之邪内聚的表现，<u>主痰饮，主湿。</u>

（2）燥苔 <u>提示体内津液已伤。</u>

（3）糙苔 由燥苔进一步发展而成，为伤津之重证。

3. 腐腻 主要测知阳气与湿浊的消长。

（1）腐苔 苔质疏松而厚，颗粒粗大，形如豆腐渣堆在舌面上，极易脱落。<u>主食积、痰浊、内痈。</u>

（2）腻苔 苔质致密，颗粒细腻，擦之不去，刮之不脱。<u>主湿浊、痰饮、食积。</u>

4. 剥（落）苔 由于胃气、胃阴亏损。

(1) 地图舌　舌苔剥落呈地图状，边缘凸起。
(2) 镜面舌　舌苔全部剥落，舌面光洁如镜。
(3) 类剥苔　剥落处可见新生颗粒。

5. 真、假苔

(1) 真苔　舌苔坚敛着实，紧贴于舌面，不易脱落。表示有胃气，<u>也称有根苔。</u>

(2) 假苔　舌苔不着实，似浮涂于舌面上，刮之即去。表示胃气已衰，<u>也称无根苔。</u>

考点5★★★　苔色

1. 白苔　主表证、寒证，特殊情况下主热证。①表证：薄白苔。②寒证：舌苔白而湿润。③热证：积粉苔。

2. 黄苔　主热证、里证。苔色越黄，热邪越重。淡黄为热轻，深黄为热重，焦黄为热结。

黄腻苔主湿热或痰热内蕴，或食积化腐。

3. 灰黑苔　主热极，寒盛。无论寒热均属重证，黑色越深，病情越重。①热极津枯：苔灰黑而燥裂。②阳虚寒盛：苔灰黑而润滑。

第三单元　闻诊

考点1★★　音哑与失音

1. 新病属实证（金实不鸣）　因外感风寒或风热，或痰浊壅滞。

2. 久病属虚证（金破不鸣）　因精气内伤，肺肾阴虚，虚火灼肺，以致津枯肺损，声音难出。

考点2★★★　谵语、郑声、独语、错语的概念及临床意义

1. 谵语　指神志不清，语无伦次，声高有力的症状，属实证。为热扰心神。

2. 郑声 指神志不清，语言重复，时断时续，语声低弱模糊的症状。为心气大伤，精神散乱。见于多种疾病的晚期、危重阶段。

3. 独语 指自言自语，喃喃不休，见人语止，首尾不续的症状。多因心气虚弱，神气不足，或气郁痰阻，蒙蔽心神所致，属阴证。常见于癫证、郁证。

4. 错语 指病人神志清楚而语言时有错乱，语后自知言错的症状。虚证多与心气虚弱，神气不足有关。实证多为痰浊、瘀血、气滞阻碍心窍所致。

考点3★★★ 咳嗽的表现及临床意义

1. **咳声重浊或紧闷** 外感风寒湿（寒咳）。
2. **咳声清脆，少痰或无痰** 外感燥热（燥咳）。
3. **咳声不扬，痰稠色黄** 肺热（热咳）。
4. **咳有痰声，痰多易咯** 痰湿阻肺（湿咳）。
5. **百日咳** 咳嗽阵发，发则连声不绝，终止时有鹭鸶鸟叫声。此为风邪与伏痰搏结，郁而化热，阻遏气道。
6. **白喉** 咳声如犬吠，为感受疫毒所致。

考点4★★ 胃肠异常声音

1. 呕吐 ①吐势徐缓，声音微弱：虚寒呕吐。②吐势较急，声音响亮：实热呕吐。③呕吐呈喷射状：热扰神明。④呕吐酸腐味的食糜：食滞胃脘。

2. 呃逆 ①呃声高亢、声响有力为实证、热证。②呃声低沉、气弱无力为虚证、寒证。③在急、慢性病之严重阶段出现呃逆，为病势转向危重，谓之"土败胃绝"。

3. 嗳气 ①食滞胃脘：嗳出酸腐气味。②肝气犯胃：嗳气随情志变化而增减。③脾胃虚弱：嗳声低沉断续。

考点 5★★　病室气味异常的临床意义

1. 病室臭气触人，多为瘟疫类疾病。
2. 病室有血腥味，病者多患失血。
3. 病室散有腐臭气，病者多患溃腐疮疡。
4. 病室尸臭，多为脏腑衰败，病情重笃。
5. 病室有尿臊气（氨气味），见于肾衰。
6. 病室有烂苹果样气味（酮体气味），多见于消渴危重病证。
7. 病室有蒜臭气味，多见于有机磷中毒。

第四单元　问诊

考点 1★★　问寒热

1. 恶寒发热　①恶寒重发热轻：主风寒表证。②发热重恶寒轻：主风热表证。③发热轻而恶风：主伤风表证。

2. 但寒不热　①新病恶寒：主要见于里实寒证。②久病畏寒：主要见于里虚寒证。

3. 但热不寒

（1）壮热　高热持续不退，属里实热证。

（2）潮热　①日晡潮热：下午3~5时（即申时）热势较高，常见于阳明腑实证。②午后或夜间潮热：午后或夜间有低热，多属阴虚火旺所致。

4. 寒热往来

（1）寒热往来无定时　多见于少阳病，为半表半里证。

（2）寒热往来有定时　每日或二三日发作一次，发有定时的，常见于疟疾。

考点2★★　特殊汗出的表现和临床意义

1. 自汗　醒时经常汗出，活动尤甚。见于气虚或阳虚证。

2. 盗汗　睡则汗出，醒则汗止。见于阴虚证。

考点3★★★　问疼痛的性质及其临床意义

①<u>胀痛</u>：<u>气滞</u>。但头目胀痛，则多因肝火上炎或肝阳上亢所致。②<u>刺痛</u>：<u>血瘀</u>。③<u>冷痛</u>：<u>寒证</u>。④<u>灼痛</u>：<u>热证</u>。⑤<u>重痛</u>：<u>湿邪留滞</u>。⑥<u>酸痛</u>：<u>风湿侵袭、气血虚所致</u>。⑦<u>绞痛</u>：<u>寒邪凝滞或有形实邪阻闭气机</u>。⑧<u>空痛</u>：<u>气血亏虚所致</u>。⑨<u>隐痛</u>：<u>虚证</u>。⑩<u>走窜痛</u>：<u>肝气郁滞或风邪所致</u>。

考点4★★　问头痛的性质及其临床意义

①阳明经头痛：前额连眉棱骨痛。②少阳经头痛：头两侧痛。③太阳经头痛：后头部连项痛。④厥阴经头痛：颠顶痛。

考点5★★★　问头晕的性质及其临床意义

1. 头晕胀痛，口苦，易怒，脉弦数者，多因肝火上炎、肝阳上亢所致。

2. 头晕面白，神疲乏力，舌淡脉弱者，多因气血亏虚所致。

3. 头晕而重，痰多苔腻者，多因痰湿内阻，清阳不升所致。

4. 头晕耳鸣，腰酸遗精者，多因肾虚精亏，髓海失养所致。

5. 外伤后头晕刺痛者，多因瘀血阻滞脑络所致。

考点6★★★　耳鸣、耳聋的病机

1. 实证　<u>突发耳鸣，声大，按之尤甚，或耳暴聋</u>。

可因肝胆火扰、肝阳上亢,或痰火壅结、气血瘀阻、风邪上袭,或药毒伤耳所致。

2. 虚证 渐起耳鸣,声小,按之可减或耳渐聋。可因肾精、脾气或肝阴血不足,耳窍失养所致。

考点7★★★ 问饮食与口味

1. 口渴与饮水

(1) 口不渴 多见于寒证,或没有明显的热邪。

(2) 口渴多饮 指口渴明显,饮水量多。①若口渴喜冷饮,为里实热证。②若口渴多饮,伴有食多、尿多、消瘦,为消渴病,属肾阴虚。③若剧烈汗、吐、下后出现口渴多饮,为津伤欲引水自救。

(3) 渴不多饮 多见于四种情况:①痰饮水湿内停。②湿热内困。③热入营血。④瘀血(口干,但欲漱水不欲咽)。

2. 食欲与食量

(1) 消谷善饥 消谷善饥,兼大便溏泄者,属胃强脾弱。

(2) 饥不欲食 多属胃阴虚证。

3. 口味

(1) 口淡 多见于脾胃虚弱、寒湿中阻及寒邪犯胃。

(2) 口甜 多因湿热蕴脾。口甜而少食、神疲乏力者,多属脾气亏虚。

(3) 口黏腻 常见于痰热内盛、湿热中阻及寒湿困脾。

(4) 口酸 多见于伤食、肝胃郁热等。

(5) 口苦 多见于心火上炎或肝胆火热之证。

(6) 口涩 多与舌燥同时出现。为燥热伤津,或脏腑热盛,气火上逆所致。

(7) 口咸 多认为是肾病及寒水上泛之故。

考点8★ 大便异常的表现和临床意义

1. 便质异常

（1）完谷不化　多见于脾虚和肾虚。新起者多为食滞胃肠。

（2）溏结不调　时干时稀：肝郁脾虚；先干后稀：脾胃气虚。

（3）下利脓血　痢疾或肠癌。

（4）便血　若便黑如柏油是远血，血来自胃脘；若便血鲜红是近血，血来自肛门附近。

2. 排便感异常

（1）肛门灼热　见于大肠湿热。

（2）里急后重　即腹痛窘迫、时时欲泻、肛门重坠、便出不爽，见于痢疾，为大肠湿热。

（3）排便不爽　泻下如黄糜而黏滞不爽者为大肠湿热；排出不爽伴抑郁易怒为肝郁脾虚；腹泻不爽伴大便酸腐臭秽为食积化腐。

考点9★ 小便异常的表现和临床意义

1. 尿次异常

（1）尿频数　频数量少色赤而急迫：下焦湿热；频数量多色清而长：肾阳虚或肾气不固。

（2）癃闭　点滴而出为癃；点滴不出为闭。实：湿热、瘀血、砂石；虚：肾阳虚、肾阴虚。

2. 排尿感异常

（1）尿道涩痛　湿热内蕴、热灼津伤、结石或瘀血阻塞、肝郁气滞、阴虚火旺、中气下陷等所致。

（2）余溺不尽(即排尿后小便点滴不禁)　肾阳亏虚，肾气不固。

（3）小便失禁　多因肾气亏虚，下元不固，或脾虚气陷,或膀胱虚寒。

(4) 遗尿　肾气不固。

考点10★　带下异常的临床表现及意义

1. **白带**　色白,量多,质稀,多属脾肾阳虚。
2. **黄带**　色黄,质稠,臭秽,多属湿热下注。

第五单元　脉诊

考点★★　常见病脉归类

脉纲	共同特点	相类脉		
		脉名	脉象	主病
浮脉类	轻取即得	浮	举之有余,按之不足	表证,亦见于虚阳浮越证
		洪	脉体阔大,充实有力,来盛去衰	热盛
		濡	浮细无力而软	虚证,湿困
沉脉类	重按始得	沉	轻取不应,重按始得	里证
		弱	沉细无力而软	阳气虚衰,气血俱虚
迟脉类	一息不足四至	迟	一息不足四至	寒证,亦见于邪热结聚
		缓	一息四至,脉来怠缓	湿病,脾胃虚弱,亦见于平人
		涩	往来艰涩,迟滞不畅	精伤,血少,气滞,血瘀,痰食内停
		结	迟而时一止,止无定数	阴盛气结,寒痰瘀血,气血虚衰

续表

脉纲	共同特点	相类脉		
		脉名	脉象	主病
数脉类	一息五至以上	数	一息五至以上,不足七至	热证,亦主里虚证
		促	数而时一止,止无定数	阳热亢盛,瘀滞,痰食停积,脏气衰败
虚脉类	应指无力	虚	举按无力,应指松软	气血两虚
		细	脉细如线,应指明显	气血俱虚,湿证
		微	极细极软,似有似无	气血大虚,阳气暴脱
		代	迟而中止,止有定数	脏气衰微,疼痛,惊恐,跌仆损伤
实脉类	应指有力	实	举按充实而有力	实证,平人
		滑	往来流利,应指圆滑	<u>痰湿,食积,实热,青壮年</u>,孕妇
		弦	端直以长,如按琴弦	<u>肝胆病,疼痛,痰饮等,老年健康者</u>
		紧	绷急弹指,状如转索	实寒证,疼痛,宿食
		大	脉体宽大,无汹涌之势	健康人,病进

第六单元　八纲辨证

考点1★　八纲辨证的概念

八纲，指表、里、寒、热、虚、实、阴、阳八个纲领。根据病情资料，运用八纲进行分析综合，从而辨别疾病现阶段病变部位的浅深、病情性质的寒热、邪正斗争的盛衰和病证类别的阴阳，以作为辨证纲领的方法，称为八纲辨证。

考点2★★★　表证和里证的鉴别

1. 表证

（1）特点　见于外感病初期，起病急，病程短，病位浅，病情轻。

（2）临床表现　恶寒发热，头身疼痛，打喷嚏，鼻塞，流涕，咽喉痒痛，或咳嗽、气喘，舌淡红，苔薄，脉浮。

2. 里证

（1）特点　病位深，临床表现复杂，非表即里。

（2）临床表现　无新起恶寒发热并见，以脏腑症状为主要表现。

3. 表里证鉴别要点

（1）病程　新病、病程短：表证；久病、病程长：里证。

（2）症状　发热恶寒同时并见：表证；但发热或但恶寒：里证。

（3）舌脉　舌苔常无变化，脉浮：表证；舌质、舌苔常有变化，脉不浮或沉：里证。

考点3★　寒热证鉴别要点

鉴别特点	寒证	热证
寒热喜恶	恶寒喜温	恶热喜凉
口渴情况	不渴	渴喜冷饮
面色	白	红
四肢	冷	热
大便	稀溏	秘结
小便	清长	短赤
舌象	舌淡，苔白润	舌红，苔黄
脉象	迟或紧	数

考点4★★　虚证、实证的鉴别

鉴别要点	虚证	实证
病程	长（久病）	短（新病）
体质	多虚弱	多壮实
精神	萎靡	兴奋
声息	声低息微	声高气粗
疼痛情况	喜按	拒按
胸腹胀满情况	按之不痛，胀满时减	按之疼痛，胀满不减
发热情况	五心烦热，午后微热	蒸蒸壮热
恶寒情况	畏寒，得衣近火则减	恶寒，添衣加被不减
舌象	质嫩，苔少或无苔	质老，苔厚
脉象	无力	有力

考点5★★ 阴虚证与阳虚证的临床表现

1. 阳虚证 病久体弱,以畏寒肢冷、小便清长、面色㿠白、舌淡胖为主。

2. 阴虚证 两颧潮红,五心烦热,潮热,盗汗,舌红少津或少苔,脉细数。

考点6★★★ 亡阴证与亡阳证的鉴别要点

鉴别要点	亡阳证	亡阴证
汗液	稀冷如水、味淡	黏热如油、味咸
寒热	身冷畏寒	身热恶热
四肢	厥逆	温和
面色	苍白	面赤颧红
气息	微弱	急促
口渴	不渴或欲饮热	口渴饮冷
唇舌象	唇舌淡白、苔白润	唇舌干红
脉象	脉微欲绝	细数、疾而无力

考点7★★★ 寒热真假

1. 真热假寒

(1) 真热 身热恶热,烦渴喜冷饮,咽干,小便短赤,大便燥结,舌红,苔黄而干。

(2) 假寒 四肢厥冷,却不欲近衣被。

2. 真寒假热

(1) 真寒 精神萎靡,形体倦怠,形寒肢冷,小便清长,大便稀溏。

(2) 假热 面红、口渴、身热、脉大。

<u>面红但如妆;口虽渴但喜热饮,饮量不多;身虽热,但喜近衣取暖;脉虽大,但无力。</u>

第七单元　气血津液辨证

考点1★★★　气病辨证的要点

1. **气虚证**　神疲、乏力、气短、脉虚。
2. **气陷证**　气虚证+下陷症状（脘腹坠胀、内脏下垂）。
3. **气不固证**　气虚证+自汗，或大便、小便、经血、精液、胎元等不固。
4. **气滞证**　可见胸胁脘腹或损伤部位的胀闷、疼痛，疼痛的性质为胀痛、窜痛、攻痛。
5. **气逆证**　以咳、喘、呕、呃、眩、厥为特征。

考点2★★★　血病辨证的要点

1. **血虚证**　面、睑、唇、舌色白，脉细。
2. **血瘀证**　固定刺痛、肿块、出血、瘀血色脉征（舌有紫色斑点、舌下络脉曲张）。
3. **血热证**　出血（如咳、吐、尿、便血，月经提前、量多）+热象（舌红绛，脉弦数）。
4. **血寒证**　寒象（手足或少腹冷痛，喜暖畏寒，苔白）+瘀血（肤色紫暗，痛经，经色紫暗，夹有血块，舌紫暗）。

考点3★★★　气血同病类证辨证

1. **气虚血瘀证**　气虚证+血瘀证。
2. **气滞血瘀证**　气滞证+血瘀证。
3. **气血两虚证**　气虚证+血虚证。
4. **气不摄血证**　气虚症状+慢性出血。
5. **气随血脱证**　大出血+亡阳证。

考点4★★ 津液类证辨证

1. 痰证 ①咳喘，咯痰，胸闷（肺）。②脘痞不舒，纳呆恶心，呕吐痰涎，头晕目眩（胃）。③神昏癫狂，喉中痰鸣（心）。④肢体麻木，半身不遂，瘰疬瘿瘤，痰核乳癖，喉中异物感（皮肤经络）。

辨证要点：舌苔白腻或黄腻，脉滑。

2. 水停证 水肿或腹水。

3. 津液亏虚证 肌肤、口、唇、舌、咽干燥，尿少便干。

第八单元 脏腑辨证

考点1★★★ 心病辨证

1. 心气虚证 心悸怔忡，胸闷+气虚表现。
2. 心阳虚证 心悸怔忡，胸闷或心痛+阳虚表现。
3. 心阳暴脱 心阳虚证表现+亡阳表现。
4. 心血虚证 心悸，失眠多梦+血虚表现。
5. 心阴虚证 心悸，失眠多梦+阴虚表现。

心血虚与心阴虚虽均可见心悸、失眠、多梦等症状，但血虚以"色白"为特征而无热象，阴虚以"色赤"为特征而有明显热象。

6. 心脉痹阻证 心悸怔忡，胸闷，心痛。
（1）瘀血 以刺痛为特点，伴见瘀血征象。
（2）痰浊 以闷痛为特点，伴见痰盛征象。
（3）寒凝 以痛剧、突发、得温痛减为特点，伴寒象。
（4）气滞 以胀痛为特点，发作与情志有关。

7. 痰蒙心神证 神志异常（神志抑郁，错乱，痴呆，昏迷）+痰浊内盛（苔白腻，脉滑）。

8. 痰火扰神证 神志异常（神志狂躁，神昏谵语）+痰火内盛（苔黄腻，脉滑数）。

<u>比较：痰蒙心神为抑郁；痰火扰神为狂躁。</u>

9. 心火亢盛证 心的特异性热象+一般火热表现。

（1）心的特异性热象 ①神志：烦、失眠、狂、昏、谵。②舌：舌尖红、舌生疮。③小便：赤、涩、灼、痛。

（2）一般火热表现 面赤口渴，溲黄便干，脉数有力。

10. 瘀阻脑络证 头痛、头晕+瘀血表现（舌紫）。

11. 小肠实热证 小便赤涩灼痛+心火炽盛表现。

考点2★★★ 肺病辨证

1. 肺气虚证 咳喘无力，痰清稀+气虚表现。

2. 肺阴虚证 干咳无痰或痰少而黏+阴虚表现。

3. 风寒犯肺证 咳嗽，痰稀白+风寒表现（脉浮紧）。

4. 风热犯肺证 咳嗽，痰少色黄+风热表证表现（脉浮数）。

5. 燥邪犯肺证 干咳无痰或痰少而黏+干燥症状。

6. 寒痰阻肺证 咳喘，痰白量多易咳+实寒表现。

7. 肺热炽盛证 咳喘气粗，鼻翼扇动+实热表现。

8. 痰热壅肺证 咳喘，痰多黄稠，苔黄腻+实热表现。

9. 饮停胸胁证 胸廓饱满，胸胁部胀闷或痛。

10. 肠道湿热证 痢疾或泄泻+湿热表现（苔黄腻，脉滑数）。

11. 肠热腑实证 大便秘结+里实热表现。

12. 肠燥津亏证 大便干燥+津亏表现。

考点3★★★ 脾病辨证

1. 脾气虚证 食少，腹胀，便溏+气虚表现。

2. 脾虚气陷证 脾气虚+下陷症状（脘腹坠胀，便意频数，肛门重坠，内脏下垂）。

3. 脾阳虚证 食少，腹胀，便溏+虚寒表现。

4. 脾不统血证 脾气虚表现+慢性出血。

5. 寒湿困脾证 腹胀，纳呆，呕恶+舌苔白滑或白腻。

6. 湿热蕴脾证 腹胀，纳呆，呕恶+舌质红，苔黄腻。

考点4★★★　胃病辨证

1. 胃气虚证 胃脘痞满，隐痛+气虚表现。

2. 胃阳虚证 胃脘冷痛+阳虚表现。

3. 胃阴虚证 胃脘嘈杂，饥不欲食+津伤表现。

4. 胃热炽盛证 胃脘灼痛+一般热证表现。

5. 寒饮停胃证 脘腹痞胀，胃中有振水声，呕吐清水痰涎+一般寒证表现。

6. 寒滞胃肠证 胃脘、腹部冷痛，痛势急剧。

7. 食滞胃肠证 脘腹痞胀疼痛，呕泻酸馊腐臭食物。

8. 胃肠气滞证 脘腹胀痛走窜，嗳气，肠鸣，矢气。

考点5★★★　肝病辨证

1. 肝血虚证 眩晕、视力减退、肢体麻木、爪甲不荣、经少+血虚表现。

2. 肝阴虚证 头晕、目涩、胁痛+阴虚表现。

比较：肝血虚与肝阴虚均属肝的虚证，均有头晕等表现。但前者为血虚，无热象，后者为阴虚，虚热表现明显。

3. 肝郁气滞证 情志抑郁、胸胁或少腹胀痛。

4. 肝火炽盛证 肝经实火炽盛特异性症状（头晕胀痛，面红目赤，急躁易怒）+一般火热症状。

5. 肝阳上亢证 头晕胀痛、头重脚轻、腰膝酸软。

特点： 上盛下虚，本虚标实（肝阳亢于上，肾阴亏于下）。

比较： 肝火炽盛证属火热过盛的实证，多由火热之邪侵扰或气郁化火所致，以发热、口渴、便干、尿黄、舌红、脉数等热证为主要表现。肝阳上亢证为用阳太过，阳亢耗阴，上盛下虚的虚实夹杂证，以眩晕、面赤、烦躁、头重脚轻、腰膝酸软等为主要表现。

6. 肝风内动证

（1）肝阳化风　眩晕欲仆，头摇肢颤，言语謇涩或舌强不语。

（2）热极生风　高热+抽搐（手足抽搐，颈项强直，两目上视，角弓反张，牙关紧闭）。

（3）阴虚动风　肝阴虚+手足蠕动。

（4）血虚生风　肝血虚+手足震颤。

7. 寒滞肝脉证　少腹、阴部或颠顶部位冷痛+实寒症状。

8. 肝胆湿热证　胁肋胀痛，身目发黄，阴部瘙痒+湿热症状（苔黄腻，脉弦滑数）。

9. 胆郁痰扰证　胆怯易惊，惊悸不宁，失眠，眩晕，苔腻或滑。

考点6★★★　肾病辨证

1. 肾阳虚证　腰膝酸冷、性欲减退、夜尿多+阳虚症状。

2. 肾虚水泛证　水肿下肢为甚+肾阳虚症状。

3. 肾阴虚证　腰酸耳鸣+阴虚症状。

4. 肾精不足证　生长发育迟缓，早衰，生育机能低下，无明显寒象和热象。

5. 肾气不固证　腰膝酸软，小便、精液、经带、胎元不固+气虚症状。

6. 膀胱湿热证 尿频尿急，排尿灼痛+湿热症状（苔黄腻）。

考点7★★★ 脏腑兼证辨证

1. 心肾不交证 心烦失眠，惊悸，腰膝酸软，梦遗+阴虚症状。

2. 心肾阳虚证 心悸，水肿+阳虚症状。

3. 心肺气虚证 咳喘，心悸+气虚症状。

4. 心脾气血虚证 心悸失眠，食少，腹胀，便溏+气血两虚症状。

5. 心肝血虚证 心悸，多梦，视物模糊，眩晕，肢麻+血虚之象。

6. 脾肺气虚证 食少，腹胀，便溏，咳喘气短+气虚症状。

7. 肺肾气虚证 久病咳喘，呼多吸少，动则尤甚，腰膝酸软+气虚症状。

8. 肺肾阴虚证 干咳少痰，腰膝酸软，遗精+阴虚症状。

9. 肝火犯肺证 咳嗽痰黄或咳血，胸胁灼痛，急躁易怒+实热症状。

10. 肝胃不和证 肝郁，胁肋胀满疼痛，情绪抑郁+胃失和降症状（嗳气吞酸）。

11. 肝脾不调证 肝郁（胸胁作痛，情志抑郁）+脾虚（腹胀便溏）。

12. 肝肾阴虚证 腰酸，胁痛，耳鸣，遗精，眩晕+阴虚症状。

13. 脾肾阳虚证 久泻久痢，水肿，腰腹冷痛+阳虚症状。

中 药 学

第一单元 总论

考点1★★ 中药的性能

中药的性能又称药性,包括四气、五味、升降浮沉、归经、毒性。

考点2★★★ 五味的作用及适应证

1. **辛味** 能行——行气、活血;能散——发散。
2. **甘味** 能补——补益;能和——和中、调和药性;能缓——缓急止痛。
3. **淡味** 能渗、能利——有渗利水湿的作用(附于甘味)。
4. **酸味** 能收——收敛;能涩——固涩。
5. **涩味** 与酸味药的作用相似,有收敛固涩的作用(附于酸味)。
6. **苦味** 能泄、能燥、能坚。
(1)苦泄 ①通泄大便:治疗便秘。②降泄气逆:治疗咳喘、呕吐等。③清泄火热:治疗火热证。
(2)苦燥 燥湿作用,治疗湿证。
(3)苦坚 坚阴,又称存阴,即泻火存阴,通过泻火消除了灼伤阴液的火热之邪,使得阴液得以保存,用于火热亢盛、灼伤阴液者。

7. 咸味 能下——泻下；能软——软坚散结。

考点3★ 升降浮沉

<u>升降浮沉是指药物对人体作用的不同趋向性。</u>一般而言，发表、透疹、升阳、涌吐、开窍等药具有升浮作用，收敛固涩、泻下、利水、潜阳、镇惊安神、止咳平喘、止呕等药具有沉降作用。

考点4★★ 归经

归经是以<u>脏腑经络理论</u>为基础，以<u>所治疗的病证</u>为依据，经过长期临床实践总结出来的。

考点5★★★ "七情"配伍的意义

1. 单行 单用一味药物治疗某种病情单一的疾病。

2. 相须 两种功效相似的药物配合应用，可以增强原有药物的疗效。

3. 相使 以一种药物为主，另一种药物为辅，两种药物合用，辅药可以提高主药的功效。

4. 相畏 一种药物的毒副作用能被另一种药物所抑制。

5. 相杀 一种药物能够减轻或消除另一种药物的毒副作用。<u>生姜杀半夏，半夏畏生姜。</u>

6. 相恶 两药合用，一种药物能使另一种药物原有的功效降低，甚至丧失。

7. 相反 两种药物同用能产生或增强毒性或副作用。

考点6★★★ 配伍禁忌

1. 十八反 甘草反甘遂、大戟、海藻、芫花；乌头反贝母、瓜蒌、半夏、白蔹、白及；藜芦反人参、沙参、丹参、玄参、苦参、细辛、芍药（<u>本草明言十八反，半蒌贝蔹及攻乌，藻戟芫遂俱战草，诸参辛芍叛藜芦</u>）。

2. 十九畏 硫黄畏朴硝,水银畏砒霜,狼毒畏密陀僧,巴豆畏牵牛,丁香畏郁金,川乌、草乌畏犀角,牙硝畏三棱,官桂畏赤石脂,人参畏五灵脂。

第二单元 解表药

考点1★★★ 发散风寒药的功效和常考要点

药名	相似功效	不同功效	常考要点
麻黄	发汗解表	宣肺平喘,利水消肿	肺气壅遏所致喘咳的要药
桂枝	发汗解肌	温通经脉,助阳化气	
紫苏	解表散寒	行气宽中	解鱼蟹毒
生姜	解表散寒	温中止呕,温肺止咳	呕家圣药,解鱼蟹毒
香薷	发汗解表	化湿和中,利水消肿	夏月麻黄
荆芥	祛风解表	透疹消疮,止血	既可散风寒又能散风热
防风	祛风解表	胜湿止痛,止痉	既可散风寒又能散风热
羌活	解表散寒	祛风胜湿,止痛	上半身风湿痹痛,太阳头痛
白芷	解表散寒	祛风止痛,通鼻窍,燥湿止带,消肿排脓	阳明头痛
细辛	解表散寒	祛风止痛,通窍,温肺化饮	治寒饮伏肺之要药
藁本	祛风散寒	除湿止痛	巅顶头痛

续表

药名	相似功效	不同功效	常考要点
苍耳子	发散风寒	通鼻窍，祛风除湿	
辛夷	发散风寒	通鼻窍	鼻渊要药，应包煎

考点2★★★ 发散风热药的功效和常考要点

药名	相似功效	不同功效	常考要点
薄荷	疏散风热	清利头目，利咽透疹，疏肝行气	后下
牛蒡子	疏散风热	宣肺祛痰，利咽透疹，解毒散肿	
蝉蜕	疏散风热	利咽开音，透疹，明目退翳，息风止痉	
桑叶	疏散风热	平抑肝阳，清肝明目，清肺润燥	
菊花	疏散风热	平抑肝阳，清肝明目，清热解毒	
蔓荆子	疏散风热	清利头目	
柴胡	解表退热	疏肝解郁，升举阳气	治少阳证之要药
葛根	解肌退热	透疹，生津止渴，升阳止泻	治项背强痛之要药
升麻	解表	透疹，清热解毒，升举阳气	升阳举陷的要药

第三单元 清热药

考点1★★★ 清热泻火药的功效和常考要点

药名	相似功效	不同功效	常考要点
石膏	清热泻火	生用：清热泻火，除烦止渴；煅用：敛疮生肌，收湿，止血	清泻肺胃气分实热之要药
知母	清热泻火	生津润燥	
栀子	清热泻火	除烦，利湿，凉血解毒	
夏枯草	清热泻火	明目，散结消肿	善清泄肝胆火热
芦根	清热泻火	生津止渴，除烦，止呕，利尿	
天花粉	清热泻火	生津止渴，消肿排脓	
淡竹叶	清热泻火	除烦，利尿	
决明子	清热	明目，润肠通便	

考点2★★★ 清热燥湿药的功效和常考要点

药名	相似功效	不同功效	常考要点
黄芩	清热燥湿	泻火解毒，止血，安胎	
黄连	清热燥湿	泻火解毒	治泻痢之要药
黄柏	清热燥湿	泻火解毒，除骨蒸，疗疮	
龙胆	清热燥湿	泻肝胆火	治肝经湿热、实火之要药
苦参	清热燥湿	杀虫，利尿	

考点3★★★ 清热解毒药的功效和常考要点

药名	相似功效	不同功效	常考要点
金银花	清热解毒	疏散风热	治疗一切内外痈之要药
连翘	清热解毒	消肿散结，疏散风热	疮家圣药
大青叶	清热解毒	凉血消斑	
蒲公英	清热解毒	消肿散结，利湿通淋	治乳痈之要药
鱼腥草	清热解毒	消痈排脓，利尿通淋	治肺痈之要药
射干	清热解毒	消痰，利咽	
白头翁	清热解毒	凉血止痢	治热毒血痢之良药
板蓝根	清热解毒	凉血，利咽	
青黛	清热解毒	凉血消斑，清肝泻火，定惊	
贯众	清热解毒	凉血止血，杀虫	
土茯苓	解毒	除湿，通利关节	治疗梅毒的要药
山豆根	清热解毒	利咽消肿	
白花蛇舌草	清热解毒	消痈利湿通淋	
穿心莲	清热解毒	凉血，消肿，燥湿	
紫花地丁	清热解毒	凉血消肿	
大血藤	清热解毒	活血，祛风，止痛	
败酱草	清热解毒	消痈排脓，祛瘀止痛	治疗肠痈之要药

续表

药名	相似功效	不同功效	常考要点
马齿苋	清热解毒	凉血止血,止痢	
鸦胆子	清热解毒	止痢,截疟,外用腐蚀赘疣	

考点4★★★　清热凉血药的功效和常考要点

药名	相似功效	不同功效	常考要点
生地黄	清热凉血	养阴生津	<u>清热、凉血、止血之要药</u>
玄参	清热凉血	泻火解毒,滋阴	
牡丹皮	清热凉血	活血祛瘀	<u>治无汗骨蒸之要药</u>
赤芍	清热凉血	散瘀止痛	
紫草	清热凉血	活血消斑,解毒透疹	
水牛角	清热凉血	解毒,定惊	

考点5★★★　清虚热药的功效和常考要点

药名	相似功效	不同功效	常考要点
青蒿	清透虚热	凉血除蒸,解暑,截疟	
地骨皮	清肺降火	凉血除蒸,生津止渴	<u>除有汗之骨蒸</u>
白薇	清热	凉血,利尿通淋,解毒疗疮	<u>善治阴虚外感</u>
银柴胡	退虚热	清疳热	
胡黄连	退虚热	除疳热,清湿热	

第四单元 泻下药

考点1★★★ 攻下药的功效和常考要点

药名	相似功效	不同功效	常考要点
大黄	泻下攻积	清热泻火，凉血解毒，逐瘀通经，除湿退黄	治疗积滞便秘之要药
芒硝	泻下攻积	润燥软坚，清热消肿	
番泻叶	泻下通便		

考点2★★ 润下药的功效和常考要点

药名	相似功效	不同功效	常考要点
火麻仁	润肠通便		
郁李仁	润肠通便	利水消肿	既能通大便又能通小便
松子仁	润肠通便	润肺止咳	

考点3★★★ 峻下逐水药的功效和常考要点

药名	相似功效	不同功效	常考要点
甘遂	泻下逐水	消肿散结	
牵牛子	泻下逐水	去积杀虫	
巴豆霜	峻下冷积	逐水退肿，祛痰利咽，外用蚀疮	治疗寒积便秘之要药

第五单元 祛风湿药

考点1★★★　祛风寒湿药的功效和常考要点

药名	相似功效	不同功效	常考要点
独活	祛风湿	通痹止痛，解表	善治下半身风湿痹痛
威灵仙	祛风湿	通络止痛，消骨鲠	善治诸骨鲠喉及行痹
蕲蛇	祛风，通络	止痉	
木瓜	舒筋活络	和胃化湿	为治风湿痹痛、筋脉拘急之要药，善治着痹
川乌	祛风湿	温经止痛	善治痛痹
乌梢蛇	祛风，通络	止痉	

考点2★★　祛风湿热药的功效和常考要点

药名	相似功效	不同功效	常考要点
秦艽	祛风湿	通痹止痛，退虚热，清湿热	风药中之润剂
防己	祛风湿	止痛，利水消肿	
豨莶草	祛风湿	利关节，解毒	
络石藤	祛风通络	凉血消肿	

考点3★★★　祛风湿强筋骨药的功效和常考要点

药名	相似功效	不同功效	常考要点
桑寄生	祛风湿，补肝肾，强筋骨	安胎	肾虚胎动不安
五加皮	祛风湿，补肝肾，强筋骨	利水	
狗脊	祛风湿，补肝肾，强腰膝		

第六单元　化湿药

考点★★★　化湿药的功效和常考要点

药名	相似功效	不同功效	常考要点
藿香	化湿	止呕，解暑	芳香化湿浊的要药
苍术	燥湿	健脾，祛风散寒	治湿阻中焦之要药
厚朴	燥湿	消痰，下气除满	为消除胀满之要药
砂仁	化湿	行气，温中止泻，安胎	后下
白豆蔻	化湿	行气，温中止呕	后下
佩兰	化湿	解暑	

第七单元　利水渗湿药

考点1★★★　利水消肿药的功效和常考要点

药名	相似功效	不同功效	常考要点
茯苓	利水渗湿	健脾，宁心	寒热虚实水肿均可
薏苡仁	利水渗湿	健脾，除痹，清热排脓	
泽泻	利水渗湿	泄热	
猪苓	利水渗湿		

考点2★★★　利尿通淋药的功效和常考要点

药名	相似功效	不同功效	常考要点
车前子	利尿通淋	渗湿止泻，明目，祛痰	包煎

续表

药名	相似功效	不同功效	常考要点
滑石	利水通淋	清热解暑，外用收湿敛疮	包煎
石韦	利尿通淋	清肺止咳，凉血止血	
瞿麦	利尿通淋	活血通经	
地肤子	利尿通淋	清热利湿，祛风止痒	
海金沙	利湿通淋	清热止痛	诸淋涩痛之要药，包煎
萆薢	利湿祛浊	祛风除痹	治疗膏淋之要药

考点3★★★ 利湿退黄药的功效和常考要点

药名	相似功效	不同功效	常考要点
茵陈	清利湿热，利胆退黄		治黄疸之要药
金钱草	利湿退黄	利尿通淋，解毒消肿	治砂淋、石淋之要药
虎杖	利湿退黄	清热解毒，散瘀止痛，化痰止咳，泻热通便	

第八单元 温里药

考点★★★ 温里药的功效和常考要点

药名	相似功效	不同功效	常考要点
附子	散寒止痛	回阳救逆，补火助阳	回阳救逆第一品药

续表

药名	相似功效	不同功效	常考要点
干姜	温中散寒	回阳通脉，温肺化饮	<u>温暖中焦之主药</u>
肉桂	散寒止痛	补火助阳，温通经脉，引火归原	<u>为治命门火衰之要药</u>
吴茱萸	散寒止痛	降逆止呕，助阳止泻	<u>治肝寒气滞诸痛之主药</u>
小茴香	散寒止痛	理气和胃	
丁香	散寒止痛	温中降逆，温肾助阳	
花椒	温中止痛	杀虫止痒	
高良姜	温中止痛	止呕	

第九单元 理气药

考点★★★ 理气药的功效和常考要点

药名	相似功效	不同功效	常考要点
陈皮	理气健脾	燥湿化痰	<u>治痰的要药</u>
枳实	破气消积	化痰散痞	
木香	行气止痛	健脾消食	<u>治湿热泻痢里急后重之要药</u>
香附	理气宽中	疏肝解郁，调经止痛	<u>气病之总司，女科之主帅</u>
青皮	疏肝破气	消积化滞	
川楝子	行气止痛	杀虫	

78

续表

药名	相似功效	不同功效	常考要点
乌药	行气止痛	温肾散寒	寒疝腹痛
薤白	行气导滞	通阳散结	治胸痹之要药
檀香	行气止痛	散寒调中	
佛手	理气和中	疏肝解郁，燥湿化痰	
大腹皮	行气宽中	利水消肿	

第十单元　消食药

考点★★★　消食药的功效和常考要点

药名	相似功效	不同功效	常考要点
山楂	消食化积	行气散瘀，降脂化浊	治油腻肉积之要药
莱菔子	消食除胀	降气化痰	食积兼气滞用之最宜
鸡内金	消食健胃	固精止遗，通淋化石	
神曲	消食和胃		善治食积兼表证，善消金石积滞
麦芽	消食健胃	回乳消胀，疏肝行气	善治米面薯蓣滞证

第十一单元　驱虫药

考点★★　驱虫药的功效和常考要点

药名	相似功效	不同功效	常考要点
槟榔	杀虫消积	行气，利水，截疟	善治绦虫

第十二单元　止血药

考点1★★★　凉血止血药的功效和常考要点

药名	相似功效	不同功效	常考要点
小蓟	凉血止血	散瘀解毒消痈	善治尿血和血淋
大蓟	凉血止血	散瘀解毒消痈	
地榆	凉血止血	解毒敛疮	治水火烫伤之要药
槐花	凉血止血	清肝泻火	
侧柏叶	凉血止血	化痰止咳，生发乌发	外治脱发
白茅根	凉血止血	清热利尿	

考点2★★★　化瘀止血药的功效和常考要点

药名	相似功效	不同功效	常考要点
三七	散瘀止血	消肿定痛	伤科之要药
茜草	化瘀止血	凉血，通经	
蒲黄	化瘀止血	利尿通淋	善治尿血和血淋

考点3★★★　收敛止血药的功效和常考要点

药名	相似功效	不同功效	常考要点
白及	收敛止血	消肿生肌	收敛止血之要药
仙鹤草	收敛止血	止痢，截疟，解毒，补虚	
血余炭	收敛止血	化瘀利尿	

考点 4★★　温经止血药的功效和常考要点

药名	相似功效	不同功效	常考要点
艾叶	温经止血	散寒调经，安胎，外用祛湿止痒	温经止血之要药
炮姜	温经止血	温中止痛	

第十三单元　活血化瘀药

考点 1★★★　活血止痛药的功效和常考要点

药名	相似功效	不同功效	常考要点
川芎	活血止痛	行气，祛风	血中之气药，头痛不离川芎
延胡索	活血止痛	行气	能行血中气滞，气中血滞，故专治一身上下诸痛
郁金	活血止痛	行气解郁，清心凉血，利胆退黄	
姜黄	活血止痛	行气，通经	善治肢臂疼痛
乳香	活血定痛	消肿生肌	

考点 2★★★　活血调经药的功效和常考要点

药名	相似功效	不同功效	常考要点
丹参	活血调经	祛瘀止痛，凉血消痈，除烦清心	一味丹参散，功同四物汤
红花	活血通经	祛瘀止痛	

续表

药名	相似功效	不同功效	常考要点
桃仁	活血祛瘀	润肠通便，止咳平喘	
益母草	活血调经	利尿消肿，清热解毒	
牛膝	活血通经	补肝肾，强筋骨，利水通淋，<u>引火（血）下行</u>	
鸡血藤	活血调经	补血，舒筋活络，止痛	<u>补血兼行血</u>

考点3★　活血疗伤药的功效和常考要点

药名	相似功效	不同功效	常考要点
土鳖虫	破血逐瘀	续筋接骨	<u>有小毒</u>
骨碎补	活血疗伤	补肾强骨，止痛，外用消风祛斑	

考点4★　破血消癥药的功效和常考要点

药名	相似功效	不同功效	常考要点
莪术	破血行气	消积止痛	<u>莪术和三棱功效相同</u>
三棱	破血行气	消积止痛	
水蛭	破血消癥	逐瘀通经	

第十四单元　化痰止咳平喘药

考点1★★★　温化寒痰药的功效和常考要点

药名	相似功效	不同功效	常考要点
半夏	燥湿化痰	降逆止呕，消痞散结，外用消肿止痛	<u>治湿痰、寒痰之要药</u>

82

续表

药名	相似功效	不同功效	常考要点
天南星	燥湿化痰	祛风止痉,外用散结消肿	善治经络风痰证
旋覆花	消痰	降气,行水止呕	包煎
芥子	温肺豁痰	利气散结,通络止痛	除皮里膜外之痰
白前	祛痰	降气,止咳	

考点2★★★　清化热痰药的功效和常考要点

药名	相似功效	不同功效	常考要点
川贝母	清热化痰	润肺止咳,散结消痈	
浙贝母	清热化痰	散结消痈,止咳解毒	
瓜蒌	清热涤痰	宽胸散结,润燥滑肠	
桔梗	祛痰	宣肺,利咽,排脓	
竹茹	清热化痰	除烦止呕	
竹沥	清热豁痰	定惊利窍	冲服
天竺黄	清热豁痰	清心定惊	
前胡	化痰	降气,散风清热	
海藻	消痰	软坚散结,利水消肿	

考点3★★★　止咳平喘药的功效和常考要点

药名	相似功效	不同功效	常考要点
苦杏仁	止咳平喘	润肠通便,降气	有小毒
百部	润肺止咳	杀虫灭虱,下气	外用治头虱、体虱之佳品

续表

药名	相似功效	不同功效	常考要点
紫苏子	止咳平喘	降气化痰，润肠通便	
桑白皮	泻肺平喘	利水消肿	
葶苈子	泻肺平喘	行水消肿	

第十五单元 安神药

考点1★★★ 重镇安神药的功效和常考要点

药名	相似功效	不同功效	常考要点
朱砂	镇惊安神	清心，解毒，明目	有毒，不入煎剂
磁石	镇惊安神	平肝潜阳，聪耳明目，纳气平喘	
龙骨	镇惊安神	平肝潜阳，收敛固涩	治滑脱诸证
琥珀	镇惊安神	活血散瘀，利尿通淋	冲服

考点2★★★ 养心安神药的功效和常考要点

药名	相似功效	不同功效	常考要点
酸枣仁	养心安神	益肝，敛汗，生津	
柏子仁	养心安神	润肠通便，止汗	
远志	安神	祛痰开窍，消散痈肿，益智，交通心肾	
合欢皮	安神	解郁，活血消肿	解郁安神之要药

第十六单元 平肝息风药

考点1★★★ 平抑肝阳药的功效和常考要点

药名	相似功效	不同功效	常考要点
石决明	平肝潜阳	清肝明目	打碎先煎
牡蛎	潜阳补阴	重镇安神，软坚散结，收敛固涩，制酸止痛	治滑脱诸证，先煎
赭石	平肝潜阳	重镇降逆，凉血止血	先煎
珍珠母	平肝潜阳	清肝明目，定惊安神	先煎
蒺藜	平肝	祛风明目，解郁，活血，止痒	

考点2★★★ 息风止痉药的功效和常考要点

药名	相似功效	不同功效	常考要点
羚羊角	平肝息风	清肝明目，清热解毒	
牛黄	凉肝息风	清心豁痰，开窍醒神，清热解毒	入丸散，0.15~0.35g
钩藤	息风定惊	清热平肝	后下
天麻	息风止痉	平抑肝阳，祛风通络	治疗眩晕头痛之要药
地龙	定惊	清热，通络，平喘，利尿	
全蝎	息风镇痉	攻毒散结，通络止痛	
蜈蚣	息风镇痉	攻毒散结，通络止痛	
僵蚕	息风止痉	祛风止痛，化痰散结	

第十七单元　开窍药

考点★★　开窍药的功效和常考要点

药名	相似功效	不同功效	常考要点
麝香	开窍醒神	活血通经，消肿止痛，催生下胎	<u>为醒神回苏之要药，入丸散，0.03~0.1g</u>
石菖蒲	开窍醒神	化湿开胃，豁痰、益智	
冰片	开窍醒神	清热止痛	
苏合香	开窍醒神	辟秽，止痛	

第十八单元　补虚药

考点1★★★　补气药的功效和常考要点

药名	相似功效	不同功效	常考要点
人参	大补元气，补脾益肺	生津，安神增智，复脉固脱，养血	<u>拯危救脱的要药</u>
党参	健脾益肺	养血，生津	
黄芪	补气	升阳固表，止汗，利水消肿，生津养血，行滞通痹，托毒排脓，敛疮生肌	
白术	健脾益气	燥湿利水，止汗，安胎	<u>益气健脾第一要药</u>
甘草	补脾益气	祛痰止咳，缓急止痛，清热解毒，调和诸药	

续表

药名	相似功效	不同功效	常考要点
西洋参	补气养阴	清热生津	
太子参	益气健脾	生津润肺	
山药	补脾养胃,生津益肺	补肾涩精	补益肺脾肾三脏的气阴
白扁豆	健脾	化湿,消暑	
大枣	补中益气	养血安神	
蜂蜜	补中	润燥,止痛,解毒,外用生肌敛疮	

考点2★★★ 补阳药的功效和常考要点

药名	相似功效	不同功效	常考要点
鹿茸	壮肾阳	益精血,强筋骨,调冲任,托疮毒	
淫羊藿	补肾阳	祛风湿,强筋骨	
巴戟天	补肾阳	祛风湿,强筋骨	
杜仲	补肝肾	强筋骨,安胎	治腰痛之要药
续断	补益肝肾	强筋骨,止崩漏,疗伤续折	
菟丝子	补益肝肾	明目,止泻,安胎,固精缩尿,外用消风祛斑	
紫河车	温肾补精	养血益气	

续表

药名	相似功效	不同功效	常考要点
补骨脂	温肾助阳	温脾止泻，纳气平喘，外用消风祛斑	
肉苁蓉	温肾阳	润肠通便，益精血	
益智	暖肾温脾	暖肾——固精缩尿，温脾——止泻摄唾	

考点3★★★　补血药的功效和常考要点

药名	相似功效	不同功效	常考要点
当归	补血调经	活血止痛，润肠通便	补血之圣药
熟地黄	补血滋阴	填精益髓	补血之要药，补肾阴之要药
白芍	养血敛阴	调经，止汗，柔肝止痛，平抑肝阳	
阿胶	补血，滋阴	润燥，止血	
何首乌	制用补益精血	制用补肝肾，乌须发，强筋骨，化浊降脂；生用解毒，截疟，润肠通便，消痈	

考点4★★　补阴药的功效和常考要点

药名	相似功效	不同功效	常考要点
北沙参	养阴清肺	益胃生津	
麦冬	养阴润肺	生津，清心	
天冬	养阴润燥	清肺生津	
百合	养阴润肺	清心安神	

88

续表

药名	相似功效	不同功效	常考要点
石斛	滋阴清热	益胃生津	
玉竹	养阴润燥	生津止渴	治阴虚外感
枸杞子	滋补肝肾	益精明目	
女贞子	滋补肝肾	乌须明目	
龟甲	滋阴潜阳	益肾健骨，养血补心，固经止崩	先煎
鳖甲	滋阴潜阳	退热除蒸，软坚散结	先煎
黄精	补气养阴	健脾，润肺，益肾	平补气阴之佳品
墨旱莲	滋补肝肾	凉血止血	

第十九单元　收涩药

考点1★　固表止汗药的功效

药名	相似功效	不同功效
麻黄根	固表止汗	
浮小麦	固表止汗	益气，除热

考点2★★★　敛肺涩肠药的功效和常考要点

药名	相似功效	不同功效	常考要点
五味子	收敛固涩	益气生津，补肾宁心	
乌梅	敛肺涩肠	安蛔，生津	
诃子	敛肺涩肠	止泻，止咳，利咽降火	治疗失音之要药

89

续表

药名	相似功效	不同功效	常考要点
肉豆蔻	涩肠止泻	温中行气	
赤石脂	涩肠	止血,敛疮生肌	

考点3★★★ 固精缩尿止带药的功效和常考要点

药名	相似功效	不同功效	常考要点
山茱萸	收敛固涩	补益肝肾	平补阴阳,固精止遗之要药
桑螵蛸	固精缩尿	补肾助阳	
金樱子	固精缩尿,固崩止带	涩肠止泻	
海螵蛸	固精止带	收敛止血,制酸止痛,收湿敛疮	
莲子	益肾固精,止带	补脾止泻,养心安神	
芡实	益肾固精,止带	补脾止泻,除湿	

第二十单元 攻毒杀虫止痒药

考点★ 攻毒杀虫止痒药的功效和常考要点

药名	相似功效	不同功效	常考要点
硫黄	外用解毒杀虫止痒	内服补火助阳通便	治疥疮之要药

方　剂　学

第一单元　总论

考点1★★　常用治法

<u>八法</u>：汗、和、下、消、吐、清、温、补。

考点2★★★　方剂的组成原则

1. 君药　针对主病或主证起主要治疗作用的药物。

2. 臣药

（1）辅助君药加强对主病或主证的治疗作用的药物。

（2）针对重要兼病或兼证起主要治疗作用的药物。

3. 佐药

（1）佐助药　协助君、臣药以加强治疗作用，或直接治疗次要兼证的药物。

（2）佐制药　用以消除或减弱君、臣药的毒性，或制约君、臣药峻烈之性的药物。

（3）反佐药　病重邪甚时，为防止拒药，配用的与君药性味相反而又能在治疗中起相反相成作用的药物。

4. 使药

（1）引经药　用以引领方中诸药至病所或特定部位的药物。

（2）调和药　用以调和方中诸药的药物。

考点 3★★　常用剂型及其特点

1. 汤剂其特点　吸收快，发挥药效迅速，加减变化灵活，能较全面、灵活地照顾每一个患者和各种病证及其不同发展阶段的特殊性。

2. 散剂的特点　吸收较快，且制作简便，节约药材，便于使用和携带。

3. 丸剂的特点　吸收缓慢，药力持久。且体积小，服用、携带、贮存都比较方便。

第二单元　解表剂

第一节　辛温解表

考点 1★★★　麻黄汤的组成、功用及主治
【组成】麻黄　桂枝　杏仁　炙甘草
【功用】发汗解表，宣肺平喘。
【主治】外感风寒表实证。症见恶寒发热，头痛身疼，无汗而喘，舌苔薄白，脉浮紧。
【方歌】麻黄汤中用桂枝，杏仁甘草四般施，发热恶寒头项痛，喘而无汗服之宜。
【速记法】干妈贵姓。（甘麻桂杏）

考点 2★★★　桂枝汤的组成、功用及主治
【组成】桂枝　芍药　生姜　大枣　炙甘草
【功用】解肌发表，调和营卫。
【主治】外感风寒表虚证。头痛发热，汗出恶风，鼻鸣干呕，苔白不渴，脉浮缓或浮弱。
【方歌】桂枝汤治太阳风，芍药甘草姜枣同，解肌发表调营卫，表虚有汗此为功。

【速记法】桂芝要炒姜枣。（桂枝药草姜枣）

考点3★★　九味羌活汤的组成、功用及主治

【组成】羌活　防风　苍术　细辛　川芎　白芷　生地黄　黄芩　甘草

【功用】发汗祛湿，兼清里热。

【主治】<u>外感风寒湿邪，内有蕴热证</u>。恶寒发热，无汗，头痛项强，<u>肢体酸楚疼痛</u>，<u>口苦微渴</u>，舌苔白或微黄，脉浮。

【方歌】九味羌活用防风，细辛苍芷与川芎，黄芩生地同甘草，分经论治宜变通。

【速记法】强风百草细，秦川有苍生。（羌风白草细，芩川＊苍生）（注："＊"代表无药名意义的虚字，下同）

考点4★★　小青龙汤的组成、功用及主治

【组成】麻黄　芍药　细辛　干姜　炙甘草　桂枝　半夏　五味子

【功用】解表散寒，温肺化饮。

【主治】<u>外寒里饮证</u>。恶寒发热，无汗，<u>喘咳，痰多而稀</u>，或痰饮咳喘，不得平卧，或身体疼重，头面四肢浮肿，舌苔白滑，脉浮。

【方歌】小青龙汤最有功，风寒束表饮停胸，辛夏甘草和五味，姜桂麻黄芍药同。

【速记法】少将为嘛甘心下跪。（芍姜味麻甘辛夏桂）

第二节　辛凉解表

考点1★★★　银翘散的组成、功用及主治

【组成】连翘　银花　桔梗　薄荷　竹叶　生甘草　荆芥

穗 淡豆豉 牛蒡子 鲜苇根

【功用】辛凉透表,清热解毒。

【主治】<u>温病初起</u>。发热无汗,或有汗不畅,微恶风寒,头痛口渴,咳嗽咽痛,舌尖红,苔薄白或薄黄,脉浮数。

【方歌】银翘散主上焦疴,竹叶荆牛豉薄荷,甘桔芦根凉解法,清疏风热煮无过。

【速记法】荷梗连根叶似伞,豆花接穗秆如牛。(荷梗连根叶**,豆花芥穗甘*牛)

考点2★★★ 桑菊饮的组成、功用及主治

【组成】桑叶 菊花 杏仁 连翘 薄荷 桔梗 生甘草 苇根

【功用】疏风清热,宣肺止咳。

【主治】<u>风温初起,表热轻证。</u>但咳,身热不甚,口微渴,脉浮数。

【方歌】桑菊饮中桔杏翘,芦根甘草薄荷饶,清疏肺卫轻宣剂,风温咳嗽服之消。

【速记法】荷花根,巧接杏,桑果。(荷花根,翘桔杏,桑国)

考点3★★ 麻黄杏仁甘草石膏汤的组成、功用及主治

【组成】麻黄 杏仁 炙甘草 石膏

【功用】辛凉疏表,清肺平喘。

【主治】<u>外感风邪,邪热壅肺证。</u>身热不解,喘咳气急,甚则鼻扇,口渴,有汗或无汗,舌苔薄白或黄,脉浮而数。

第三节 扶正解表

考点★★ 败毒散的组成、功用及主治

【组成】柴胡 前胡 川芎 枳壳 羌活 独活 茯苓

桔梗　人参　甘草　（生姜　薄荷）

【功用】散寒祛湿，益气解表。

【主治】气虚外感风寒湿证。憎寒壮热，头项强痛，肢体酸痛，无汗，鼻塞声重，咳嗽有痰，胸膈痞满，舌淡苔白，脉浮而按之无力。

【方歌】人参败毒茯苓草，枳桔柴前羌独芎，薄荷少许姜三片，时行感冒有奇功。

【速记法】活熊身伏草埂，二虎只可强攻。（活芎参茯草梗，二胡枳壳羌*）

第三单元　泻下剂

第一节　寒下

考点★★★　大承气汤的组成、功用及主治

【组成】大黄　厚朴　枳实　芒硝

【功用】峻下热结。

【主治】

（1）阳明腑实证。大便不通，频转矢气，脘腹痞满，腹痛拒按，按之硬，甚至潮热谵语，手足濈然汗出，舌苔黄燥起刺，或焦黑燥裂，脉沉实。

（2）热结旁流证。下利清水，色纯青，其气臭秽，脐腹疼痛，按之坚硬有块，口舌干燥，脉滑实。

（3）里热实证之热厥、痉病或发狂等。

【方歌】大承气汤用硝黄，配伍枳朴泻力强，痞满燥实四症见，峻下热结宜此方。

【速记法】皇后只是笑。（黄厚枳实硝）

第二节 温下

考点★★★ 温脾汤的组成、功用及主治

【组成】大黄 芒硝 附子 干姜 当归 人参 甘草
【功用】攻下寒积,温补脾阳。
【主治】<u>阳虚冷积证</u>。腹痛便秘,脐下绞结,绕脐不止,<u>手足不温</u>,苔不渴,脉沉弦而迟。
【方歌】温脾参附与干姜,甘草当归硝大黄,寒热并行治寒积,脐腹绞结痛非常。
【速记法】为姜大人父子干杯忙。(*姜大人附子甘归芒)

第三节 润下

考点★★★ 麻子仁丸的组成、功用及主治

【组成】麻子仁 芍药 杏仁 枳实 厚朴 大黄 蜂蜜
【功用】润肠泄热,行气通便。
【主治】<u>脾约证</u>。大便干结,<u>小便频数,脘腹胀满,舌红苔黄,脉数</u>。
【方歌】麻子仁丸治脾约,大黄枳朴杏仁芍,胃热津枯便难解,润肠通便功效高。
【速记法】二人密要小承气。(二仁蜜药小承气)

第四单元 和解剂

第一节 和解少阳

考点1★★★ 小柴胡汤的组成、功用及主治

【组成】柴胡 黄芩 半夏 人参 炙甘草 生姜 大枣

【功用】和解少阳。

【主治】

(1) 伤寒少阳证。往来寒热，胸胁苦满，嘿嘿不欲饮食，心烦喜呕，口苦，咽干，目眩，苔薄白，脉弦。

(2) 热入血室证。妇人中风，经水适断，寒热发作有时。

(3) 黄疸、疟疾，以及内伤杂病而见少阳证者。

【方歌】小柴胡汤和解功，半夏人参甘草从，更用黄芩加姜枣，少阳百病此为宗。

【速记法】生芹菜炒大虾仁。（生芩柴草大夏人）

考点2★★ 蒿芩清胆汤的组成、功用及主治

【组成】青蒿　竹茹　半夏　茯苓　黄芩　枳壳　陈皮　碧玉散（滑石、青黛、甘草）

【功用】清胆利湿，和胃化痰。

【主治】少阳湿热痰浊证。寒热如疟，寒轻热重，口苦胸闷，吐酸苦水，或呕黄涎而黏，甚则干呕呃逆，胸胁胀痛，小便黄少，舌红苔白腻，间现杂色，脉数而右滑左弦。

【方歌】蒿芩清胆碧玉需，陈夏茯苓枳竹茹，热重寒轻痰夹湿，胸痞呕恶总能除。

【速记法】青竹茹如碧玉，黄羚下子沉。（青竹茹碧玉，黄芩夏枳陈）

第二节　调和肝脾

考点1★★★ 逍遥散的组成、功用及主治

【组成】柴胡　当归　芍药　白术　茯苓　炙甘草　（烧生姜　薄荷）

【功用】疏肝解郁，养血健脾。

【主治】肝郁血虚脾弱证。两胁作痛，头痛目眩，口燥咽

干，神疲食少，月经不调，乳房胀痛，脉弦而虚。
【方歌】逍遥散用归芍柴，苓术甘草姜薄偕，疏肝养血兼理脾，丹栀加入热能排。
【速记法】小姚嘱咐魏生将薄荷当柴草烧。（逍遥术茯煨生姜薄荷当柴草芍）

考点2★★★　四逆散的组成、功用及主治

【组成】炙甘草　枳实　柴胡　芍药
【功用】透邪解郁，疏肝理脾。
【主治】
　　(1) 阳郁厥逆证。手足不温，或腹痛，或泄利下重，脉弦。
　　(2) 肝脾气郁证。胁肋胀闷，脘腹疼痛，脉弦。
【方歌】四逆散里用柴胡，芍药枳实甘草须，此是阳郁成厥逆，疏肝理脾奏效奇。
【速记法】四逆只烧柴草。（四逆枳芍柴草）

第三节　调和肠胃

考点★★★　半夏泻心汤的组成、功用及主治

【组成】半夏　干姜　黄芩　黄连　人参　炙甘草　大枣
【功用】寒热平调，消痞散结。
【主治】寒热错杂之痞证。心下痞，但满而不痛，呕吐，或肠鸣下利，舌苔腻而微黄。
【方歌】半夏泻心黄连芩，干姜甘草与人参，大枣合之治虚痞，法在降阳而和阴。
【速记法】秦莲婶炒枣拌姜。（芩连参草枣半姜）

第五单元　清热剂

第一节　清气分热

考点★★★　白虎汤的组成、功用及主治

【组成】石膏　知母　炙甘草　粳米

【功用】清热生津。

【主治】气分热盛证。壮热面赤，烦渴引饮，汗出恶热，脉洪大有力。

【方歌】白虎膏知甘草粳，气分大热此方清，热渴汗出脉洪大，加入人参益津生。

【速记法】白虎精食母肝。（白虎粳石母甘）

第二节　清营凉血

考点1★★★　清营汤的组成、功用及主治

【组成】犀角（也可用水牛角代）　生地黄　玄参　竹叶心　黄连　银花　连翘　麦冬　丹参

【功用】清营解毒，透热养阴。

【主治】热入营分证。身热夜甚，神烦少寐，时有谵语，目常喜开或喜闭，口渴或不渴，或斑疹隐隐，脉细数，舌绛而干。

【方歌】清营汤是鞠通方，热入心包营血伤，角地银翘玄连竹，丹麦清热佐之良。

【速记法】乔连花选升丹麦主席。（翘连花玄生丹麦竹犀）

考点2★★　犀角地黄汤的组成、功用及主治

【组成】犀角（也可用水牛角代）　生地黄　芍药　牡

99

丹皮

【功用】清热解毒,凉血散瘀。

【主治】<u>热入血分证</u>。身热谵语,斑色紫黑,或吐血衄血、便血、尿血,舌深绛起刺,脉数,或喜妄如狂,或漱水不欲咽,或大便色黑易解。

【方歌】犀角地黄芍药丹,血热妄行吐衄斑,蓄血发狂舌质绛,凉血散瘀病可痊。

【速记法】岳母牺牲。(药牡犀生)

第三节 清热解毒

考点★★★　黄连解毒汤的组成、功用及主治

【组成】黄连　黄芩　黄柏　栀子

【功用】泻火解毒。

【主治】<u>三焦火毒证</u>。大热烦躁,口燥咽干,错语不眠;或热病吐血、衄血;或热甚发斑,或身热下利,或湿热黄疸;或外科痈疡疔毒,小便黄赤,舌红苔黄,脉数有力。

【方歌】黄连解毒汤四味,黄芩黄柏栀子备,躁狂大热呕不眠,吐衄斑黄均可为。

【速记法】秦连山黄柏解毒。(芩连山黄柏解毒)

第四节 清脏腑热

考点1★★★　龙胆泻肝汤的组成、功用及主治

【组成】龙胆草　黄芩　栀子　泽泻　木通　车前子　当归　生地黄　柴胡　生甘草

【功用】清泻肝胆实火,清利肝经湿热。

【主治】

(1)<u>肝胆实火上炎证</u>。头痛目赤,胁痛口苦,耳聋、耳肿,舌红苔黄,脉弦数有力。

(2) 肝经湿热下注证。阴肿阴痒，筋痿阴汗，小便淋浊，妇女带下黄臭等，舌红苔黄腻，脉弦数有力。

【方歌】龙胆泻肝栀芩柴，生地车前泽泻偕，木通甘草当归合，肝经湿热力能排。

【速记法】龙车通黄山，当地卸柴草。（龙车通黄山，当地泻柴草）

考点2★★ 清胃散的组成、功用及主治

【组成】生地黄　当归身　牡丹皮　黄连　升麻

【功用】清胃凉血。

【主治】胃火牙痛。牙痛牵引头痛，面颊发热，其齿恶热喜冷，或牙龈红肿溃烂，或牙宣出血，或唇舌颊腮肿痛，或口气热臭，口干舌燥，舌红苔黄，脉滑数。

【方歌】清胃散用升麻连，当归生地牡丹全，或加石膏清胃热，口疮吐衄与牙宣。

【速记法】生母当黄帝。（升母当黄地）

考点3★★ 泻白散的组成、功用及主治

【组成】地骨皮　桑白皮　炙甘草　粳米

【功用】清泻肺热，止咳平喘。

【主治】肺热喘咳证。咳嗽，气喘，皮肤蒸热，日晡尤甚，舌红苔黄，脉细数。

【方歌】泻白桑皮地骨皮，甘草粳米四般宜，参茯知芩皆可入，肺热喘嗽此方施。

【速记法】白骨精是草包。（白骨粳＊草＊）

考点4★★ 白头翁汤的组成、功用及主治

【组成】白头翁　黄柏　黄连　秦皮

【功用】清热解毒，凉血止痢。

【主治】热毒痢疾。腹痛，里急后重，肛门灼热，下痢脓

血，赤多白少，渴欲饮水，舌红苔黄，脉弦数者。
【方歌】白头翁汤治热痢，黄连黄柏与秦皮，味苦性寒能凉血，解毒坚阴功效奇。
【速记法】秦连喊拜拜。（秦连＊白柏）

考点5★ 左金丸的组成、功用及主治
【组成】黄连　吴茱萸
【功用】清肝泻火，降逆止呕。
【主治】<u>肝火犯胃证</u>。胁肋疼痛，嘈杂吞酸，呕吐口苦，舌红苔黄，脉弦数。
【方歌】左金连萸六一丸，肝火犯胃吐吞酸，再加芍药名戊己，热泻热痢服之安。
【速记法】昨进黄鱼。（黄连与吴茱萸用量比为6∶1）

考点6★ 导赤散的组成、功用及主治
【组成】生地黄　木通　生甘草梢　竹叶
【功用】清心利水养阴。
【主治】<u>心经火热证</u>。症见心胸烦热，口渴面赤，意欲饮冷，或口舌生疮，或溲赤涩痛，心热移于小肠，舌红，脉数。
【方歌】导赤生地与木通，草梢竹叶四般攻，口糜淋痛小肠火，引热同归小便中。
【速记法】竹竿通地。（竹甘通地）

第五节　清虚热

考点★ 青蒿鳖甲汤的组成、功用及主治
【组成】青蒿　鳖甲　生地　知母　丹皮
【功用】养阴透热。

【主治】温病后期，邪伏阴分证。夜热早凉，热退无汗，舌红苔少，脉细数。

【方歌】青蒿鳖甲地知丹，热自阴来仔细辨，夜热早凉无汗出，养阴透热服之安。

【速记法】母鳖好生蛋。（母鳖蒿生丹）

第六单元　祛暑剂

第一节　祛暑解表

考点★★　香薷散的组成、功用及主治

【组成】香薷　白扁豆　厚朴　酒

【功用】祛暑解表，化湿和中。

【主治】阴暑。恶寒发热，头重身痛，无汗，腹痛吐泻，胸脘痞闷，舌苔白腻，脉浮。

【方歌】三物香薷豆朴先，散寒化湿功效兼，若益银翘豆易花，新加香薷祛暑煎。

【速记法】猴想炒扁豆。（厚香炒扁豆）

第二节　祛暑利湿

考点★　六一散的组成、功用及主治

【组成】滑石　甘草

【功用】清暑利湿。

【主治】暑湿证。身热烦渴，小便不利或泄泻。

【方歌】六一散用滑石草，清暑利湿有功效，益元碧玉与鸡苏，砂黛薄荷加之好。

【速记法】六一拾草。（滑石与甘草用量比为6∶1）

第三节 祛暑益气

考点★ 清暑益气汤的组成、功用及主治
【组成】西洋参 石斛 麦冬 黄连 竹叶 荷梗 知母 甘草 粳米 西瓜翠衣
【功用】清暑益气,养阴生津。
【主治】<u>暑热气津两伤证。</u>身热汗多,口渴心烦,小便短赤,体倦少气,精神不振,脉虚数。
【方歌】王氏清暑益气汤,善治中暑气阴伤,洋参冬斛荷瓜翠,连竹知母甘粳囊。
【速记法】师母深夜卖黄瓜和糙米。(石母参叶麦黄瓜荷草米)

第七单元 温里剂

第一节 温中祛寒

考点1★★★ 理中丸的组成、功用及主治
【组成】人参 干姜 白术 炙甘草
【功用】温中祛寒,补气健脾。
【主治】

(1) <u>脾胃虚寒证。</u>脘腹疼痛,喜温喜按,呕吐,大便稀溏,脘痞食少,畏寒肢冷,口不渴,舌淡苔白润,脉沉细或沉迟无力。

(2) <u>阳虚失血证。</u>便血、吐血、衄血或崩漏等,血色暗淡,质清稀,面色㿠白,气短神疲,脉沉细或虚大无力。

(3) 脾胃虚寒所致的胸痹；或病后多涎唾；或小儿慢惊或霍乱等。
【方歌】理中丸主理中乡，甘草人参术干姜，呕利腹痛阴寒盛，或加附子总扶阳。
【速记法】草人赶猪。（草人干术）

考点2★★★　小建中汤的组成、功用及主治
【组成】芍药　桂枝　炙甘草　生姜　大枣　饴糖
【功用】温中补虚，和里缓急。
【主治】中焦虚寒，肝脾失调，阴阳不和证。腹中拘急疼痛，时发时止，喜温喜按，或心中悸动，虚烦不宁，面色无华；兼见手足烦热，咽干口燥等。舌淡苔白，脉细弦。
【方歌】小建中汤芍药多，桂姜甘草大枣和，更加饴糖补中脏，虚劳腹冷服之瘥。
【速记法】姜姨要草枣汁。（姜饴药草枣枝）

第二节　回阳救逆

考点★★★　四逆汤的组成、功用及主治
【组成】生附子　干姜　炙甘草
【功用】回阳救逆。
【主治】少阴病心肾阳衰寒厥证。四肢厥逆，恶寒蜷卧，神衰欲寐，面色苍白，呕吐不渴，腹痛下利，舌苔白滑，脉象微细，以及太阳病误汗亡阳者。
【方歌】四逆汤中附姜草，四肢厥冷急煎尝，腹痛吐泻脉微细，急投此方可回阳。
【速记法】蒋干父子。（姜甘附子）

第三节 温经散寒

考点★★ 当归四逆汤的组成、功用及主治

【组成】当归 桂枝 芍药 细辛 炙甘草 通草 大枣
【功用】温经散寒,养血通脉。
【主治】血虚寒厥证。手足厥寒,或腰、股、腿、足、肩臂疼痛,口不渴,舌淡苔白,脉沉细或细而欲绝。
【方歌】当归四逆桂芍枣,细辛甘草与通草,血虚肝寒手足冷,煎服此方乐陶陶。
【速记法】肝大的同志要当心。(甘大*通枝药当辛)

第八单元 表里双解剂

第一节 解表清里

考点★★★ 葛根黄芩黄连汤的组成、功用及主治

【组成】葛根 炙甘草 黄芩 黄连
【功用】解表清里。
【主治】协热下利。身热下利,胸脘烦热,口干作渴,或喘而汗出,舌红苔黄,脉促或数。

第二节 解表攻里

考点1★★★ 大柴胡汤的组成、功用及主治

【组成】柴胡 黄芩 芍药 半夏 枳实 大黄 生姜 大枣
【功用】和解少阳,内泻热结。

【主治】少阳阳明合病。往来寒热，胸胁苦满，呕不止，郁郁微烦，心下急痛或心下痞硬，大便不解或协热下利，舌苔黄，脉弦数有力。

【方歌】大柴胡汤用大黄，枳实芩夏白芍将，煎加姜枣表兼里，妙法内攻并外攘。

【速记法】胡琴伴姜嫂，找将军只是打豺虎。（胡芩半姜芍，枣将军枳实大柴胡）

考点2★★　防风通圣散的组成、功用及主治

【组成】防风　荆芥　连翘　麻黄　薄荷叶　川芎　当归　白芍　白术　山栀　大黄　芒硝　石膏　黄芩　桔梗　甘草　滑石　生姜

【功用】疏风解表，泻热通便。

【主治】风热壅盛，表里俱实。憎寒壮热，头目昏眩，目赤睛痛，口苦口干，咽喉不利，胸膈痞闷，咳呕喘满，涕唾黏稠，大便秘结，小便赤涩，舌苔黄腻，脉数有力，亦用治疮疡肿毒、肠风痔漏、鼻赤瘾疹等。

【方歌】防风通圣大黄硝，荆芥麻黄栀子翘，甘桔芎归膏滑石，薄荷芩竹力偏饶。表里交攻阳热盛，外疡创毒总能消。

【速记法】黄妈石河值勤仕草房，忙借船摆渡归金石桥。（黄麻石荷栀芩术甘防，芒桔川白*归荆石翘）

第九单元　补益剂

第一节　补气

考点1★★★　参苓白术散的组成、功用及主治

【组成】莲子肉　薏苡仁　砂仁　桔梗　白扁豆　茯苓

人参　甘草　白术　山药

【功用】益气健脾，渗湿止泻。

【主治】脾虚湿盛证。饮食不化，胸脘痞闷，肠鸣泄泻，四肢乏力，形体消瘦，面色萎黄，舌淡苔白腻，脉虚缓，亦可用治肺脾气虚，痰湿咳嗽。

【方歌】参苓白术扁豆陈，山药甘莲砂薏仁，桔梗上浮兼保肺，枣汤调服益脾神。

【速记法】沙夫人一早要接编百草帘。（砂茯人薏枣药桔扁白草莲）

考点2★★★　补中益气汤的组成、功用及主治

【组成】黄芪（量最大）　炙甘草　人参　当归　橘皮　升麻　柴胡　白术

【功用】补中益气，升阳举陷。

【主治】中气不足证。

（1）脾胃气虚证。饮食减少，体倦肢软，少气懒言，面色萎黄，大便稀溏，脉虚软。

（2）气虚下陷证。脱肛、子宫脱垂、久泻、久痢、崩漏等，伴短气、乏力，舌淡，脉虚。

（3）气虚发热证。身热自汗，渴喜热饮，气短乏力，舌淡，脉虚大无力。

【方歌】补中益气芪术参，炙草升柴归陈助，清阳下陷能升举，气虚发热甘温除。

【速记法】麻人赶猪，虎皮当旗。（麻人甘术，胡皮当芪）

考点3★★　生脉散的组成、功用及主治

【组成】人参　麦冬　五味子

【功用】益气生津，敛阴止汗。

【主治】

（1）暑热、温热，耗气伤阴证。汗多神疲，体倦乏

力,气短懒言,咽干口渴,舌干红少苔,脉虚数。

(2) 久咳伤肺,气阴两虚证。干咳少痰,短气自汗,口干舌燥,脉虚细。

【方歌】生脉麦味与人参,保肺生津又提神,气少汗多兼口渴,病危脉绝急煎斟。

【速记法】生脉散救"无脉人"。(五麦人)

考点4★★ 玉屏风散的组成、功用及主治

【组成】炙黄芪 防风 白术(大枣)

【功用】益气固表止汗。

【主治】表虚自汗。

(1) 汗出恶风,面色㿠白,舌淡苔薄白,脉浮虚。

(2) 治虚人腠理不固,易感风邪者。

【方歌】玉屏组合少而精,芪术防风鼎足行,表虚汗多易感冒,固卫敛汗效特灵。

【速记法】房主弃屏风。(防术芪屏风)

考点5★ 四君子汤的组成、功用及主治

【组成】人参 白术 茯苓 炙甘草

【功用】益气健脾。

【主治】脾胃气虚证。面色萎白,语声低微,气短乏力,食少或便溏,舌淡苔白,脉虚弱。

【方歌】四君子汤中和义,参术茯苓甘草比,益以夏陈名六君,祛痰补益气虚饵,除却半夏名异功,或加香砂气滞使。

【速记法】夫人赶猪。(茯人甘术)

第二节 补血

考点1★★★ 归脾汤的组成、功用及主治

【组成】白术 人参 黄芪 龙眼肉 茯苓 酸枣仁 木

香　炙甘草　当归　远志　生姜　大枣
【功用】益气补血，健脾养心。
【主治】

(1) 心脾气血两虚证。心悸怔忡，健忘失眠，盗汗，食少体倦，面色萎黄，舌质淡，苔薄白，脉细弱。

(2) 脾不统血证。便血，皮下紫癜，妇女崩漏，月经超前，量多色淡，或淋沥不止，舌淡，脉细弱。

【方歌】归脾汤用术参芪，归草茯神远志随，酸枣木香龙眼肉，煎加姜枣益心脾，怔忡健忘俱可却，便血崩漏总能医。
【速记法】四君归期早，远知龙眼香。（四君归芪枣，远志龙眼香）

考点2★★　四物汤的组成、功用及主治

【组成】当归　川芎　白芍　熟地黄
【功用】补血调血。
【主治】营血虚滞证。头晕目眩，心悸失眠，面色无华，或妇人月经不调，量少或经闭不行，脐腹作痛，舌淡，脉细弦或细涩。
【方歌】四物地芍与归芎，血家百病此方通，经带胎产俱可治，加减运用在胸中。
【速记法】弟摆船归。（地白川归）

第三节　气血双补

考点★★★　炙甘草汤的组成、功用及主治

【组成】炙甘草　生姜　人参　生地黄　桂枝　阿胶　麦冬　麻仁　大枣　清酒
【功用】滋阴养血，益气温阳，复脉定悸。
【主治】

(1) 阴血不足，阳气虚弱证。脉结代，心动悸，虚羸

少气，舌光少苔，或质干而瘦小者。

(2) <u>虚劳肺痿</u>。干咳无痰，或咳吐涎沫，量少，形瘦短气，虚烦不眠，自汗盗汗，咽干舌燥，大便干结，脉虚数。

【方歌】炙甘草汤参姜桂，麦冬生地大麻仁，大枣阿胶加酒服，虚劳肺痿效如神。

【速记法】阿妈卖地，贵大人干生气。(阿麻麦地，桂大人甘生*)

第四节 补阴

考点1★★★ 六味地黄丸的组成、功用及主治

【组成】熟地黄　山茱萸　山药　泽泻　茯苓　丹皮

【功用】填精滋阴补肾。

【主治】<u>肾阴精不足</u>。腰膝酸软，头晕目眩，视物昏花，耳鸣耳聋，盗汗，遗精，消渴，骨蒸潮热，手足心热，口燥咽干，牙齿动摇，足跟作痛，小便淋沥，以及小儿囟门不合，舌红少苔，脉沉细数。

【方歌】六味地黄益肾肝，萸薯丹泽地苓专，更加知柏成八味，阴虚火旺自可煎。养阴明目加杞菊，滋阴都气五味先，肺肾两调金水生，麦冬加入长寿丸。

【速记法】渔夫单要熟蟹。(萸茯丹药熟泻)

考点2★★ 左归丸的组成、功用及主治

【组成】熟地黄　山药　枸杞　山茱萸肉　牛膝　菟丝子　鹿角胶　龟甲胶

【功用】滋阴补肾，填精益髓。

【主治】<u>真阴不足证</u>。头目眩晕，腰酸腿软，遗精滑泄，自汗盗汗，口燥舌干，舌红少苔，脉细。

【方歌】左归丸内山药地，萸肉枸杞与牛膝，菟丝龟鹿二胶合，壮水之主方第一。
【速记法】愚弟要牛狗兔鹿龟。（萸地药牛枸菟鹿龟）

第五节 补阳

考点1★★★ 肾气丸的组成、功用及主治
【组成】干地黄 山药 山茱萸 泽泻 茯苓 丹皮 桂枝 炮附子
【功用】补肾气助阳，化生肾气。
【主治】<u>肾阳不足证。</u>腰痛脚软，身半以下常有冷感，少腹拘急，小便不利，或小便反多，入夜尤甚，阳痿早泄，舌淡而胖，脉虚弱，尺部沉细；以及痰饮，水肿，消渴，脚气，转胞等。
【方歌】金匮肾气治肾虚，熟地怀药及山萸，丹皮苓泽加桂附，水中生火在温煦。
【速记法】贵子腹泻单要黄鱼。（桂子茯泻丹药黄萸）

考点2★ 右归丸的组成、功用及主治
【组成】熟地黄 山药 山茱萸 枸杞子 菟丝子 鹿角胶 杜仲 肉桂 当归 制附子
【功用】温补肾阳，填精益髓。
【主治】<u>肾阳不足，命门火衰证。</u>年老或久病，气衰神疲，畏寒肢冷，或阳痿遗精，或阳衰无子，或饮食减少，大便不实，或小便自遗，或腰膝软弱，舌淡苔白，脉沉迟。
【方歌】右归丸中地附桂，山药茱萸菟丝归，杜仲鹿胶枸杞子，益火之源此方魁。
【速记法】独育狗鹿兔，当地要富贵。（杜萸枸鹿菟，当地药附桂）

第六节 阴阳双补

考点★ 地黄饮子的组成、功用及主治

【组成】熟干地黄 巴戟天 山茱萸 石斛 肉苁蓉 炮附子 五味子 官桂 茯苓 麦冬 菖蒲 远志 生姜 大枣

【功用】滋肾阴,补肾阳,开窍化痰。

【主治】喑痱证。舌强不能言,足废不能用,口干不欲饮,足冷面赤,脉沉细弱。

【方歌】地黄饮子山茱斛,麦味菖蒲远志茯,苁蓉桂附巴戟天,薄荷姜枣为末服。

【速记法】贵妇从远东赴沪地,将尝大巴鱼何味。(桂附苁远冬茯斛地,姜菖大巴萸*味)

第十单元 固涩剂

第一节 固表止汗

考点★★ 牡蛎散的组成、功用及主治

【组成】黄芪 麻黄根 煅牡蛎 小麦

【功用】敛阴止汗,益气固表。

【主治】自汗、盗汗证。身常汗出,夜卧尤甚,心悸惊惕,短气烦倦,舌淡红,脉细弱。

【方歌】牡蛎散内用黄芪,小麦麻根合用宜,卫虚自汗或盗汗,固表收敛见效奇。

【速记法】骑马卖牡蛎。(芪麻麦牡蛎)

第二节 涩肠固脱

考点★ 真人养脏汤的组成、功用及主治

【组成】人参 当归 白术 肉豆蔻 肉桂 炙甘草 白芍 木香 诃子 罂粟壳
【功用】涩肠固脱，温补脾肾。
【主治】<u>久泻久痢，脾肾虚寒证。</u>泻利无度，滑脱不禁，甚至脱肛坠下，脐腹疼痛，喜温喜按，倦怠食少，舌淡苔白，脉沉迟细。
【方歌】真人养脏诃粟壳，肉蔻当归桂木香，术芍参甘为涩剂，脱肛久痢早煎尝。
【速记法】穆桂英挡住草蔻要何人。（木桂罂当术草蔻药诃人）

第三节 涩精止遗

考点★ 桑螵蛸散的组成、功用及主治

【组成】桑螵蛸 远志 菖蒲 龙骨 人参 茯神 当归 龟甲（人参汤调下）
【功用】调补心肾，涩精止遗。
【主治】<u>心肾两虚证。</u>小便频数，或尿如米泔色，或遗尿，或遗精，心神恍惚，健忘，舌淡苔白，脉细弱。
【方歌】桑螵蛸散治便数，参苓龙骨同龟壳，菖蒲远志当归人，补肾宁心健忘却。
【速记法】自家人常孤身飘荡。（志甲人菖骨神螵当）

第四节　固崩止带

考点★★　固冲汤的组成、功用及主治

【组成】白术　生黄芪　煅龙骨　煅牡蛎　山萸肉　生杭芍　海螵蛸　茜草　棕边炭　五倍子

【功用】固冲摄血，益气健脾。

【主治】<u>脾肾亏虚，冲脉不固证</u>。猝然血崩或月经过多，或漏下不止，色淡质稀，头晕肢冷，心悸气短，神疲乏力，腰膝酸软，舌淡，脉微弱。

【方歌】固冲汤中用术芪，龙牡五倍棕榈施，海螵茜草芍山萸，崩中漏下总能医。

【速记法】探骑母龙背，潜航筑山海。（炭芪牡龙倍，茜杭术山海）

第十一单元　安神剂

第一节　重镇安神

考点★★★　朱砂安神丸的组成、功用及主治

【组成】朱砂　黄连　炙甘草　生地黄　当归

【功用】镇心安神，清热养血。

【主治】<u>心火亢盛，阴血不足证</u>。心烦神乱、失眠多梦、惊悸怔忡，甚则胸中懊侬，舌尖红，脉细数。

【方歌】朱砂安神东垣方，归连甘草合地黄，怔忡不寐心烦乱，清热养阴可复康。

【速记法】朱砂敢当皇帝。（朱砂甘当黄地）

第二节 滋养安神

考点1★★★ 天王补心丹的组成、功用及主治

【组成】生地黄 人参 丹参 元参 茯苓 五味子 远志 桔梗 当归 天冬 麦冬 柏子仁 酸枣仁 朱砂 竹叶

【功用】滋阴养血,补心安神。

【主治】阴虚血少,神志不安证。心悸怔忡,虚烦失眠,神疲健忘,或梦遗,手足心热,口舌生疮,大便干结,舌红少苔,脉细数。

【方歌】补心丹用柏枣仁,二冬生地当归身,三参桔梗朱砂味,远志茯苓共养神。

【速记法】三婶早搏两冬无,当地接令住五院。(三参枣柏两冬*,当地桔苓朱五远)

考点2★★★ 酸枣仁汤的组成、功用及主治

【组成】酸枣仁 知母 茯苓 川芎 甘草

【功用】养血安神,清热除烦。

【主治】肝血不足,虚热内扰证。虚烦失眠,心悸不安,头目眩晕,咽干口燥,舌红,脉弦细。

【方歌】酸枣二升先煮汤,茯知二两用之良,芎二甘一相调剂,服后安然入梦乡。

【速记法】令母熊找草。(苓母芎枣草)

第十二单元 开窍剂

第一节 凉开

考点1★★★ 安宫牛黄丸的功用及主治

【功用】清热解毒,开窍醒神。

【主治】邪热内陷心包证。高热烦躁,神昏谵语,舌謇肢厥,舌红或绛,脉数有力,亦治中风昏迷,小儿惊厥属邪热内闭者。

考点2★ 紫雪的功用及主治

【功用】清热开窍,息风止痉。

【主治】温热病,热闭心包及热盛动风证。高热烦躁,神昏谵语,痉厥,口渴唇焦,尿赤便秘,舌质红绛,苔黄燥,脉数有力或弦数;以及小儿热盛惊厥。

考点3★ 至宝丹的功用及主治

【功用】化浊开窍,清热解毒。

【主治】痰热内闭心包证。

(1)神昏谵语,身热烦躁,痰盛气粗,舌绛苔黄垢腻,脉滑数。

(2)亦治中风、中暑及小儿惊厥属于痰热内闭者。

第二节 温开

考点★★ 苏合香丸的功用及主治

【功用】温通开窍,行气止痛。

【主治】寒闭证。①突然昏倒,牙关紧闭,不省人事,苔白,脉迟。②亦治寒凝气滞,心腹卒痛,甚则昏厥等。

第十三单元 理气剂

第一节 行气

考点1★★★ 半夏厚朴汤的组成、功用及主治
【组成】半夏 厚朴 茯苓 生姜 苏叶
【功用】行气散结,降逆化痰。
【主治】梅核气。咽中如有物阻,咯吐不出,吞咽不下,胸膈满闷,或咳或呕,舌苔白润或白滑,脉弦缓或弦滑。
【方歌】半夏厚朴痰气疏,茯苓生姜共紫苏,加枣同煎名四七,痰凝气滞皆能除。
【速记法】夏侯将复苏。(夏厚姜茯苏)

考点2★★★ 越鞠丸的组成、功用及主治
【组成】苍术 川芎 神曲 香附 栀子
【功用】行气解郁。
【主治】六郁证(气、血、痰、火、湿、食)。胸膈痞闷,脘腹胀痛,嗳腐吞酸,恶心呕吐,饮食不消。
【方歌】越鞠丸治六般郁,气血痰火食湿因,芎苍香附兼栀曲,气畅郁舒痛闷伸。
【速记法】父子唱川曲。(附子苍川曲)

考点3★ 瓜蒌薤白白酒汤的组成、功用及主治
【组成】瓜蒌 薤白 白酒
【功用】通阳散结,行气祛痰。
【主治】胸阳不振,痰气互结证。胸部满痛,甚至胸痛彻背,喘息咳唾,短气,舌苔白腻,脉沉弦或紧。

考点4★　柴胡疏肝散的组成、功用及主治

【组成】柴胡　陈皮　川芎　香附　芍药　枳壳　炙甘草

【功用】疏肝解郁，行气止痛。

【主治】<u>肝气郁滞证。</u>胁肋疼痛，胸闷喜太息，情志抑郁或易怒，或嗳气，脘腹胀满，脉弦。

【方歌】柴胡疏肝芍川芎，陈皮枳壳草香附，疏肝解郁兼理血，胁肋脘腹疼痛除。

【速记法】陈香川要四逆散（陈香川＊枳芍柴草）

第二节　降气

考点1★★★　旋覆代赭汤的组成、功用及主治

【组成】旋覆花　人参　生姜　代赭石　炙甘草　半夏　大枣

【功用】降逆化痰，益气和胃。

【主治】<u>胃虚痰阻气逆证。</u>胃脘痞闷或胀满，按之不痛，频频嗳气；或见纳差、呃逆、恶心，甚或呕吐，舌苔白腻，脉缓或滑。

【方歌】旋覆代赭用人参，半夏姜甘大枣临，重以镇逆咸软痞，痞硬噫气力能禁。

【速记法】将干瞎找戴花人。（姜甘夏枣代花人）

考点2★★　苏子降气汤的组成、功用及主治

【组成】苏子　半夏　当归　炙甘草　前胡　厚朴　肉桂　生姜　大枣　苏叶

【功用】降气平喘，祛痰止咳。

【主治】<u>上实下虚之喘咳证。</u>痰涎壅盛，胸膈满闷，喘咳短气，呼多吸少，或腰痛脚弱，肢体倦怠，或肢体浮肿，舌苔白滑或白腻，脉弦滑。

【方歌】苏子降气半夏归，前胡桂朴草姜随，上实下虚痰嗽喘，或加沉香去肉桂。
【速记法】苏子叶找肉脯盛夏归草湖。（苏子叶枣肉朴生夏归草胡）

第十四单元　理血剂

第一节　活血祛瘀

考点1★★　补阳还五汤的组成、功用及主治
【组成】生黄芪　当归尾　赤芍　地龙　川芎　红花　桃仁
【功用】补气，活血，通络。
【主治】<u>中风之气虚血瘀证</u>。半身不遂，口眼㖞斜，语言謇涩，<u>口角流涎</u>，小便频数或遗尿不禁，舌暗淡，苔白，脉缓无力。
【方歌】补阳还五用四物，再用桃红去生地，地龙一味来通络，黄芪益气祛瘀滞。
【速记法】当地凶人持红旗。（当地芎仁赤红芪）

考点2★★★　生化汤的组成、功用及主治
【组成】全当归　川芎　桃仁　炮干姜　炙甘草　黄酒　童便
【功用】养血祛瘀，温经止痛。
【主治】<u>血虚寒凝，瘀血阻滞证</u>。产后恶露不行，小腹冷痛者。
【方歌】生化汤是产后方，归芎桃草酒炮姜，消瘀活血功偏擅，<u>止痛温经</u>效亦彰。
【速记法】将干逃归川。（姜甘桃归川）

考点 3★★★　血府逐瘀汤的组成、功用及主治

【组成】桃仁　红花　当归　生地黄　川芎　赤芍　牛膝　桔梗　柴胡　枳壳　甘草

【功用】活血化瘀，行气止痛。

【主治】<u>胸中血瘀证。</u>胸痛，头痛，日久不愈，痛如针刺而有定处，或呃逆日久不止，或饮水即呛，干呕，或内热瞀闷，或心悸怔忡，失眠多梦，急躁易怒，入暮潮热，唇暗或两目暗黑，舌质暗红，或舌有瘀斑或瘀点，脉涩或弦紧。

【方歌】血府当归生地桃，红花甘草壳赤芍，柴胡芎桔牛膝等，血化下行不作劳。

【速记法】俏桃红穿柴草要当牛耕地。（壳桃红川柴草药当牛桔地）

考点 4★★★　温经汤的组成、功用及主治

【组成】吴茱萸　当归　芍药　川芎　人参　桂枝　阿胶　牡丹皮　生姜　甘草　半夏　麦冬

【功用】温经散寒，养血祛瘀。

【主治】<u>冲任虚寒，瘀血阻滞证。</u>漏下不止，或血色暗而有块，淋沥不畅，或月经超前或延后，或逾期不止，或一月再行，或经停不至，而见少腹里急，腹满，傍晚发热，手心烦热，唇口干燥。舌质暗红，脉细而涩。亦治妇人宫冷，久不受孕。

【方歌】温经汤用吴黄芎，归芍丹桂姜夏冬，参草益脾胶养血，调经重在暖胞宫。

【速记法】熊皮贵，无人要，冬将夏，草当浇。（芎皮桂，吴人药，冬姜夏，草当胶）

考点 5★★　桃核承气汤的组成、功用及主治

【组成】桃仁　大黄　桂枝　炙甘草　芒硝

【功用】逐瘀泻热。

【主治】下焦蓄血证。少腹急结，小便自利，甚则烦躁谵语，神志如狂，至夜发热；以及血瘀经闭，痛经，脉沉实而涩者。

【方歌】桃核承气五般施，甘草硝黄并桂枝，瘀热互结小腹胀，如狂蓄血功最奇。

【速记法】将军忙逃贵国。（将军芒桃桂国）

考点6★★ 桂枝茯苓丸的组成、功用及主治

【组成】桂枝　茯苓　桃仁　牡丹皮　芍药　白蜜

【功用】活血化瘀，缓消癥块。

【主治】瘀阻胞宫证。妇人素有癥块，妊娠漏下不止，胎动不安，血色紫黑晦暗，腹痛拒按，或经闭腹痛，或产后恶露不尽而腹痛拒按，舌质紫暗或有瘀点，脉沉涩。

【方歌】金匮桂枝茯苓丸，桃仁芍药和牡丹，等分为末蜜丸服，缓消癥块胎可安。

【速记法】贵人服丹药。（桂仁茯丹药）

第二节　止血

考点1★★★ 咳血方的组成、功用及主治

【组成】青黛　瓜蒌仁　海粉　炒山栀子　诃子　（蜜姜汁）

【功用】清肝宁肺，凉血止血。

【主治】肝火犯肺之咳血证。咳嗽痰稠带血，咯吐不爽，或心烦易怒，胸胁作痛，咽干口苦，颊赤，便秘，舌红苔黄，脉弦数。

【方歌】咳血方中诃子收，瓜蒌海粉山栀投，青黛蜜丸口噙化，咳嗽痰血服之瘳。

【速记法】海带和瓜子。（海黛诃瓜子）

考点2★★★ 小蓟饮子的组成、功用及主治

【组成】生地黄 小蓟 滑石 木通 蒲黄 藕节 淡竹叶 当归 山栀子 甘草

【功用】凉血止血,利水通淋。

【主治】<u>热结下焦之血淋或尿血。</u>小便频数,赤涩热痛,尿中带血,舌红脉数。

【方歌】小蓟饮子藕蒲黄,木通滑石生地襄,归草黑栀淡竹叶,血淋热结服之良。

【速记法】拾草节,侄子归,竹地扑通捉小鸡。(石草节,栀子归,竹地蒲通*小蓟)

考点3★★ 黄土汤的组成、功用及主治

【组成】甘草 干地黄 白术 炮附子 阿胶 黄芩 灶心黄土

【功用】温阳健脾,养血止血。

【主治】<u>脾阳不足,脾不统血证。</u>大便下血,先便后血,以及吐血、衄血、妇人崩漏,血色暗淡,四肢不温,面色萎黄,舌淡苔白,脉沉细无力。

【方歌】黄土汤用芩地黄,术附阿胶甘草尝,温阳健脾能摄血,便血崩漏服之康。

【速记法】嘱咐勤浇黄土地。(术附芩胶黄土草地)

第十五单元 治风剂

第一节 疏散外风

考点1★★★ 川芎茶调散的组成、功用及主治

【组成】川芎 荆芥 白芷 羌活 炙甘草 细辛 防风

薄荷　清茶

【功用】疏风止痛。

【主治】<u>外感风邪头痛</u>。偏正头痛或颠顶作痛,目眩鼻塞,或恶风发热,舌苔薄白,脉浮。

【方歌】川芎茶调散荆防,辛芷薄荷甘草羌,目昏鼻塞风攻上,正偏头痛悉能康。

【速记法】草熊戴新戒指,呛风喝茶。(草芎＊辛荆芷,羌风荷茶)

考点2★★　消风散的组成、功用及主治

【组成】当归　生地　防风　蝉蜕　知母　苦参　胡麻　荆芥　苍术　牛蒡子　石膏　甘草　木通

【功用】疏风除湿,清热养血。

【主治】<u>风疹、湿疹</u>。皮肤瘙痒,疹出色红,或遍身云片斑点,抓破后渗出津水,苔白或黄,脉浮数。

【方歌】消风散内有荆防,蝉蜕胡麻苦参苍,知膏蒡通归地草,风疹湿疹服之康。

【速记法】谨防馋牛通仓库,十亩草地归胡妈。(荆防蝉牛通苍苦,石母草地归胡麻)

考点3★　牵正散的组成、功用及主治

【组成】白附子　白僵蚕　全蝎　热酒

【功用】祛风化痰,通络止痉。

【主治】<u>风中头面经络</u>。口眼㖞斜,或面肌抽动者,舌淡红,苔白。

【方歌】牵正散是杨家方,全蝎僵蚕白附襄,服用少量热酒下,口眼㖞斜疗效彰。

【速记法】蚕服全蝎。(蚕附全蝎)

考点4★　小活络丹的组成、功用及主治

【组成】炮川乌　炮草乌　地龙　炮天南星　乳香　没药

（冷酒或荆芥汤送服）

【功用】祛风除湿，化痰通络，活血止痛。

【主治】风寒湿痹。肢体筋脉疼痛，麻木拘挛，关节屈伸不利，疼痛游走不定，舌淡紫，苔白，脉沉弦或涩。亦治中风手足不仁，日久不愈，经络中有湿痰瘀血，而见腰腿沉重或腿臂间作痛。

【方歌】小活络丹天南星，二乌乳没与地龙，寒湿瘀血成痹痛，搜风活血经络通。

【速记法】二乌龙没乳难。（川乌草乌龙没乳南）

第二节 平息内风

考点1★★★ 羚角钩藤汤的组成、功用及主治

【组成】羚羊角　霜桑叶　京川贝　鲜生地　双钩藤　滁菊花　茯神木　生白芍　生甘草　淡竹茹

【功用】凉肝息风，增液舒筋。

【主治】肝热生风证。高热不退，烦闷躁扰，手足抽搐，发为痉厥，甚则神昏，舌质绛而干，或舌焦起刺，脉弦而数。

【方歌】俞氏羚角钩藤汤，桑菊茯神鲜地黄，贝草竹茹同芍药，肝风内动急煎尝。

【速记法】领狗上草地，主妇少背菊。（羚钩桑草地，竹茯芍贝菊）

考点2★★★ 镇肝熄风汤的组成、功用及主治

【组成】怀牛膝　生赭石　生龙骨　生牡蛎　生龟甲　生白芍　玄参　天冬　川楝子　生麦芽　茵陈　甘草

【功用】镇肝息风，滋阴潜阳。

【主治】类中风。头目眩晕，目胀耳鸣，脑部热痛，心中烦热，面色如醉，或时常噫气，或肢体渐觉不利，口角渐

形㖞斜，甚或眩晕颠仆，昏不知人，移时始醒；或醒后不能复原，<u>脉弦长有力</u>。

【方歌】镇肝息风芍天冬，玄参牡蛎赭茵供，麦龟膝草龙川楝，肝风内动有奇功。

【速记法】天涯少草龙牡恋，牛鬼折姻缘。（天芽芍草龙牡楝，牛龟赭茵元）

考点3★★　天麻钩藤饮的组成、功用及主治

【组成】天麻　钩藤　生决明　山栀　黄芩　川牛膝　杜仲　益母草　桑寄生　夜交藤　朱茯神

【功用】平肝息风，清热活血，补益肝肾。

【主治】<u>肝阳偏亢，肝风上扰证</u>。头痛，眩晕，失眠多梦，或口苦面红，舌红苔黄，脉弦或数。

【方歌】天麻钩藤石决明，杜仲牛膝桑寄生，栀子黄芩益母草，茯神夜交安神宁。

【速记法】天麻钩藤教绝技，伏神擒牛众致意。（天麻钩藤交决寄，茯神芩牛仲栀益）

第十六单元　治燥剂

第一节　轻宣外燥

考点1★★★　杏苏散的组成、功用及主治

【组成】苏叶　半夏　茯苓　前胡　桔梗　枳壳　甘草　生姜　橘皮　杏仁　大枣

【功用】轻宣凉燥，理肺化痰。

【主治】<u>外感凉燥证</u>。头微痛，恶寒无汗，咳嗽痰稀，鼻塞咽干，苔白脉弦。

【方歌】杏苏散内夏陈前，枳桔苓草姜枣研，轻宣温润治

凉燥，咳止痰化病自痊。

【速记法】苏杏姐将找陈夏领草支前。（苏杏桔姜枣陈夏苓草枳前）

考点2★★ 清燥救肺汤的组成、功用及主治

【组成】桑叶 石膏 人参 甘草 胡麻仁 阿胶 麦冬 杏仁 枇杷叶

【功用】清燥润肺，益气养阴。

【主治】<u>温燥伤肺证</u>。头痛身热，干咳无痰，气逆而喘，咽喉干燥，鼻燥，胸满胁痛，心烦口渴，舌干无苔，脉虚大或数。

【方歌】清燥救肺参草杷，石膏胶杏麦胡麻，经霜收下冬桑叶，清燥润肺效可夸。

【速记法】失业人胡麻仁，卖芭蕉炒杏仁。（石叶人胡麻仁，麦杷胶草杏仁）

第二节 滋阴润燥

考点1★★★ 麦门冬汤的组成、功用及主治

【组成】麦冬 半夏 人参 甘草 粳米 大枣

【功用】滋养肺胃，降逆下气。

【主治】

(1) <u>虚热肺痿</u>。咳嗽气喘，咽喉不利，咯痰不爽，或咳唾涎沫，口干咽燥，手足心热，舌红少苔，脉虚数。

(2) <u>胃阴不足证</u>。气逆呕吐，口渴咽干，舌红少苔，脉虚数。

【方歌】麦门冬汤用人参，枣草粳米半夏存，肺痿咳逆因虚火，益胃生津此方珍。

【速记法】夏大人卖炒米。（夏大人麦草米）

考点2★　玉液汤的组成、功用及主治

【组成】山药　生黄芪　知母　鸡内金　葛根　五味子　天花粉

【功用】益气养阴，固肾止渴。

【主治】<u>消渴之气阴两虚证</u>。口干而渴，饮水不解，小便频数量多，或小便混浊，困倦气短，舌嫩红而干，脉虚细无力。

【方歌】玉液山药芪葛根，花粉知味鸡内金，消渴口干溲多数，补脾固肾益气阴。

【速记法】葛天花岂知山鸡味。（葛天花芪知山鸡味）

第十七单元　祛湿剂

第一节　燥湿和胃

考点1★★★　藿香正气散的组成、功用及主治

【组成】大腹皮　白芷　紫苏　茯苓　半夏曲　白术　陈皮　厚朴　桔梗　藿香　炙甘草　生姜　大枣

【功用】解表化湿，理气和中。

【主治】<u>外感风寒，内伤湿滞证</u>。霍乱吐泻，恶寒发热，头痛，胸膈满闷，脘腹疼痛，舌苔白腻，以及山岚瘴疟等。

【方歌】藿香正气大腹苏，甘桔陈苓术朴俱，夏曲白芷加姜枣，感伤岚瘴并能驱。

【速记法】二陈姐想找江苏白蜘蛛，补大腹皮。（二陈桔香枣姜苏白芷术，朴大腹皮）

考点2★★★　平胃散的组成、功用及主治

【组成】苍术　厚朴　陈皮　炙甘草　生姜　大枣

【功用】燥湿运脾,行气和胃。

【主治】<u>湿滞脾胃证。</u>脘腹胀满,不思饮食,口淡无味,呕吐恶心,嗳气吞酸,肢体沉重,怠惰嗜卧,常多自利,舌苔白腻而厚,脉缓。

【方歌】平胃散用朴陈皮,苍术甘草姜枣齐,燥湿运脾除胀满,调胃和中此方宜。

【速记法】姜枣草皮厚猪不吃。(姜枣草皮厚术＊＊)

第二节 清热祛湿

考点1★★★ 三仁汤的组成、功用及主治

【组成】杏仁 滑石 白通草 白蔻仁 竹叶 厚朴 生薏苡仁 半夏

【功用】宣畅气机,清利湿热。

【主治】<u>湿温初起及暑温夹湿之湿重于热证。</u>头痛恶寒,身重疼痛,肢体倦怠,面色淡黄,胸闷不饥,<u>午后热甚</u>,苔白不渴,脉弦细而濡。

【方歌】三仁杏蔻薏苡仁,朴夏白通滑竹叶,水用甘澜扬百遍,湿温初起法堪遵。

【速记法】三人后半夜通话。(杏仁白蔻仁薏苡仁厚半叶通滑)

考点2★★★ 八正散的组成、功用及主治

【组成】车前子 瞿麦 萹蓄 滑石 山栀子 炙甘草 木通 煨大黄 灯心草

【功用】清热泻火,利水通淋。

【主治】<u>热淋。</u>尿频尿急,溺时涩痛,淋沥不畅,尿色混赤,甚或癃闭不通,小腹急满,口燥咽干,舌苔黄腻,脉滑数。

【方歌】八正木通与车前,萹蓄大黄滑石研,草梢瞿麦兼栀子,煎加灯草痛淋蠲。

【速记法】黄山边区等通滑草车。(黄山萹瞿灯通滑草车)

考点3★ 茵陈蒿汤的组成、功用及主治

【组成】茵陈蒿 栀子 大黄

【功用】清热,利湿,退黄。

【主治】<u>黄疸阳黄证</u>。一身面目俱黄,黄色鲜明,发热,无汗或但头汗出,口渴欲饮,恶心呕吐,腹微满,小便短赤,大便不爽或秘结,舌红苔黄腻,脉沉数或滑数有力。

【方歌】茵陈蒿汤治阳黄,栀子大黄组成方,栀子柏皮加甘草,茵陈四逆治阴黄。

【速记法】茵陈治黄。(茵陈栀黄)

第三节 利水渗湿

考点1★★★ 五苓散的组成、功用及主治

【组成】猪苓 泽泻 白术 茯苓 桂枝

【功用】利水渗湿,温阳化气。

【主治】

(1) 蓄水证。小便不利,头痛微热,烦渴欲饮,甚则水入即吐,舌苔白,脉浮。

(2) 痰饮。脐下动悸,吐涎沫而头眩,或短气而咳者。

(3) 水湿内停证。水肿,泄泻,小便不利,以及霍乱吐泻等。

【方歌】五苓散治太阳腑,泽泻白术与二苓,温阳化气添桂枝,利便解表治水停。

【速记法】领贵妇择白猪。(苓桂茯泽白术)

考点2★★★ 猪苓汤的组成、功用及主治

【组成】猪苓 茯苓 泽泻 滑石 阿胶

【功用】利水渗湿，养阴清热。
【主治】<u>水热互结伤阴证。</u>小便不利，发热，口渴欲饮，或心烦不寐，或兼有咳嗽、呕恶、下利，舌红苔白或微黄，脉细数，又治热淋血淋。
【方歌】猪苓汤用猪茯苓，泽泻滑石阿胶并，小便不利兼烦渴，利水养阴热亦平。
【速记法】谢玲玲滑跤。（泻苓苓滑胶）

第四节 温化寒湿

考点1★★★ 真武汤的组成、功用及主治
【组成】茯苓 芍药 白术 生姜 附子
【功用】温阳利水。
【主治】
（1）阳虚水泛证。小便不利，四肢沉重疼痛、浮肿、腰以下为甚，畏寒肢冷、腹痛、下利，或咳，或呕，舌淡胖，苔白滑，脉沉细。
（2）太阳病发汗太过，阳虚水泛证。汗出不解，其人仍发热，心下悸，头眩，身𥆧动，振振欲擗地。
【方歌】真武汤壮肾中阳，茯苓术芍附生姜，少阴腹痛有水气，悸眩惊惕保安康。
【速记法】珠江少妇灵。（术姜芍附苓）

考点2★★ 实脾散的组成、功用及主治
【组成】厚朴 白术 木瓜 木香 草果 大腹子 炮附子 茯苓 干姜 炙甘草 生姜 大枣
【功用】温阳健脾，行气利水。
【主治】<u>脾肾阳虚，水气内停之阴水。</u>身半以下肿甚，手足不温，口中不渴，胸腹胀满，大便溏薄，舌苔白腻，脉沉弦而迟。

【方歌】实脾苓术与木瓜，甘草木香大腹加，草果附姜兼厚朴，虚寒阴水效堪夸。

【速记法】夫妇枣煮草姜，生瓜果脯香槟。（附茯枣术草姜，生瓜果朴香槟）

考点3★　苓桂术甘汤的组成、功用及主治

【组成】<u>茯苓</u>　桂枝　白术　炙甘草

【功用】温阳化饮，健脾利湿。

【主治】<u>中阳不足之痰饮</u>。胸胁支满，目眩心悸，或短气而咳，舌苔白滑，脉弦滑或沉紧。

第五节　祛湿化浊

考点★★　完带汤的组成、功用及主治

【组成】炒白术　山药　人参　苍术　车前子　白芍　柴胡　黑芥穗　陈皮　甘草

【功用】补脾疏肝，化湿止带。

【主治】<u>脾虚肝郁，湿浊带下</u>。带下色白，清稀如涕，面色㿠白，倦怠便溏，舌淡苔白，脉缓或濡弱。

【方歌】完带汤中二术陈，车前甘草和人参，柴芍怀山黑芥穗，化湿止带此方神。

【速记法】白人苍山批草药疖子。（白人苍山皮草药胡芥子）

第六节　祛风胜湿

考点1★　羌活胜湿汤的组成、功用及主治

【组成】羌活　独活　藁本　防风　炙甘草　川芎　蔓荆子

【功用】祛风胜湿止痛。

【主治】风湿犯表之痹证。肩背痛不可回顾,头痛身重,或腰脊疼痛,难以转侧,苔白脉浮。

【方歌】羌活胜湿草独芎,蔓荆藁本加防风,湿邪在表头腰痛,发汗升阳经络通。

【速记法】高兄疯蛮独抢活干。(藁芎风蔓独羌活甘)

考点2★ 独活寄生汤的组成、功用及主治

【组成】独活 桑寄生 杜仲 牛膝 细辛 秦艽 茯苓 肉桂心 防风 川芎 人参 甘草 当归 芍药 干地黄

【功用】祛风湿,止痹痛,益肝肾,补气血。

【主治】痹证日久,肝肾两亏,气血不足证。腰膝疼痛,痿软,肢节屈伸不利,或麻木不仁,畏寒喜温,心悸气短,舌淡苔白,脉象细弱。

【方歌】独活寄生艽防辛,芎归地芍桂苓均,杜仲牛膝人参草,冷风顽痹屈能伸。

【速记法】情人细心独寄贵药,杜兄放牛归伏草地。(秦人细辛独寄桂药,杜芎防牛归茯草地)

第十八单元 祛痰剂

第一节 燥湿化痰

考点1★★★ 温胆汤的组成、功用及主治

【组成】半夏 竹茹 炒枳实 陈皮 炙甘草 茯苓 生姜 大枣

【功用】理气化痰,清胆和胃。

【主治】胆郁痰扰证。胆怯易惊,头眩心悸,心烦不眠,夜多易梦;或呕恶呃逆,眩晕,癫痫。苔白腻,脉弦滑。

【方歌】温胆汤中苓半草,枳竹陈皮加姜枣,虚烦不眠证多端,此系胆虚痰热扰。

【速记法】珠江夏令早食柑橘。(竹姜夏苓枣实甘橘)

考点2★★　二陈汤的组成、功用及主治

【组成】半夏　橘红　茯苓　炙甘草　生姜　乌梅

【功用】燥湿化痰,理气和中。

【主治】<u>湿痰证。</u>咳嗽痰多,色白易咯,胸膈痞闷,肢体困重,或恶心呕吐,或头眩心悸,舌苔白滑或腻,脉滑。

【方歌】二陈汤用半夏陈,益以茯苓甘草臣,利气和中燥湿痰,煎加生姜与乌梅。

【速记法】陈夏领草莓酱。(陈夏苓草梅姜)

第二节　清热化痰

考点★★★　清气化痰丸的组成、功用及主治

【组成】瓜蒌仁　陈皮　炒黄芩　杏仁　炒枳实　茯苓　胆南星　制半夏　姜汁

【功用】清热化痰,理气止咳。

【主治】<u>痰热咳嗽。</u>咳嗽气喘,咯痰黄稠,胸膈痞闷,甚则气急呕恶,烦躁不宁,舌质红,苔黄腻,脉滑数。

【方歌】清气化痰星夏橘,杏仁枳实瓜蒌实,芩苓姜汁糊为丸,气顺火消痰自失。

【速记法】陈皮杏仁拌黄瓜实难服。(陈皮杏仁半黄瓜实南茯)

第三节　润燥化痰

考点★★★　贝母瓜蒌散的组成、功用及主治

【组成】贝母　瓜蒌　天花粉　茯苓　橘红　桔梗

【功用】润肺清热,理气化痰。
【主治证候】<u>燥痰咳嗽</u>。咯痰不爽,涩而难出,咽喉干燥哽痛,甚至呛咳气急,苔白而干。
【方歌】贝母瓜蒌花粉研,橘红桔梗茯苓添,呛咳咽干痰难出,润燥化痰病自安。
【速记法】陈母拎蒌接花粉。(陈母苓蒌桔花粉)

第四节 温化寒痰

考点★★★ 苓甘五味姜辛汤的组成、功用及主治

【组成】茯苓　甘草　干姜　细辛　五味子
【功用】温肺化饮。
【主治】<u>寒饮咳嗽</u>。咳嗽痰多,清稀色白,喜唾涎沫,胸满不舒,舌苔白滑,脉弦滑。

第五节 化痰息风

考点★★★ 半夏白术天麻汤的组成、功用及主治

【组成】半夏　白术　天麻　茯苓　橘红　甘草　生姜　大枣
【功用】化痰息风,健脾祛湿。
【主治】<u>风痰上扰证</u>。眩晕或头痛,胸膈痞闷,恶心呕吐,舌苔白腻,脉弦滑。
【方歌】半夏白术天麻汤,苓草橘红大枣姜,眩晕头痛风痰证,热盛阴亏切莫尝。
【速记法】夏伏天煮姜枣炒橘红。(夏苓天术姜枣草橘红)

第十九单元 消食剂

第一节 消食化滞

考点★★★ 保和丸的组成、功用及主治

【组成】山楂 神曲 半夏 茯苓 陈皮 连翘 莱菔子
【功用】消食化滞,理气和胃。
【主治】<u>食积证。</u>脘腹痞满胀痛,嗳腐吞酸,恶食呕逆,或大便泄泻,舌苔厚腻,脉滑。
【方歌】保和神曲与山楂,苓夏陈翘菔子加,炊饼为丸白汤下,消食和胃效堪夸。
【速记法】神父下山敲沉锣。(神茯夏山翘陈萝)

第二节 健脾消食

考点★★ 健脾丸的组成、功用及主治

【组成】炒白术 木香 酒炒黄连 甘草 茯苓 人参 炒神曲 陈皮 砂仁 炒麦芽 山楂 山药 煨肉豆蔻
【功用】健脾和胃,消食止泻。
【主治】<u>脾虚食积证。</u>食少难消,脘腹痞闷,大便溏薄,倦怠乏力,苔腻微黄,脉象虚弱。
【方歌】健脾参术苓草陈,肉蔻香连合砂仁,楂肉山药曲麦炒,消补兼施此方寻。
【速记法】夫人赶猪卖山神,陈香莲要杀寇。(茯人甘术麦山神,陈香连药砂蔻)

第二十单元　驱虫剂

考点★★★　乌梅丸的组成、功用及主治
【组成】乌梅　细辛　干姜　黄连　当归　附子　蜀椒　桂枝　人参　黄柏　蜜
【功用】温脏安蛔。
【主治】脏寒蛔厥证。脘腹阵痛，烦闷呕吐，时发时止，得食则吐，甚则吐蛔，手足厥冷；或久泻久痢。
【方歌】乌梅丸用细辛桂，黄连黄柏及当归，人参椒姜加附子，清上温下又安蛔。
【速记法】富贵新疆人数着白脸美。（附归细姜人蜀枝柏连梅）

第二十一单元　治痈疡剂

考点1★★　大黄牡丹汤的组成、功用及主治
【组成】大黄　牡丹皮　桃仁　冬瓜子　芒硝
【功用】泻热破瘀，散结消肿。
【主治】<u>肠痈初起，湿热瘀滞证</u>。右少腹疼痛拒按，按之其痛如淋，甚则局部肿痞，或喜屈右足，牵引则痛剧，小便自调，或时时发热，自汗恶寒，舌苔薄腻而黄，脉滑数。
【方歌】金匮大黄牡丹汤，桃仁瓜子芒硝襄，肠痈初起腹按痛，苔黄脉数服之康。
【速记法】黄涛担冬瓜忙。（黄桃丹冬瓜芒）

考点2★★　仙方活命饮的组成、功用及主治
【组成】白芷　贝母　防风　赤芍　当归尾　甘草　皂角

刺　穿山甲　天花粉　乳香　没药　金银花　陈皮　酒

【功用】清热解毒，消肿溃坚，活血止痛。

【主治】<u>痈疡肿毒初起</u>。局部红肿焮痛，或身热凛寒，苔薄白或黄，脉数有力。

【方歌】仙方活命金银花，防芷归陈草芍加，贝母花粉兼乳没，穿山角刺酒煎佳，一切痈毒能溃散，溃后忌服用勿差。

【速记法】北国风光佳天下，赤芍没想金银花。当用陈皮造白纸，解毒活血溃坚夸。（贝国风＊甲天＊，赤芍没香金银花，当＊陈皮皂白芷，解毒活血溃坚夸）

中医临床

中医内科学

第一单元 肺系病证

考点1★★ 感冒的病因病机

外因为六淫、时行病毒侵入人体,以风邪为主,可兼寒热暑湿等。

感冒的病位在肺卫。基本病机为卫表不和,肺气失宣。

考点2★★ 感冒与时行感冒的鉴别

普通感冒病情较轻,全身症状不重,少有传变。在气候变化时发病率可以升高,但无明显流行特点。若感冒一周以上不愈,发热不退或反见加重,应考虑感冒继发他病,传变入里。时行感冒病情较重,发病急,全身症状显著,可以发生传变,化热入里,继发或合并他病,具有广泛的传染、流行性(两者的主要区别)。

考点3★★★ 感冒的辨证论治

辨证分型		治法	代表方剂
常人感冒	风寒束表证	辛温解表	荆防达表汤或荆防败毒散加减
	风热犯表证	辛凉解表	银翘散或葱豉桔梗汤加减
	暑湿伤表证	清暑祛湿解表	新加香薷饮加减

续表

辨证分型		治法	代表方剂
虚体感冒	气虚感冒	益气解表	参苏饮加减
	阴虚感冒	滋阴解表	加减葳蕤汤化裁

考点4★★　咳嗽的病机

咳嗽病变主脏在肺,与肝、脾有关,久则及肾。基本病机为<u>邪犯于肺,肺气上逆</u>。内伤咳嗽,属邪实与正虚并见,病理因素主要为"<u>痰</u>"与"火"。

考点5★★★　咳嗽的辨证论治

辨证分型		治法	代表方剂
外感咳嗽	风寒袭肺证	疏风散寒,宣肺止咳	三拗汤合止嗽散加减
	风热犯肺证	疏风清热,宣肺止咳	桑菊饮加减
	风燥伤肺证	疏风清肺,润燥止咳	桑杏汤加减
内伤咳嗽	痰湿蕴肺证	燥湿化痰,理气止咳	二陈平胃散合三子养亲汤加减
	痰热郁肺证	清热肃肺,豁痰止咳	清金化痰汤加减
	肝火犯肺证	清肺泻肝,顺气降火	黛蛤散合黄芩泻白散加减
	肺阴亏耗证	滋阴润肺,化痰止咳	沙参麦冬汤加减

考点6★★★　哮病的病因病机

哮病的病位主要在肺,关系到脾、肾、肝、心。<u>基本病机为痰阻气道,肺失宣降</u>。病理因素以痰为主,如痰伏藏于肺,则成为发病的潜在"夙根",因各种诱因(如气候、饮食、情志、劳累等)诱发,这些诱因每多错杂相关,其中尤以气候变化为主。<u>哮病发作的病因病机关键是外邪侵袭,触动伏痰。</u>

考点 7★★ 哮病与喘证的鉴别

哮病和喘证都有呼吸急促、困难的表现。哮必兼喘，但喘未必兼哮。哮指声响言，喉中哮鸣有声，是一种反复发作的独立性疾病；喘指气息言，为呼吸气促困难，是多种肺系急慢性疾病的一个症状。

考点 8★★★ 哮病的辨证论治

辨证分型		治法	代表方剂
发作期	冷哮证	宣肺散寒，化痰平喘	射干麻黄汤或小青龙汤加减
	热哮证	清热宣肺，化痰定喘	定喘汤或越婢加半夏汤加减
	寒包热哮证	解表散寒，清化痰热	小青龙加石膏汤或厚朴麻黄汤加减
	风痰哮证	祛风涤痰，降气平喘	三子养亲汤加味
	虚哮证	补肺纳肾，降气化痰	平喘固本汤加减
缓解期	肺脾气虚证	健脾益气，补土生金	六君子汤加减
	肺肾两虚证	补肺益肾	生脉地黄汤合金水六君煎加减

考点 9★ 喘证的主要病机及转化

喘证的病位主要在肺和肾，涉及肝脾。基本病机为<u>肺气上逆，宣降失职，或气无所主，肾失摄纳</u>。病理性质有虚实之分。<u>实喘在肺</u>，为外邪、痰浊、肝郁气逆，邪壅肺气，宣降不利所致；<u>虚喘责之肺、肾</u>，因阳气不足、阴精亏耗，而致肺肾出纳失常，<u>尤以气虚为主。</u>

考点 10★★★　喘证的辨证论治

辨证分型		治法	代表方剂
实喘	风寒壅肺证	宣肺散寒	麻黄汤合华盖散加减
	表寒肺热证	解表清里，化痰平喘	麻杏石甘汤加味
	痰热郁肺证	清热化痰，宣肺平喘	桑白皮汤加减
	痰浊阻肺证	祛痰降逆，宣肺平喘	二陈汤合三子养亲汤加减
	肺气郁痹证	开郁降气平喘	五磨饮子加减
虚喘	肺气虚耗证	补肺益气养阴	生脉散合补肺汤加减
	肾虚不纳证	补肾纳气	金匮肾气丸合参蛤散加减
	正虚喘脱证	扶阳固脱，镇摄肾气	参附汤送服黑锡丹，配合蛤蚧粉

考点 11★　肺痈的主要病机、病性

<u>肺痈的病位在肺。成痈化脓的病理基础主要在于血瘀。基本病机：邪热蕴肺，蒸液成痰，痰热瘀血成痈，血败肉腐而化脓。</u>病理性质：主要表现为邪盛的实热证候。

考点 12★★　肺痈的诊断要点

1. 临床表现　发病多急，常突然寒战高热，咳嗽胸痛，咯吐黏浊痰经旬日左右，咯吐大量腥臭脓痰或痰液脓血相兼，身热遂降，病情好转，经数周逐渐恢复。如脓血不净，持续咳嗽，咯吐脓血臭痰，低烧，消瘦，则转成慢性。

2. 验痰法　肺痈病人咳痰，吐在水中，沉者是痈脓，浮者是痰。如《医学入门·肺痈肺痿》说："肺痈……咳唾脓血腥臭，置之水中则沉。"

3. 验口味　肺痈病人吃生黄豆或生豆汁不觉其腥。《寿世保元·肺痈》曾说："用黄豆一粒，予病人口嚼，

不觉豆之气味,是肺痈也。"

考点 13★★　肺痈的辨证论治

辨证分型	治法	代表方剂
初期	疏风散热,清肺化痰	银翘散加减
成痈期	清肺解毒,化瘀消痈	千金苇茎汤合如金解毒散加减
溃脓期	排脓解毒	加味桔梗汤加减
恢复期	清热养阴,益气补肺	沙参清肺汤或桔梗杏仁煎加减

考点 14★★　肺痨的治疗原则

治疗当以补虚培元和治痨杀虫为原则。

考点 15★★★　肺痨的辨证论治

辨证分型	治法	代表方剂
肺阴亏损证	滋阴润肺	月华丸加减
虚火灼肺证	滋阴降火	百合固金汤合秦艽鳖甲散加减
气阴耗伤证	益气养阴	保真汤或参苓白术散加减
阴阳两虚证	滋阴补阳	补天大造丸加减

考点 16★　肺胀的概念

肺胀是多种慢性肺系疾患反复发作,迁延不愈,导致肺气胀满,不能敛降的一种病证。临床表现为胸部膨满,憋闷如塞,喘息上气,咳嗽痰多,烦躁,心悸,面色晦暗,或唇甲紫绀,脘腹胀满,肢体浮肿等。严重者可出现神昏、痉厥、出血、喘脱等危重证候。

考点 17★★　肺胀的病机

病变首先在肺,继则影响脾、肾,后期病及于心。病理因素主要为痰浊、水饮与血瘀互结。

考点18★★★ 肺胀的辨证论治

辨证分型	治法	代表方剂
痰浊壅肺证	化痰降气,健脾益肺	苏子降气汤合三子养亲汤加减
痰热郁肺证	清肺化痰,降逆平喘	越婢加半夏汤或桑白皮汤加减
外寒里饮证	温肺散寒,化痰降逆	小青龙汤加减
痰蒙神窍证	涤痰,开窍,息风	涤痰汤加减
阳虚水泛证	温肾健脾,化饮利水	真武汤合五苓散加减
肺肾气虚证	补肺纳肾,降气平喘	平喘固本汤合补肺汤加减

第二单元 心系病证

考点1★ 心悸的概念

心悸是指病人自觉心中悸动,惊惕不安,甚则不能自主的一种病证。病情较轻者为惊悸,病情较重者为怔忡。

考点2★★★ 心悸的辨证论治

辨证分型	治法	代表方剂
心虚胆怯证	镇惊定志,养心安神	安神定志丸加减
心血不足证	补血养心,益气安神	归脾汤加减
心阳不振证	温补心阳,安神定悸	桂枝甘草龙骨牡蛎汤合参附汤加减
水饮凌心证	振奋心阳,化气行水,宁心安神	苓桂术甘汤加减

续表

辨证分型	治法	代表方剂
阴虚火旺证	滋阴清火，养心安神	天王补心丹合朱砂安神丸加减
瘀阻心脉证	活血化瘀，理气通络	桃仁红花煎加减
痰火扰心证	清热化痰，宁心安神	黄连温服汤加减

考点3★ 胸痹的概念

胸痹是指以胸部闷痛，甚则胸痛彻背，喘息不得卧为主要症状的一种疾病，轻者仅感胸闷如窒，呼吸欠畅，重者则有胸痛，严重者心痛彻背，背痛彻心。

考点4★★ 胸痹的病机

胸痹病位在心，涉及肝、肺、脾、肾。<u>基本病机为心脉痹阻。</u>

考点5★★★ 胸痹的辨证论治

辨证分型	治法	代表方剂
心血瘀阻证	活血化瘀，通脉止痛	血府逐瘀汤加减
气滞心胸证	疏肝理气，活血通络	柴胡疏肝散加减
痰浊闭阻证	通阳泄浊，豁痰宣痹	瓜蒌薤白半夏汤合涤痰汤加减
寒凝心脉证	辛温散寒，宣通心阳	枳实薤白桂枝汤合当归四逆汤加减
气阴两虚证	益气养阴，活血通脉	生脉散合人参荣汤加减
心肾阴虚证	滋阴清火，养心和络	天王补心丹合炙甘草汤加减
心肾阳虚证	温补阳气，振奋心阳	参附汤合右归饮加减

考点6★★★　不寐的病机

不寐的病位主要在心，与肝脾肾有关。基本病机为阳盛阴衰，阴阳失交。

考点7★★★　不寐的辨证论治

辨证分型	治法	代表方剂
肝火扰心证	疏肝泻火，镇心安神	龙胆泻肝汤加减
痰热扰心证	清化痰热，和中安神	黄连温胆汤加减
心脾两虚证	补益心脾，养血安神	归脾汤加减
心肾不交证	滋阴降火，交通心肾	六味地黄丸合交泰丸加减
心胆气虚证	益气镇惊，安神定志	安神定志丸合酸枣仁汤加减

第三单元　脑系病证

考点1★★　外感头痛与内伤头痛的鉴别

外感头痛者多有起居不慎、感受外邪的病史，起病较急，病势较剧，多表现为掣痛、跳痛、灼痛、胀痛、重痛、痛无休止。内伤头痛者常有饮食劳倦、房事不节、病后体虚等病史，起病缓慢，病势较缓，多表现为隐痛、空痛、昏痛、痛处固定、痛势悠悠、遇劳加重、时作时止。

考点2★★★　根据头痛的不同部位，判断其经络归属

太阳头痛，多在头后部，下连于项；阳明头痛，多在前额部及眉棱骨等处；少阳头痛，多在头之两侧，并连及于耳；厥阴头痛则在颠顶部位，或连目系。

考点3★★★　根据头痛的不同性质，判断其不同证候

头痛因于痰湿者，重坠或胀；肝火者，跳痛；寒厥

者,冷痛而刺痛;阳亢者,痛而胀;气血、肝肾阴虚者,隐痛绵绵或空痛。

考点4★★★　头痛的辨证论治

1. 外感头痛

辨证分型	治法	代表方剂
风寒头痛	疏散风寒止痛	川芎茶调散加减
风热头痛	疏风清热和络	芎芷石膏汤加减
风湿头痛	祛风胜湿通窍	羌活胜湿汤加减

2. 内伤头痛

辨证分型	治法	代表方剂
肝阳头痛	平肝潜阳息风	天麻钩藤饮加减
血虚头痛	养血滋阴,和络止痛	加味四物汤加减
痰浊头痛	健脾燥湿,化痰降逆	半夏白术天麻汤加减
肾虚头痛	养阴补肾,填精生髓	大补元煎加减
瘀血头痛	活血化瘀,通窍止痛	通窍活血汤加减

考点5★★　根据头痛的不同部位选用不同的引经药

太阳头痛选用羌活、蔓荆子、川芎;阳明头痛选用葛根、白芷、知母;少阳头痛选用柴胡、黄芩、川芎;厥阴头痛选用吴茱萸、藁本等。

考点6★★　眩晕的概念

眩是指眼花或眼前发黑,晕是指头晕或感觉自身或外界景物旋转。二者常同时并见,故统称为"眩晕"。轻者闭目即止,重者如坐车船,旋转不定,不能站立,或伴有恶心、呕吐、汗出、面色苍白等症状。

考点 7 ★★★　眩晕的辨证论治

辨证分型	治法	代表方剂
肝阳上亢证	平肝潜阳，清火息风	天麻钩藤饮加减
气血亏虚证	补益气血，调养心脾	归脾汤加减
肾精不足证	滋养肝肾，益精填髓	左归丸加减
痰浊上蒙证	化痰祛湿，健脾和胃	半夏白术天麻汤加减
瘀血阻窍证	活血化瘀，通窍活络	通窍活血汤加减

考点 8 ★　中风的概念

中风是以猝然昏仆，不省人事，伴半身不遂，口舌歪斜，语言不利为主症的病证。病轻者可无昏仆，而仅见口舌歪斜及半身不遂等症状。

考点 9 ★★　中风的病因病机

中风病位在脑，与心、肝、肾、脾密切相关。基本病机为阴阳失调，气血逆乱，上犯于脑。病理因素主要为风、火、痰、瘀。

考点 10 ★　中风的诊断

1. 具有突然昏仆，不省人事，半身不遂，偏身麻木，口舌歪斜，言语謇涩等特定的临床表现。轻者仅见眩晕、偏身麻木、口舌歪斜、半身不遂等。

2. 多急性起病，好发于 40 岁以上之人。

3. 发病之前多有头晕、头痛、肢体一侧麻木等先兆症状。

4. 常有眩晕、头痛、心悸等病史，发病多有情志失调、饮食不当或劳累等诱因。

考点 11★★★　中风中经络与中脏腑、闭证与脱证、阴闭与阳闭的区别

1. 中经络者虽有半身不遂、口舌㖞斜、语言不利，但意识清楚；中脏腑则肢体不用，昏不知人，或神志昏糊迷蒙。

2. 中脏腑闭证属实，因邪气内闭清窍所致。症见神志昏迷、牙关紧闭、口噤不开、两手握固、肢体强痉等。脱证属虚，乃为五脏真阳散脱、阴阳即将离决之候。临床可见神志昏愦无知、目合口开、四肢松懈瘫软、手撒肢冷汗多、二便自遗、鼻息低微等。

3. 阳闭有瘀热痰火之象，如身热面赤，气粗鼻鼾，痰声如拽锯，便秘溲黄，舌苔黄腻，舌绛干，甚则舌体卷缩，脉弦滑而数。阴闭有寒湿痰浊之征，如面白唇紫，痰涎壅盛，四肢不温，舌苔白腻，脉沉滑等。

考点 12★★★　中风的辨证论治

辨证分型		治法	代表方剂
中经络	风痰瘀阻证	息风化痰，活血通络	半夏白术天麻汤合桃仁红花煎加减
	风阳上扰证	平肝潜阳，活血通络	天麻钩藤饮加减
	阴虚风动证	滋阴潜阳，息风通络	镇肝熄风汤加减
中脏腑	闭证 阳闭证	清肝息风，豁痰开窍	羚羊角汤合安宫牛黄丸加减
	闭证 阴闭证	豁痰息风，辛温开窍	涤痰汤合苏合香丸加减
	脱证（阴竭阳亡）	回阳救阴，益气固脱	参附汤合生脉散加味

续表

辨证分型		治法	代表方剂
恢复期和后遗症期	风痰瘀阻证	搜风化痰，行瘀通络	解语丹加减
	气虚络瘀证	益气养血，化瘀通络	补阳还五汤加减
	肝肾亏虚证	滋养肝肾	左归丸合地黄饮子加减

考点13★★ 痫病的概念

痫病是一种发作性神志异常的病证。临床以突然意识丧失，发则仆倒，不省人事，强直抽搐，口吐涎沫，两目上视或口中怪叫为特征。移时苏醒，一如常人。

考点14★★ 痫病的病机

痫病与五脏均有关联，但主要责之于心。基本病机为脏腑失调，痰浊阻滞，气机逆乱，风痰内动，蒙蔽清窍。

考点15★★ 痴呆的概念

痴呆是由髓减脑消，神机失用所导致的一种神志异常疾病，以呆傻愚笨，智能低下，善忘等为主要临床表现。轻者可见神情淡漠，寡言少语，反应迟钝，善忘；重则表现为终日不语，或闭门独居，或口中喃喃，言辞颠倒，行为失常，忽笑忽哭，或不欲食，不知饥饿等。

考点16★★ 痴呆的病机

痴呆的病位在脑，与心、肾、肝、脾均有关系。基本病机为髓海不足，神机失用。

考点17★★ 痴呆的辨证论治

辨证分型	治法	代表方剂
髓海不足证	补肾益髓，填精养神	七福饮加减

续表

辨证分型	治法	代表方剂
脾肾两虚证	补肾健脾,益气生精	还少丹加减
痰浊蒙窍证	豁痰开窍,健脾化浊	涤痰汤加减
瘀血内阻证	活血化瘀,开窍醒脑	通窍活血汤加减

第四单元 脾胃病证

考点1★★ 胃痛的病机

胃痛的病位在胃,与肝脾关系密切。基本病机为胃气阻滞,胃失和降,不通则痛。

考点2★★★ 胃痛的辨证论治

辨证分型	治法	代表方剂
寒邪客胃证	温胃散寒,行气止痛	香苏散合良附丸加减
饮食伤胃证	消食导滞,和胃止痛	保和丸加减
肝气犯胃证	疏肝解郁,理气止痛	柴胡疏肝散加减
湿热中阻证	清化湿热,理气和胃	清中汤加减
瘀血停胃证	化瘀通络,理气和胃	失笑散合丹参饮加减
胃阴亏耗证	养阴益胃,和中止痛	一贯煎合芍药甘草汤加减
脾胃虚寒证	温中健脾,和胃止痛	黄芪建中汤加减

考点3★★★ 痞满的概念

痞满是指以自觉心下痞塞,胸膈胀满,触之无形,按之柔软,压之无痛为主要症状的病证。按部位,痞满可分为胸痞、心下痞等。心下即胃脘部。

考点4★★ 痞满的病机

痞满的基本病位在胃,与肝、脾的关系密切。基本病机为中焦气机不利,脾胃升降失职。

考点5★★ 痞满的辨证论治

辨证分型	治法	代表方剂
饮食内停证	消食和胃,行气消痞	保和丸加减
痰湿中阻证	除湿化痰,理气和中	二陈平胃汤加减
湿热阻胃证	清热化湿,和胃消痞	连朴饮加减
肝胃不和证	疏肝解郁,和胃消痞	越鞠丸合枳术丸加减
脾胃虚弱证	补气健脾,升清降浊	补中益气汤加减
胃阴不足证	养阴益胃,调中消痞	益胃汤加减

考点6★★ 呕吐的病机

呕吐的病位主要在胃,但与肝、脾有密切关系。基本病机为胃失和降,气机上逆。

考点7★★★ 呕吐的辨证论治

辨证分型	治法	代表方剂
外邪犯胃证	疏邪解表,化浊和中	藿香正气散加减
食滞内停证	消食化滞,和胃降逆	保和丸加减
痰饮中阻证	温中化饮,和胃降逆	小半夏汤合苓桂术甘汤加减
肝气犯胃证	疏肝理气,和胃降逆	四七汤加减
脾胃气虚证	健脾益气,和胃降逆	香砂六君子汤加减
脾胃阳虚证	温中健脾,和胃降逆	理中汤加减
胃阴不足证	滋养胃阴,降逆止呕	麦门冬汤加减

考点8★★　噎膈的概念及病机特点

噎膈是指吞咽食物哽噎不顺的疾患。"噎"即噎塞，指吞咽之时哽噎不顺；"膈"为格拒，指饮食不下。噎虽可单独出现，又可为膈的前驱表现，故临床往往以"噎膈"并称。噎膈的病位在食管，属胃所主，与肝、脾、肾密切相关。基本病机是气、痰、瘀交结，阻隔于食管、胃脘而致。

考点9★★　噎膈与梅核气的鉴别

噎膈与梅核气均可见咽中梗塞不舒的症状。噎膈系有形之物瘀阻于食管，吞咽困难。梅核气则系气逆痰阻于咽喉，为无形之气，无吞咽困难及饮食不下的症状。

考点10★★　噎膈的辨证论治

辨证分型	治法	代表方剂
痰气交阻证	开郁化痰，润燥降气	启膈散加减
津亏热结证	滋养津液，泻热散结	沙参麦冬汤加减
瘀血内结证	滋阴养血，破血行瘀	通幽汤加减
气虚阳微证	温补脾肾	补气运脾汤加减

考点11★★　呃逆的概念

呃逆是指胃气上逆动膈，以气逆上冲喉间，呃呃连声，声短而频，令人不能自制为主要表现的病证。

考点12★★　呃逆与干呕、嗳气的鉴别

1. 干呕与呃逆　同属胃气上逆的表现，干呕属于有声无物的呕吐，乃胃气上逆，冲咽而出，发出呕吐之声。呃逆则气从膈间上逆，气冲喉间，呃呃连声，声短而频，不能自止。

2. 嗳气与呃逆　同属胃气上逆的表现，嗳气乃胃气阻郁，气逆于上，冲咽而出，发出沉缓的嗳气声，多伴酸腐气

味,食后多发。呃逆则气从膈间上逆,气冲喉间,呃呃连声,声短而频,不能自止。

考点13★★ 呃逆的辨证论治

辨证分型	治法	代表方剂
胃寒气逆证	温中散寒,降逆止呃	丁香散加减
胃火上逆证	清胃泄热,降逆止呃	竹叶石膏汤加减
气机郁滞证	顺气解郁,和胃降逆	五磨饮子加减
脾胃阳虚证	温补脾胃,降逆止呃	理中丸加减
胃阴不足证	养胃生津,降逆止呃	益胃汤加减

考点14★★ 腹痛与脏腑经络的关系

腹中有肝、胆、脾、肾、大小肠、膀胱、胞宫等脏腑,并为足三阴、足少阳、手足阳明、冲、任、带等经脉循行之处。

考点15★★★ 腹痛的病机

腹痛的基本病机是腹中脏腑气机阻滞,气血运行不畅,经脉痹阻,"不通则痛",或脏腑经脉失养,"不荣而痛"。

考点16★★ 腹痛的寒热虚实辨证要点及辨腹痛部位

腹痛拘急,疼痛暴作,痛无间断,遇冷痛剧,得热则减者,为寒痛;腹痛急迫,痛处灼热,腹胀便秘,得凉痛减者,为热痛;暴痛多实,伴腹胀、呕逆、拒按等;虚痛病程较久,痛势绵绵,喜揉喜按。

胁腹、少腹疼痛,多属肝经病证;脐以上大腹疼痛,多为脾胃病证;脐以下小腹疼痛,多属肾、膀胱、胞宫病证;脐腹疼痛,多为大小肠病证或虫积。

考点 17★★★　腹痛的辨证论治

辨证分型	治法	代表方剂
寒邪内阻证	散寒温里，理气止痛	良附丸合正气天香散加减
湿热壅滞证	泄热通腑，行气导滞	大承气汤加减
饮食积滞证	消食导滞，理气止痛	枳实导滞丸加减
肝郁气滞证	疏肝解郁，理气止痛	柴胡疏肝散加减
瘀血内停证	活血化瘀，和络止痛	少腹逐瘀汤加减
中虚脏寒证	温中补虚，缓急止痛	小建中汤加减

考点 18★　《医宗必读》提出的治泻九法

李中梓在《医宗必读·泄泻》中提出了著名的治泻九法：淡渗、升提、清凉、疏利、甘缓、酸收、燥脾、温肾、固涩。

考点 19★★★　泄泻的病因病机

1. 泄泻与脾虚、湿盛的关系　本病病机关键是湿盛与脾虚，因湿盛而致脾虚者，多为急性泄泻（暴泻），因脾虚而后湿邪阻滞者多为慢性泄泻（久泻）。

2. 泄泻的病机　泄泻的病位在脾胃与大小肠，主病之脏属脾，脾失健运是关键。同时与肝、肾密切相关。病机特点为脾虚湿盛致肠道功能失司而发生泄泻。

考点 20★★★　泄泻和痢疾的鉴别

两者均为大便次数增多、粪质稀薄的病证。泄泻以大便次数增加，粪质稀溏，甚则如水样，或完谷不化为主要症状，大便不带脓血，也无里急后重，腹痛或无。而痢疾以腹痛，里急后重，便下赤白脓血为特征。

考点 21★★★　霍乱的特点

霍乱是一种<u>上吐下泻同时并作</u>的病证，发病特点是来势急骤，变化迅速，病情凶险，起病时先突然腹痛，继则吐泻交作，所吐之物均为未消化之食物，气味酸腐热臭，所泻之物多为黄色粪水，如米泔，常伴恶寒、发热，部分病人在吐泻之后，津液耗伤，迅速消瘦，或发生转筋，腹中绞痛。若吐泻剧烈，可致面色苍白，目眶凹陷，汗出肢冷等津竭阳衰之危候。

考点 22★★★　泄泻的辨证论治

辨证分型	治法	代表方剂
寒湿内盛证	芳香化湿，解表散寒	藿香正气散加减
湿热伤中证	清热利湿，分利止泻	葛根芩连汤加减
食滞肠胃证	消食导滞，和中止泻	保和丸加减
肝气乘脾证	抑肝扶脾	痛泻要方加减
脾胃虚弱证	健脾益气，化湿止泻	参苓白术散加减
肾阳虚衰证	温肾健脾，固涩止泻	四神丸加减

考点 23★★　痢疾的概念

痢疾是因外感时邪疫毒，饮食不节和脾胃虚弱而致的具有传染性的疾病。<u>以腹痛腹泻，里急后重，排赤白脓血便为主要临床表现。</u>

考点 24★★　痢疾的病机

痢疾病位在肠，与脾、胃、肾相关。<u>基本病机为邪客肠腑，气血壅滞，传导失司，脂膜血络受伤，腐败化为脓血而成痢。</u>

考点 25★★★　痢疾的辨证论治

辨证分型	治法	代表方剂
湿热痢	清肠化湿，调气和血	芍药汤加减
疫毒痢	清热解毒，凉血除积	白头翁汤加减
寒湿痢	温中燥湿，调气和血	不换金正气散加减
阴虚痢	养阴和营，清肠化湿	驻车丸加减
虚寒痢	温补脾肾，收涩固脱	桃花汤合真人养脏汤
休息痢	温中清肠，调气化滞	连理汤加减

考点 26★★★　便秘的辨证论治

辨证分型	治法	代表方剂
热秘	泻热导滞，润肠通便	麻子仁丸加减
气秘	顺气导滞	六磨汤加减
冷秘	温里散寒，通便止痛	温脾汤加减
气虚秘	益气润肠	黄芪汤加减
血虚秘	养血润燥	润肠丸
阴虚秘	滋阴通便	增液汤加减
阳虚秘	温阳通便	济川煎加减

第五单元　肝胆病证

考点 1★　胁痛的概念

胁痛是指以一侧或两侧胁肋部疼痛为主要表现的病证。胁，指侧胸部，为腋以下至第十二肋骨部的总称。

考点 2★★　胁痛的病机

胁痛的病位在肝胆，又与脾胃及肾相关。基本病机为肝络失和。

考点 3★★★　胁痛的辨证论治

辨证分型	治法	代表方剂
肝郁气滞证	疏肝理气	柴胡疏肝散加减
肝胆湿热证	清热利湿	龙胆泻肝汤加减
瘀血阻络证	祛瘀通络	血府逐瘀汤或复元活血汤加减
肝络失养证	养阴柔肝	一贯煎加减

考点 4★★　黄疸的概念

黄疸是以目黄、身黄、小便黄为主症的一种病证，其中目睛黄染尤为本病重要特征。

考点 5★★　黄疸的病机

黄疸的病位在脾、胃、肝、胆。基本病机为湿邪壅阻中焦，脾胃失健，肝气郁滞，疏泄不利，致胆汁疏泄失常，胆液不循常道，外溢肌肤，下注膀胱。病理性质有阴阳之分。湿热交蒸，发为阳黄；寒湿瘀滞，发为阴黄。病理因素有湿邪、热邪、寒邪、疫毒、气滞、瘀血六种，但其中以湿邪为主。

考点 6★★★　阳黄与阴黄的鉴别

临证应根据黄疸的色泽并结合症状、病史予以鉴别。阳黄黄色鲜明，发病急，病程短，常伴身热、口干苦、舌苔黄腻、脉象弦数。急黄为阳黄之重症，病情急骤，疸色如金，兼见神昏、发斑、出血等危象。阴黄黄色晦暗，病程长，病势缓，常伴纳少、乏力、舌淡、脉沉迟或细缓。

考点7★★★ 黄疸的辨证论治

辨证分型		治法	代表方剂
阳黄	热重于湿证	清热通腑,利湿退黄	茵陈蒿汤加减
	湿重于热证	利湿化浊运脾,佐以清热	茵陈五苓散合甘露消毒丹加减
	胆腑郁热证	疏肝泄热,利胆退黄	大柴胡汤加减
	疫毒炽盛证（急黄）	清热解毒,凉血开窍	千金犀角散加味
阴黄	寒湿阻遏证	温中化湿,健脾和胃	茵陈术附汤加减
	脾虚湿滞证	健脾养血,利湿退黄	黄芪建中汤加减
消退后调治	湿热留恋证	清热利湿	茵陈四苓散加减
	肝脾不调证	调和肝脾,理气助运	柴胡疏肝散或归芍六君子汤加减
	气滞血瘀证	疏肝理气,活血化瘀	逍遥散合鳖甲煎丸

考点8★ 积证的概念

积证是以腹内结块,或痛或胀,结块固定不移,痛有定处为主要表现的一类病证。

考点9★★ 积证的病机

积证的病位主要在于肝、脾、胃、肠。基本病机为气机阻滞,瘀血内结。

第六单元 肾系病证

考点1★★ 水肿的病机

水肿的病位在肺、脾、肾,关键在肾。基本病机为肺失通调，脾失转输，肾失开阖，三焦气化不利。

考点2★★★ 辨阴水阳水

水肿首先须辨阳水、阴水。阳水病因多为风邪、湿毒、水气、湿热。发病较急，每成于数日之间，肿多由面目开始，自上而下，继及全身，肿处皮肤绷急光亮，按之凹陷即起，见表、实、热证，一般病程较短，病人一般情况较好，无正气大亏之象。阴水病因多为饮食劳倦，以及先天或后天因素所致的脏腑亏损。发病缓慢，肿多由足踝开始，自下而上，继及全身，肿处皮肤松弛，按之凹陷不易恢复，甚则按之如泥，见里、虚、寒证，病程较长，病人一般情况较差，脏腑功能明显受损。

考点3★ 水肿的治疗原则

发汗、利尿、泻下逐水为治疗水肿的三条基本原则。

考点4★★★ 水肿的辨证论治

辨证分型		治法	代表方剂
阳水	风水相搏证	疏风清热，宣肺行水	越婢加术汤加减
	湿毒浸淫证	宣肺解毒，利湿消肿	麻黄连翘赤小豆汤合五味消毒饮加减
	水湿浸渍证	运脾化湿，通阳利水	五皮饮合胃苓汤加减
	湿热壅盛证	分利湿热	疏凿饮子加减
阴水	脾阳虚衰证	健脾温阳利水	实脾饮加减
	肾阳衰微证	温肾助阳，化气行水	济生肾气丸合真武汤加减
	瘀水互结证	活血祛瘀，化气行水	桃红四物汤合五苓散加减

考点 5★　淋证的概念

淋证是指<u>小便频数短涩，淋沥刺痛，小腹拘急引痛</u>为主症的病证。

考点 6★★　淋证的病机

<u>淋证的病位在膀胱与肾。基本病机为湿热蕴结下焦，肾与膀胱气化不利。</u>

考点 7★★★　六种淋证的主症特征

六种淋证均有小便频涩，滴沥刺痛，小腹拘急引痛。此外，各种淋证又有其特殊表现。<u>热淋起病多急骤，小便赤热，</u>溲时灼痛，或伴有发热，腰痛拒按。石淋以<u>小便排出砂石为主要症状</u>，或排尿时突然中断，<u>尿道窘迫疼痛，或腰腹绞痛难忍。气淋小腹胀满较明显，小便艰涩疼痛，尿后余沥不尽。血淋为溺血而痛。膏淋症见小便混浊如米泔水或滑腻如膏脂。劳淋小便不甚赤涩，溺痛不甚，但淋沥不已，时作时止，遇劳即发。</u>

考点 8★★　淋证与癃闭的鉴别

淋证与癃闭都有小便量少、排尿困难之症状，<u>但淋证尿频而尿痛，且每日排尿总量多为正常，癃闭则无尿痛，每日排尿量少于正常尿量，严重时甚至无尿。</u>

考点 9★★　血淋与尿血的鉴别

<u>血淋与尿血都有小便出血，尿色红赤，甚至溺出纯血等症状。其鉴别要点是有无尿痛。</u>尿血多无疼痛之感，虽亦间有轻微的胀痛或热痛，但终不若血淋的小便滴沥而疼痛难忍，故一般以痛者为血淋，不痛者为尿血。

考点 10★★★　淋证的辨证论治

辨证分型	治法	代表方剂
热淋	清热利湿通淋	八正散加减
石淋	清热利湿，排石通淋	石韦散加减
血淋	清热通淋，凉血止血	小蓟饮子加减
气淋	理气疏导，通淋利尿	沉香散加减
膏淋	清热利湿，分清泄浊	程氏萆薢分清饮加减
劳淋	补脾益肾	无比山药丸加减

考点 11★★　癃闭的概念

癃闭是指以小便量少，排尿困难，甚则小便闭塞不通为主症的一种病证。其中又以小便不畅，点滴而短少，病势较缓者称为癃；小便闭塞，点滴不通，病势较急者称为闭。

考点 12★★　癃闭的主要病机

癃闭的病位主要在膀胱与肾，与三焦、肺、脾、肝密切相关。基本病机为膀胱气化功能失调。病理因素有湿热、热毒、气滞及痰瘀。

考点 13★★　癃闭的辨证论治

辨证分型	治法	代表方剂
膀胱湿热证	清利湿热，通利小便	八正散加减
肺热壅盛证	清泄肺热，通利水道	清肺饮加减
肝郁气滞证	疏利气机，通利小便	沉香散加减
浊瘀阻塞证	行瘀散结，通利水道	代抵当丸加减
脾气不升证	升清降浊，化气行水	补中益气汤合春泽汤加减
肾阳衰惫证	温补肾阳，化气利水	济生肾气丸加减

第七单元　气血津液病证

考点1★　郁证的概念
郁证是由于情志不舒、气机郁滞所致，以心情抑郁、情绪不宁、胸部满闷、胁肋胀痛，或易怒易哭，或咽中如有异物梗塞等为主要临床表现的一类病证。脏躁、梅核气等病证属于本病范畴。

考点2★　郁证的基本病机
郁证的基本病机为肝失疏泄，脾失健运，心失所养，脏腑阴阳气血失调。

考点3★　郁证的辨证论治

辨证分型	治法	代表方剂
肝气郁结证	疏肝解郁，理气畅中	柴胡疏肝散加减
气郁化火证	疏肝解郁，清肝泻火	丹栀逍遥散加减
痰气郁结证	行气开郁，化痰散结	半夏厚朴汤加减
心神失养证（脏躁）	甘润缓急，养心安神	甘麦大枣汤加减
心脾两虚证	健脾养心，补益气血	归脾汤加减
心肾阴虚证	滋养心肾	天王补心丹合六味地黄丸加减

考点4★　血证的概念
凡由多种原因，致使血液不循常道，或上溢于口鼻诸窍，或下泄于前后二阴，或渗出于肌肤，所形成的疾患，统称为血证。

考点 5★★　便血之远血与近血的鉴别

<u>远血其位在胃、小肠（上消化道），血与粪便相混，血色如黑漆色或暗紫色。近血来自乙状结肠、直肠、肛门（下消化道），血便分开，或便外裹血，色多鲜红或暗红。</u>

考点 6★★　紫斑与出疹、丹毒的鉴别

1. 紫斑与出疹相鉴别　紫斑与出疹均有局部肤色的改变，紫斑呈点状者应与出疹时的疹点区别。<u>紫斑隐于皮内，压之不退色，触之不碍手；疹高出于皮肤，压之退色，摸之碍手。二者成因、病位均有不同。</u>

2. 紫斑与丹毒相鉴别　丹毒属外科皮肤病，以皮肤色红如丹得名，轻者压之退色，重者压之不退色，但其局部皮肤灼热肿痛与紫斑有别。

考点 7★　血证的治疗原则

血证的治疗可归纳为治火、治气、治血、治虚四个原则。

考点 8★★★　血证的辨证论治

辨证分型		治法	代表方剂
鼻衄	热邪犯肺证	清泄肺热，凉血止血	桑菊饮加减
	胃热炽盛证	清胃泻火，凉血止血	玉女煎加减
	肝火上炎证	清肝泻火，凉血止血	龙胆泻肝汤加减
	气血亏虚证	补气摄血	归脾汤加减
咳血	燥热伤肺证	清热润肺，宁络止血	桑杏汤加减
	肝火犯肺证	清肝泻火，凉血止血	泻白散合黛蛤散加减
	阴虚肺热证	滋阴润肺，宁络止血	百合固金汤加减

续表

辨证分型		治法	代表方剂
吐血	胃热壅盛证	清胃泻火，化瘀止血	泻心汤合十灰散加减
	肝火犯胃证	泻肝清胃，凉血止血	龙胆泻肝汤加减
	气虚血溢证	健脾益气摄血	归脾汤加减
便血	肠道湿热证	清化湿热，凉血止血	地榆散合槐角丸加减
	气虚不摄证	益气摄血	归脾汤加减
	脾胃虚寒证	健脾温中，养血止血	黄土汤加减
尿血	下焦湿热证	清热利湿，凉血止血	小蓟饮子加减
	肾虚火旺证	滋阴降火，凉血止血	知柏地黄丸加减
	脾不统血证	补中健脾，益气摄血	归脾汤加减
	肾气不固证	补益肾气，固摄止血	无比山药丸加减
齿衄	胃火炽盛证	清胃泻火，凉血止血	加味清胃散合泻心汤加减
	阴虚火旺证	滋阴降火，凉血止血	六味地黄丸合茜根散加减
紫斑	血热妄行证	清热解毒，凉血止血	十灰散加减
	阴虚火旺证	滋阴降火，宁络止血	茜根散加减
	气不摄血证	补气摄血	归脾汤加减

考点9★★★ 痰饮的分类

按痰饮停积的部位来分：

（1）痰饮 心下满闷，呕吐清水痰涎，胃肠沥沥有声，形体昔肥今瘦，属饮停胃肠。

（2）悬饮 胸胁饱满，咳唾引痛，喘促不能平卧，或有肺痨病史，属饮流胁下。

（3）溢饮 身体疼痛而沉重，甚则肢体浮肿，当汗出而不汗出,或伴咳喘,属饮溢肢体。

(4) 支饮　咳逆倚息,短气不得平卧,其形如肿,属饮邪支撑胸肺。

考点 10★★　痰饮的基本病机

痰饮的病位在三焦、肺、脾、肾,三脏之中,脾运失司,首当其冲。基本病机为三焦失通失宣,肺失通调,脾失转输,肾失蒸化,阳虚水液不运,水饮停积为患。

考点 11★★★　痰饮的辨证论治

痰饮的治疗原则为温化。

辨证分型		治法	代表方剂
痰饮	脾阳虚弱证	温脾化饮	苓桂术甘汤合小半夏加茯苓汤加减
	饮留胃肠证	攻下逐饮	甘遂半夏汤或己椒苈黄丸加减
悬饮	邪犯胸肺证	和解宣利	柴枳半夏汤加减
	饮停胸胁证	泻肺祛饮	椒目瓜蒌汤合十枣汤或控涎丹加减
	络气不和证	理气和络	香附旋覆花汤加减
	阴虚内热证	滋阴清热	沙参麦冬汤合泻白散加减
溢饮	表寒里饮证	发表化饮	小青龙汤加减
支饮	寒饮伏肺证	宣肺化饮	小青龙汤加减
	脾肾阳虚证	温脾补肾,以化水饮	金匮肾气丸合苓桂术甘汤加减

考点 12★★★　消渴的主要病机及转化

消渴的病位主要在肺、胃、肾,尤以肾为关键。基本病机为阴津亏损,燥热偏盛,而以阴虚为本,燥热为标。

考点 13★★★　消渴的辨证论治

辨证分型		治法	代表方剂
上消	肺热津伤证	清热润肺，生津止渴	消渴方加减
中消	胃热炽盛证	清胃泻火，养阴增液	玉女煎加减
	气阴亏虚证	益气健脾，生津止渴	七味白术散加减
下消	肾阴亏虚证	滋阴固肾	六味地黄丸加减
	阴阳两虚证	滋阴温阳，补肾固涩	金匮肾气丸加减

考点 14★★　内伤发热与外感发热的鉴别要点

内伤发热起病缓慢，病程较长，多为低热，或自觉发热，而体温并不升高，表现为高热者较少。不恶寒，或虽有怯冷，但得衣被则温。常兼见头晕、神疲、自汗、盗汗、脉弱等症状。一般有气、血、阴、阳亏虚或气郁、血瘀、湿阻的病史，或有反复发热史。无感受外邪所致的头身疼痛、鼻塞、流涕、脉浮等症状。

外感发热的特点是因感受外邪而起，起病较急，病程较短，发热初期大多伴有恶寒，其恶寒得衣被而不减。发热的热度大多较高，发热的类型随病种的不同而有所差异，常兼有头身疼痛、鼻塞、流涕、咳嗽、脉浮等症状。外感发热由感受外邪，正邪相争所致，属实证者居多。

考点 15★★★　内伤发热的辨证论治

辨证分型	治法	代表方剂
阴虚发热	滋阴清热	清骨散或知柏地黄丸加减
血虚发热	益气养血	归脾汤加减
气虚发热	益气健脾，甘温除热	补中益气汤加减
阳虚发热	温补阳气，引火归原	金匮肾气丸加减

续表

辨证分型	治法	代表方剂
气郁发热	疏肝理气,解郁泄热	丹栀逍遥散加减
血瘀发热	活血化瘀	血府逐瘀汤加减
痰湿郁热	燥湿化痰,清热和中	黄连温胆汤合中和汤或三仁汤加减

考点 16★★ 虚劳的病机

虚劳的病损部位主要在五脏,尤以脾、肾两脏更为重要。基本病机为脏腑功能衰退,气血阴阳亏损,日久不复。

考点 17★★ 虚劳的辨证论治

辨证分型		治法	代表方剂
气虚	肺气虚证	补益肺气	补肺汤加减
	心气虚证	益气养心	七福饮加减
	脾气虚证	健脾益气	加味四君子汤加减
	肾气虚证	益气补肾	大补元煎加减
血虚	心血虚证	养血宁心	养心汤加减
	肝血虚证	补血养肝	四物汤加减
阴虚	肺阴虚证	养阴润肺	沙参麦冬汤加减
	心阴虚证	滋阴养心	天王补心丹加减
	脾胃阴虚证	养阴和胃	益胃汤加减
	肝阴虚证	滋养肝阴	补肝汤加减
	肾阴虚证	滋补肾阴	左归丸加减
阳虚	心阳虚证	益气温阳	保元汤加减
	脾阳虚证	温中健脾	附子理中汤加减
	肾阳虚证	温补肾阳	右归丸加减

考点 18★★　癌病的诊断

脑瘤患者常以头痛、呕吐、视力障碍为主；肺癌患者以顽固性干咳或痰中带血，以及胸痛、气急、发热多见；肝癌患者可见右胁疼痛、乏力、纳差、黄疸等；大肠癌患者可有大便习惯改变，如腹泻或便秘等；肾癌患者可有腰部不适、尿血等。

病变局部可有坚硬、表面不平的肿块，肿块进行性增大，伴乏力、纳差、疼痛，或不明原因发热及消瘦，并进行性加重，多为癌病诊断的主要参考依据。

第八单元　肢体经络病证

考点 1★★　痹证与痿证的鉴别

痹证与痿证的鉴别要点首先在于痛与不痛，痹证以关节疼痛为主，而痿证则为肢体力弱，无疼痛症状。其次要观察肢体的活动障碍情况，痿证是无力运动，痹证是因痛而影响活动。再者，部分痿证初起即有肌肉萎缩，而痹证则是由于疼痛甚或关节僵直不能活动，日久废而不用导致肌肉萎缩。

考点 2★★　痹证的辨证要点

痹证痛处游走不定者为行痹，属风邪盛；痛势较甚，痛有定处，遇寒加重者为痛痹，属寒邪盛；关节酸痛、重着、漫肿者为着痹，属湿邪盛；关节肿胀，肌肤焮红，灼热疼痛为热痹，属热邪盛。关节疼痛日久，肿胀局限，或见皮下结节者为痰；关节肿胀，僵硬，疼痛不移，肌肤紫暗或出现瘀斑等为瘀。

考点3★★★　痹证的辨证论治

辨证分型		治法	代表方剂
风寒湿痹	行痹	祛风通络，散寒除湿	防风汤加减
	痛痹	散寒通络，祛风除湿	乌头汤加减
	着痹	除湿通络，祛风散寒	薏苡仁汤加减
风湿热痹		清热通络，祛风除湿	白虎加桂枝汤或宣痹汤加减
痰瘀痹阻证		化痰行瘀，蠲痹通络	双合汤加减
肝肾亏虚证		培补肝肾，舒筋止痛	独活寄生汤加减

考点4★★　痿证的概念

痿证是因外感或内伤，使精血受损，肌肉筋脉失养，以致肢体筋脉弛缓，软弱无力，不能随意运动或伴有肌肉萎缩的一种病证。临床以下肢痿弱较为常见，亦称"痿躄"。

考点5★★　痿证的主要病机

痿证病变部位在筋脉、肌肉，与肝、肾、肺、脾、胃关系最为密切。各种外感、内伤致病因素，引起五脏受损，精津不足，气血亏耗，进而肌肉筋脉失养，而发为痿证。

考点6★★　颤证的概念

颤证是以头部或肢体摇动颤抖，不能自制为主要临床表现的一种病证。

考点7★　颤证的病机

颤证的基本病机为肝风内动，筋脉失养。其病位在筋脉，与肝、肾、脾等脏关系密切。病理因素为风、火、痰、瘀。病理性质总属本虚标实。

考点8★★ 颤证的辨证论治

辨证分型	治法	代表方剂
风阳内动证	镇肝息风，舒筋止颤	天麻钩藤饮合镇肝熄风汤加减
痰热风动证	清热化痰，平肝息风	导痰汤合羚角钩藤汤加减
气血亏虚证	益气养血，濡养筋脉	人参养荣汤加减
髓海不足证	填精补髓，育阴息风	龟鹿二仙膏合大定风珠加减
阳气虚衰证	补肾助阳，温煦筋脉	地黄饮子加减

考点9★★ 腰痛的病机

腰痛病位在肾，与足太阳膀胱经，以及任、督、冲、带脉等相关。基本病机为筋脉痹阻，腰府失养。

考点10★★★ 腰痛的辨证论治

辨证分型		治法	代表方剂
寒湿腰痛		散寒行湿，温经通络	甘姜苓术汤加减
湿热腰痛		清热利湿，舒筋止痛	四妙丸加减
瘀血腰痛		活血化瘀，通络止痛	身痛逐瘀汤加减
肾虚腰痛	肾阴虚	滋补肾阴，濡养筋脉	左归丸加减
	肾阳虚	补肾壮阳，温煦经脉	右归丸加减

中医外科学

第一单元　中医外科疾病辨证

考点1★★★　阴阳辨证

	阳证	阴证
发病缓急	急性发作	慢性发作
皮肤颜色	红赤	苍白或紫暗或皮色不变
皮肤温度	灼热	不热或微热
肿胀形势	高肿突起	平坦下陷
肿胀范围	根盘收束	根盘散漫
肿块硬度	软硬适度	坚硬如石或柔软如棉
疼痛感觉	疼痛剧烈、拒按	疼痛和缓、隐痛或不痛
病位深浅	皮肉	筋骨
脓液稀稠	脓质稠厚	脓质稀薄
溃疡形色	肉芽红活润泽	肉芽苍白或紫暗
病程长短	病程较短	病程较长
全身症状	初期常伴形寒发热、口渴、纳呆、大便秘结、小便短赤、溃后渐消	初期无明显症状，或伴虚寒症状，酿脓时有虚热症状，溃后虚相更甚

续表

	阳证	阴证
舌苔脉象	舌红，苔黄，脉有余	舌淡，苔少，脉不足
预后顺逆	易消、易溃、易敛，多顺	难消、难溃、难敛，多逆

考点2★　部位辨证

1. 发于上部疾病的病因多为风温、风热。
2. 发于中部疾病的病因多为气郁、火郁。
3. 发于下部疾病的病因多为寒湿、湿热。

考点3★★★　局部辨证之辨肿

1. 热肿　肿而色红，皮薄光泽，焮热疼痛，肿势急剧。见于阳证疮疡。

2. 寒肿　肿而不硬，皮色不泽，苍白或紫暗，皮肤清冷，常伴有酸痛，得暖则舒。见于冻疮、脱疽等。

3. 风肿　发病急骤，漫肿宣浮，或游走无定，不红微热，或轻微疼痛。见于痄腮、大头瘟等。

4. 湿肿　皮肉重垂胀急，深按凹陷，如烂棉不起，浅则光亮如水疱，破流黄水，浸淫皮肤。见于股肿、湿疮。

5. 痰肿　肿势软如棉，或硬如馒，大小不一，形态各异，无处不生，不红不热，皮色不变。见于瘰疬、脂瘤等。

6. 气肿　皮紧内软，按之凹陷，松手即起，似皮下藏气，富有弹性，不红不热，或随喜怒消长。见于气瘿、乳癖等。

7. 瘀血肿　肿而胀急，病程较快，色初暗褐，后转青紫，逐渐变黄至消退，也有血肿染毒、化脓而肿。见于皮下血肿等。

8. 脓肿 肿势高突，皮肤光亮，焮红灼热，剧烈跳痛，按之应指。见于外痈、肛痈等。

考点4★★★ 局部辨证之辨痛

1. 热痛 皮色焮红，灼热疼痛，遇冷则痛减。见于阳证疮疡。

2. 寒痛 皮色不红，不热，酸痛，得温则痛缓。见于脱疽、寒痹等。

3. 风痛 痛无定处，忽彼忽此，走注甚速，遇风则剧。见于行痹等。

4. 气痛 攻痛无常，时感抽掣，喜缓怒甚。见于乳癖等。

5. 湿痛 痛而酸胀，肢体沉重，按之出现可凹水肿或见糜烂流滋。见于臁疮、股肿等。

6. 痰痛 疼痛轻微，或隐隐作痛，皮色不变，压之酸痛。见于脂瘤、肉瘤。

7. 化脓痛 痛势急胀，痛无止时，如同鸡啄，按之中软应指。见于疮疡成脓期。

8. 瘀血痛 初起隐痛、胀痛，皮色不变或皮色暗褐，或见皮肤青紫瘀斑。见于创伤或创伤性皮下出血。

考点5★★★ 局部辨证之辨痒

1. 风胜 走窜无定，遍体作痒，抓破血溢，随破随收，不致化腐，多为干性。见于牛皮癣、白疕、瘾疹等。

2. 湿胜 浸淫四窜，黄水淋漓，最易沿表皮蚀烂，越腐越痒，多为湿性。见于急性湿疮，或有传染性，如脓疱疮。

3. 热胜 皮肤瘾疹，焮红灼热作痒，或只发于裸露部位，或遍布全身，甚则糜烂滋水淋漓，结痂成片，常不传染。见于接触性皮炎。

4. 虫淫 浸淫蔓延，黄水频流，状如虫行皮中，其痒尤甚，最易传染。见于手足癣、疥疮等。

5. 血虚 皮肤变厚、干燥、脱屑，很少糜烂流滋水。见于牛皮癣、慢性湿疮。

考点6★★★ 局部辨证之辨脓

1. 成脓的特点

（1）疼痛 阳证脓肿，局部按之灼热痛甚，拒按明显。阴证脓肿，则痛热不甚，而酸胀明显。

（2）肿胀 皮肤肿胀，皮薄光亮为有脓。深部脓肿，皮肤变化不明显，但胀感较甚。

（3）温度 阳证脓肿，局部温度增高。

（4）硬度 按之坚硬，指起不复，未有脓；按之半软半硬，已成脓；按之大软，指起即复为脓成。

2. 确认成脓的方法 ①按触法。②透光法，适用于指、趾部甲下辨脓。③点压法，适用于指、趾部脓液很少时。④穿刺法，适用于脓液不多且位于组织深部时，用按触法辨脓有困难者。⑤B超，可比较准确地确定脓肿部位，并判断脓肿大小，引导穿刺或切开排脓。

第二单元　中医外科疾病治法

考点1★★★ 外科内治法三个总则消、托、补的定义和适应证

按照疮疡初起、成脓、溃后三个不同发展阶段，确立消、托、补三个总的治疗原则。

1. 消法 适用于尚未成脓的初期肿疡和非化脓性肿块性疾病，以及各种皮肤疾病。

2. 托法 适用于外疡中期，即成脓期。可分为补托和透托两种方法。

补托法用于正虚毒盛，不能托毒外达，疮形平塌，根脚散漫不收，难溃难腐的虚证。

透托法用于毒气虽盛而正气未衰者，可用透脓药物，促其早日脓出毒泄，肿消痛减。

3. 补法 适用于溃疡后期，是使疮口早日愈合的治疗法则。

考点2★ 膏药、油膏的临床应用

1. 膏药 古代称薄贴，现称硬膏。适用于一切外科疾病初起、成脓、溃后各个阶段。太乙膏、千捶膏均用于红肿热痛明显之阳证疮疡。阳和解凝膏用于疮形不红不热，漫肿无头之阴证疮疡未溃者。咬头膏具有腐蚀性，功能蚀破疮头，适用于肿疡脓成，不能自破，以及不愿接受手术切开排脓者。

2. 油膏 现称软膏。适用于肿疡、溃疡，皮肤病糜烂结痂渗液不多，以及肛门疾病等。金黄膏、玉露膏适用于疮疡阳证。冲和膏适用于半阴半阳证。回阳玉龙膏适用于阴证。

溃疡期可选用生肌玉红膏、红油膏、生肌白玉膏。生肌玉红膏适用于一切溃疡，腐肉未脱，新肉未生之时，或经久不能收口者。红油膏防腐生肌，适用于一切溃疡。生肌白玉膏适用于溃疡腐肉已净，疮口不敛者，以及乳头皲裂、肛裂等。消痔膏、黄连膏适用于内痔脱出、赘皮外痔、血栓外痔等，可疗出血、水肿、疼痛等症状。

考点3★ 切开法的适应证及用法

选择脓腔最低点或最薄弱处进刀。一般疮疡宜循经直切；乳房部应以乳头为中心，放射状切开；面部脓肿应尽量沿皮肤自然纹理切开；手指脓肿，应从侧方切开；关节区附近的脓肿，切口尽量避免越过关节；关节区脓肿，一般施行横切口、弧形切口或"S"形切口；肛旁低位脓肿，应以肛管为中心放射状切开。

考点4★★　引流法、垫棉法、药筒拔法、熏法、熨法、溻渍法的适应证及用法

1. 引流法

（1）**药线引流**　药线俗称纸捻或药捻，它是借着药物及物理作用，插入溃疡疮孔中，使脓水外流，同时利用药线之线形，使坏死组织附着于药线而使之外出。适用于溃疡疮口过小，脓水不易排出者，或已成漏管、窦道者。其有外黏药物及内裹药物两类。外黏药物法适用于溃疡疮口过深过小，脓水不易排出者。内裹药物法适用于溃疡已成漏管或窦道者。

（2）**导管引流**　是将导管（或塑胶管，或橡皮管）插入疮口中，引导脓水外流的一种引流方法。适用于附骨疽、流痰、流注等脓腔较深、脓液不易畅流者，或腹腔手术后。

（3）**扩创引流**　是应用手术的方法来进行引流。适用于痈、有头疽等脓肿溃后有袋脓者，瘰疬溃后形成空腔或脂瘤染毒化脓等，经其他引流、垫棉法等无效者。

2. 垫棉法　是将棉花或纱布折叠成块以衬垫疮部的一种辅助疗法。它是借着加压的力量，使溃疡的脓液不致下坠而潴留，或使过大的溃疡空腔皮肤与新肉得以黏合而达到愈合的目的。适用于溃疡脓出不畅有袋脓者，或疮孔窦道形成脓水不易排尽者，或溃疡脓腐已尽，新肉已生，但皮肉一时不能黏合者。

第三单元 疖疮

考点1★ 疖的定义

疖是指发生在肌肤浅表部位、范围较小的急性化脓性疾病。根据病因、证候不同,又可分暑疖(有头疖、无头疖)、蝼蛄疖、疖病等。相当于西医的疖、头皮穿凿性脓肿、疖病等。

考点2★★ 疖的特点

1. 肿势局限,范围多在3cm左右。
2. 突起根浅,色红、灼热、疼痛,易脓、易溃、易敛。

考点3★ 疖的临床表现

1. 有头疖 患处皮肤上有一红色结块,范围约3cm,灼热疼痛,突起根浅,中心有一脓头,出脓即愈。

2. 无头疖 皮肤上有一红色结块,范围约3cm,无脓头,表面灼热,触之疼痛,2~3天化脓,溃后多迅速愈合。

3. 蝼蛄疖 多发于儿童头部。

4. 疖病 好发于项后发际、背部、臀部,几个到几十个,反复发作,缠绵不愈。也可在身体各处散发疖肿,一处将愈,他处续发,或间隔周余、月余再发。消渴病、习惯性便秘或营养不良者易患本病。

考点4★★★ 疖的辨证论治

1. 内治

辨证分型	治法	代表方剂
热毒蕴结证	清热解毒	五味消毒饮、黄连解毒汤加减

续表

辨证分型	治法	代表方剂
暑热浸淫证	清暑化湿解毒	清暑汤加减
体虚毒恋，阴虚内热证	养阴清热解毒	仙方活命饮合增液汤加减
体虚毒恋，脾胃虚弱证	健脾和胃，清化湿热	五神汤合参苓白术散加减

2. 外治 蝼蛄疖宜作"十"字形剪开。

考点5★★ 疖的定义、特点与种类

疖是一种发病迅速、易于变化而危险性较大的急性化脓性疾病，多发于颜面和手足等处。

其特点是疮形虽小，但根脚坚硬，状如钉丁，病情变化迅速，易毒邪走散。

发于颜面部的疔疮，易走黄而有生命危险；发于手足部的疔疮，易损筋伤骨而影响功能。

考点6★★ 颜面疔疮的辨证论治

辨证分型	治法	代表方剂
热毒蕴结证	清热解毒	五味消毒饮、黄连解毒汤加减
火毒炽盛证	凉血清热解毒	犀角地黄汤、黄连解毒汤、五味消毒饮加减

考点7★★ 手足部疔疮的临床表现

①蛇眼疔初起时多局限于指甲一侧边缘的近端处。②蛇头疔初起指端感觉麻痒而痛，继而刺痛，灼热肿胀，色红不明显，随后肿势逐渐扩大。③蛇肚疔发于指腹部。④托盘疔初起整个手掌肿胀高突。⑤足底疔初起足底部疼痛。

考点8★★★ 手足部疔疮成脓期切开引流的要求

一般应尽可能循经直开。

1. 蛇眼疔宜沿甲旁 0.2cm 挑开引流。
2. 蛇头疔宜在指掌面一侧作纵形切口，务必引流通畅，必要时可对口引流，不可在指掌面正中切开。
3. 蛇肚疔宜在手指侧面作纵形切口，切口长度不得超过上下指关节面。
4. 托盘疔应依掌横纹切开，切口应够大，保持引流通畅。

考点9★★ 红丝疔的定义、特点

红丝疔是发于四肢，皮肤有红丝显露，迅速向上走窜的急性感染性疾病。相当于西医的急性淋巴管炎。

特点：先有手足疔疮或皮肤破损，红肿热痛，继则患肢内侧皮肤出现红丝一条或数条，迅速向躯干方向走窜，可伴恶寒发热等症状，邪毒重者可内攻脏腑，发生走黄。

考点10★★ 红丝疔的治疗

1. 内治

辨证分型	治法	代表方剂
火毒入络证	清热解毒	五味消毒饮加减
火毒入营证	凉血清营，解毒散结	犀角地黄汤、黄连解毒汤、五味消毒饮加减

2. 外治

红丝细者，宜用砭镰法。

考点11★★ 痈的特点

①局部光软无头，红肿疼痛（少数初起皮色不变）。②结块范围多在 6~9cm。③发病迅速，易肿、易脓、易溃、易敛。④可伴有恶寒、发热、口渴等症状。

考点 12★★★　痈的辨证论治

辨证分型	治法	代表方剂
火毒凝结证	清热解毒，行瘀活血	仙方活命饮加减
热胜肉腐证	和营清热，透脓托毒	仙方活命饮合五味消毒饮加减
气血两虚证	益气养血，托毒生肌	托里消毒散加减

考点 13★★　发的概念与特点及辨证论治

发是病变范围较痈大的急性化脓性疾病，相当于西医的蜂窝组织炎。

特点：①初起无头，红肿蔓延成片。中央明显，四周较淡，边界不清。②灼热疼痛，有的3～5日后中央色褐腐溃，周围湿烂。③全身症状明显。

辨证分型		治法	代表方剂
锁喉痈	痰热蕴结证	散风清热，化痰解毒	普济消毒饮加减
	热盛肉腐证	清热化痰，和营托毒	仙方活命饮加减
	热伤胃阴证	清养胃阴	益胃汤加减
臀痈	湿火蕴结证	清热解毒，和营化湿	黄连解毒汤合仙方活命饮加减
	湿痰凝滞证	和营活血，利湿化痰	桃红四物汤合仙方活命饮加减
	气血两虚证	调补气血	八珍汤加减

考点 14★★★　丹毒的概念、特点及不同部位丹毒的病名

1. 概念　丹毒是患部皮肤突然发红成片、色如涂丹的急性感染性疾病，西医也称丹毒。

2. 特点　①病起突然，恶寒发热。②局部皮肤忽然变赤，色如丹涂脂染，焮热肿胀，边界清楚，迅速扩大。③数

日内可逐渐痊愈,但容易复发。

3. 不同部位丹毒的病名 本病发无定处,根据其发病部位的不同又有不同的病名。①生于躯干部者,称内发丹毒。②发于头面部者,称抱头火丹。③发于小腿足部者,称流火。④新生儿多生于臀部,称赤游丹毒。

考点15★★★ 丹毒的辨证论治

辨证分型	治法	代表方剂
风热毒蕴证	疏风清热解毒	普济消毒饮加减
肝脾湿火证	清肝泻火利湿	柴胡清肝汤、龙胆泻肝汤或化斑解毒汤加减
湿热毒蕴证	利湿清热解毒	五神汤合萆薢渗湿汤加减
胎火蕴毒证	凉血清热解毒	犀角地黄汤合黄连解毒汤加减

第四单元 乳房疾病

考点1★ 乳痈的临床表现

初起乳房局部肿胀疼痛,皮色不红或微红,皮肤不热或微热。**成脓期患乳肿块逐渐增大,局部疼痛加重,或有雀啄样疼痛,皮色焮红,皮肤灼热。溃后若脓出通畅,则肿消痛减,寒热渐退,疮口逐渐愈合。**

考点2★★ 乳痈的辨证论治

辨证分型	治法	代表方剂
气滞热壅证	疏肝清胃,通乳消肿	瓜蒌牛蒡汤加减
热毒炽盛证	清热解毒,托里透脓	透脓散加味
正虚毒恋证	益气和营托毒	托里消毒散加减

考点3★★　乳痈成脓期切开术的要求

脓肿形成时，应在波动感及压痛最明显处及时切开排脓。切口应按乳络方向并与脓腔基底大小一致，切口位置应选择较脓肿稍低的部位，使引流通畅而不致袋脓，应避免手术损伤乳络形成乳漏。若脓肿小而浅者，可用针吸穿刺抽脓或用火针刺脓。

考点4★★★　乳癖的概念与特点

1. 概念　乳癖是乳腺组织的既非炎症也非肿瘤的良性增生性疾病。相当于西医的乳腺增生病。

2. 特点

（1）单侧或双侧乳房疼痛并出现肿块。

（2）乳痛和肿块与月经周期及情志变化密切相关。

（3）乳房肿块大小不等，形态不一，边界不清，质地不硬，活动度好。大多位于乳房的外上象限，也可见于其他象限。

（4）本病好发于25~45岁的中青年妇女，其发病率占乳房疾病的75%，是临床上最常见的乳房疾病。

考点5★★★　乳癖的辨证论治

辨证分型	治法	代表方剂
肝郁痰凝证	疏肝解郁，化痰散结	逍遥蒌贝散加减
冲任失调证	调摄冲任	二仙汤合四物汤加减

考点6★★★　乳核的定义、特点与临床表现

1. 定义　乳核是发生在乳房部的最常见的良性肿瘤。相当于西医的乳腺纤维腺瘤。

2. 特点　好发于20~25岁的青年妇女。

3. 临床表现　乳中结核，形如丸卵，边界清楚，表

面光滑，推之活动。肿块一般无疼痛感，少数可有轻微胀痛，但与月经无关。一般生长缓慢，妊娠期可迅速增大，应排除恶变可能。

考点7★★★　乳核的辨证论治

辨证分型	治法	代表方剂
肝气郁结证	疏肝解郁，化痰散结	逍遥散加减
血瘀痰凝证	疏肝活血，化痰散结	逍遥散合桃红四物汤加山慈菇、海藻

考点8★★★　乳岩的定义、特点与发病情况

1. 定义　乳岩是指乳房部的恶性肿瘤。相当于西医的乳腺癌。

2. 特点　乳房部出现无痛、无热、皮色不变而质地坚硬的肿块，推之不移，表面不光滑，凹凸不平，或乳头溢血，晚期溃烂，凹如泛莲。

3. 发病情况　是女性最常见的恶性肿瘤之一。无生育史或无哺乳史的妇女、月经过早来潮或绝经晚的妇女、有乳腺癌家族史的妇女，乳腺癌的发病率相对较高。

考点9★★　乳岩的辨证论治

辨证分型	治法	代表方剂
肝郁痰凝证	疏肝解郁，化痰散结	神效瓜蒌散合开郁散加减
冲任失调证	调摄冲任，理气散结	二仙汤合开郁散加减
正虚毒盛证	调补气血，清热解毒	八珍汤加减
气血两亏证	补益气血，宁心安神	人参养荣汤加味
脾虚胃弱证	健脾和胃	参苓白术散或理中汤加减

第五单元　瘿

考点1★　气瘿的临床表现

1. 女性发病率较男性略高。一般多发生在青春期，在流行地区常见于入学年龄的儿童。

2. 初起时无明显不适感，甲状腺呈弥漫性肿大，腺体表面较平坦，质软不痛，皮色如常，腺体随吞咽动作而上下移动。

考点2★★　气瘿的内治法

气瘿以疏肝解郁，化痰软坚为主要内治法。代表方剂为四海舒郁丸加减。

考点3★　肉瘿的概念、特点

肉瘿相当于西医的甲状腺腺瘤或囊肿，属甲状腺的良性肿瘤。

特点：①颈前喉结一侧或两侧结块，柔韧而圆，如肉之团。②随吞咽动作而上下移动，发展缓慢。③好发于青年女性及中年人。

考点4★　肉瘿的辨证论治

辨证分型	治法	代表方剂
气滞痰凝证	理气解郁，化痰软坚	逍遥散合海藻玉壶汤加减
气阴两虚证	益气养阴，软坚散结	生脉散合海藻玉壶汤加减

考点5★★　瘿痈的诊断

瘿痈是瘿病中一种急性炎症性疾患，相当于西医的急性甲状腺炎、亚急性甲状腺炎。发病前多有感冒、咽痛等病史。

颈部肿胀多突然发生,局部焮红灼热,按之疼痛,其痛可牵引至耳后枕部,活动或吞咽时加重,伴发热、畏寒等。严重者可有声嘶、气促、吞咽困难。成脓后可出现波动感。

考点6★ 瘿痈的辨证论治

辨证分型	治法	代表方剂
风热痰凝证	疏风清热化痰	牛蒡解肌汤加减
气滞痰凝证	疏肝理气,化痰散结	柴胡舒肝汤加减

考点7★ 石瘿的含义与特点

瘿病坚硬如石不可移动者称为石瘿,相当于西医的甲状腺癌。其特点是结喉两侧结块,坚硬如石,高低不平,推之不移。

考点8★ 石瘿的辨证论治

辨证分型	治法	代表方剂
痰瘀内结证	解郁化痰,活血消坚	海藻玉壶汤合桃红四物汤加减
瘀热伤阴证	和营养阴	通窍活血汤合养阴清肺汤加减

第六单元 瘤、岩

考点1★★ 脂瘤的诊断

本病好发于青春期。多见于头面部、臀部、背部等皮脂腺、汗腺丰富的部位,生长缓慢,一般无明显自觉症状。肿块呈圆形或椭圆形,边界清楚,与皮肤无粘连,表皮紧张,中央导管开口处呈青黑色小孔,挤压后可有粉渣样内容物溢出,有臭味。脂瘤染毒后可有局部红肿、增大、疼痛、破溃流脓等。

考点2★　血瘤的概念

血瘤是指体表血络扩张,纵横丛集而形成的肿瘤,相当于西医的血管瘤。常见的有毛细血管瘤和海绵状血管瘤。其特点为<u>病变局部色泽鲜红或暗紫,或呈局限性柔软肿块,边界不清,触之如海绵状。</u>

考点3★　肉瘤的概念及临床表现特点

肉瘤是发于皮里膜外,由脂肪组织过度增生而形成的良性肿瘤,相当于西医的脂肪瘤。

特点:①软似棉,肿似馒。②<u>皮色不变,不紧不宽。</u>③<u>如肉之隆起。</u>

第七单元　皮肤及性传播疾病

考点1★★★　蛇串疮的概念与特点

蛇串疮相当于西医的带状疱疹,又名缠腰火丹,亦称为火带疮、蛇丹、蜘蛛疮等。

特点:①皮肤上出现红斑、水疱或丘疱疹。累累如串珠,排列成带状,沿一侧周围神经分布区出现。②局部刺痛,或伴瘰核肿大。③多数患者愈后很少复发,极少数患者可多次发病。

考点2★★★　蛇串疮的辨证论治

辨证分型	治法	代表方剂
肝经郁热证	清泄肝火,解毒止痛	龙胆泻肝汤加紫草、板蓝根、玄胡索等

续表

辨证分型	治法	代表方剂
脾虚湿蕴证	健脾利湿，解毒止痛	除湿胃苓汤加减
气滞血瘀证	理气活血，通络止痛	柴胡疏肝散合桃红四物汤加减

考点3★★ 不同疣的特点与好发部位

1. 发于手背、手指、头皮等处者，称千日疮、疣目、枯筋箭或瘊子（相当于西医的寻常疣）。

2. 发于颜面、手背、前臂等处者，称扁瘊（相当于西医的扁平疣）。

3. 发于胸背部有脐窝的赘疣，称鼠乳（相当于西医的传染性软疣）。

4. 发于足跖部者，称跖疣（相当于西医的掌跖疣）。

5. 发于颈周围及眼睑部位，呈细软丝状突起者，称丝状疣或线瘊。

考点4★ 寻常疣、扁平疣的辨证论治

	辨证分型	治法	代表方剂
寻常疣	风热血燥证	养血活血，清热解毒	治瘊方加板蓝根、夏枯草
	湿热血瘀证	清化湿热，活血化瘀	马齿苋合剂加薏苡仁、冬瓜仁
扁平疣	风热蕴结证	疏风清热，解毒散结	马齿苋合剂去桃仁、红花，加木贼草、郁金、浙贝母、板蓝根
	热瘀互结证	活血化瘀，清热散结	桃红四物汤加生黄芪、板蓝根、紫草、马齿苋、浙贝母、薏苡仁

考点 5★★★　头癣、手足癣、体癣的特点

1. 头癣

（1）**白秃疮**　相当于西医的白癣。皮损特征为在头皮有圆形或不规则的覆盖灰白鳞屑的斑片。

（2）**肥疮**　相当于西医的黄癣，俗称"黄癞"。皮损特征为有黄癣痂堆积，有特殊的鼠尿臭，久之毛囊被破坏而成永久性脱发。

2. 手足癣

（1）**鹅掌风**　相当于西医的手癣。初起为掌心或指缝水疱，或掌部皮肤角化脱屑、水疱。水疱多透明如晶，散在或簇集，瘙痒难忍。

（2）**脚湿气**　相当于西医的足癣。主要发生在趾缝，也见于足底。以皮下水疱、趾间浸渍糜烂、渗流滋水、角化过度、脱屑、瘙痒等为特征。

3. 体癣　皮损多呈钱币状、圆形，故名圆癣，亦称铜钱癣。发于股胯、外阴等处者，称阴癣（股癣）。皮损特征为环形、多环形，边界清楚，中心消退，外围扩张的斑块。

考点 6★　白屑风的概念与特点

白屑风因皮肤油腻，出现红斑，覆有鳞屑而得名，是发生在皮脂溢出部位的慢性炎症性皮肤病。表现为头发、皮肤多脂发亮，油腻，瘙痒，出现红斑、白屑，脱而复生。以青壮年为多见，乳儿期亦有发生。

考点 7★　白屑风的辨证论治

辨证分型	治法	代表方剂
风热血燥证	祛风清热，养血润燥	消风散合当归饮子加减
肠胃湿热证	健脾除湿，清热止痒	参苓白术散合茵陈蒿汤

考点8★★ 油风的概念与特点

油风是一种头发突然发生斑块状脱落的慢性皮肤病。因头发脱落之处头皮光亮而得名,又称"鬼舐头""鬼剃头"。相当于西医的斑秃。

特点:突然发生斑片状脱发,脱发区皮肤变薄,多无自觉症状。可发生于任何年龄,多见于青年,男女均可发病。

考点9★ 油风的辨证论治

辨证分型	治法	代表方剂
血热风燥证	凉血息风,养阴护发	四物汤合六味地黄汤加减
气滞血瘀证	通窍活血,祛瘀生发	通窍活血汤加减
气血两虚证	益气补血	八珍汤加减
肝肾不足证	滋补肝肾	七宝美髯丹加减

考点10★ 疥疮的病因病机

疥疮由人型疥虫通过密切接触而传染。其传染性很强,在家庭或集体宿舍中可相互传播,可因使用患者用过而未经消毒的衣服、被席、用具等传染而得。

考点11★★★ 疥疮的特点

1. 皮损好发于皮肤薄嫩和皱褶处。
2. 皮疹主要为红色小丘疹、丘疱疹、小水疱、隧道、结节和结痂。
3. <u>隧道为疥疮的特异性皮疹。</u>
4. 患者常有奇痒,遇热或夜间尤甚,常影响睡眠。

考点12★★★ 疥疮的治疗

硫黄为治疗疥疮的特效药。

考点 13★★★　湿疮的概念与特点

湿疮是一种过敏性炎症性皮肤病,相当于西医的湿疹。

特点:对称分布,多形性损害,剧烈瘙痒,渗出倾向,反复发作,易成慢性。

考点 14★★★　湿疮的辨证论治

辨证分型	治法	代表方剂
湿热蕴肤证	清热利湿止痒	龙胆泻肝汤合萆薢渗湿汤加减
脾虚湿蕴证	健脾利湿止痒	除湿胃苓汤或参苓白术散加紫荆皮、地肤子、白鲜皮
血虚风燥证	养血润肤,祛风止痒	当归饮子或四物消风饮加丹参、鸡血藤、乌梢蛇

考点 15★　接触性皮炎的辨证论治

辨证分型	治法	代表方剂
风热蕴肤证	疏风清热止痒	消风散加紫荆皮(花)、僵蚕
湿热毒蕴证	清热祛湿,凉血解毒	龙胆泻肝汤合化斑解毒汤加减
血虚风燥证	养血润燥,祛风止痒	当归饮子合消风散加减

考点 16★　瘾疹的临床表现

1. 发病突然,皮损可发生于任何部位。
2. 形态不一、大小不等的红色或白色风团,境界清楚,一般迅速消退,不留痕迹。
3. 不断成批出现,时隐时现。
4. 如侵犯消化道黏膜,可伴有恶心呕吐、腹痛、腹泻等症状;喉头和支气管受累时可导致喉头水肿及呼吸困难,甚至窒息。

考点 17★★ 瘾疹的辨证论治

辨证分型	治法	代表方剂
风寒束表证	疏风散寒止痒	麻黄桂枝各半汤加减
风热犯表证	疏风清热止痒	消风散加减
胃肠湿热证	疏风解表,通腑泄热	防风通圣散加减
血虚风燥证	养血祛风,润燥止痒	当归饮子加减

考点 18★★★ 牛皮癣的皮损特点

牛皮癣相当于西医的神经性皮炎。特点:①皮损多呈圆形或多角形的扁平丘疹,融合成片。②剧烈瘙痒。③搔抓后皮损肥厚,皮沟加深,皮嵴隆起,极易形成苔藓样变。

考点 19★★ 牛皮癣的辨证论治

辨证分型	治法	代表方剂
肝郁化火证	疏肝理气,清肝泻火	龙胆泻肝汤加减
风湿蕴肤证	祛风利湿,清热止痒	消风散加减
血虚风燥证	养血润燥,息风止痒	当归饮子加减

考点 20★★★ 白疕(寻常型)的皮损特点

白疕相当于西医的银屑病。其特点是:在红斑上有松散的银白色鳞屑,抓之有薄膜及露水珠样出血点,病程长,反复发作,不易根治。

考点21★★　白疕（寻常型）的辨证论治

辨证分型	治法	代表方剂
血热内蕴证	清热凉血，解毒消斑	犀角地黄汤加减
血虚风燥证	养血滋阴，润肤息风	当归饮子加减
气血瘀滞证	活血化瘀，解毒通络	桃红四物汤加减
湿毒蕴阻证	清利湿热，解毒通络	萆薢渗湿汤加减
火毒炽盛证	清热泻火，凉血解毒	清瘟败毒饮加减

考点22★★　淋病的诊断

有不洁性交或间接接触传染史。潜伏期一般为2~10天，平均3~5天。

1. 男性淋病　一般症状和体征较明显。

急性淋病表现为尿道口红肿、发痒及轻度刺痛，继而有稀薄黏液流出，引起排尿不适，24小时后症状加剧。排尿开始时尿道外口刺痛或灼热痛，排尿后疼痛减轻。尿道口溢脓，开始为浆液性分泌物，以后逐渐出现黄色黏稠的脓性分泌物。

慢性淋病表现为尿痛轻微，排尿时仅感尿道灼热或轻度刺痛，尿道外口仅见少量稀薄浆液性分泌物。

2. 女性淋病　可无症状，或症状不明显。

考点23★★★　淋病的辨证论治

辨证分型	治法	代表方剂
湿热毒蕴证（急性淋病）	清热利湿，解毒化浊	龙胆泻肝汤酌加土茯苓、红藤、萆薢等
阴虚毒恋证（慢性淋病）	滋阴降火，利湿祛浊	知柏地黄丸酌加土茯苓、萆薢等

考点 24★★　淋病的西医治疗

抗生素治疗选用青霉素类和壮观霉素（淋必治）。

考点 25★★★　尖锐湿疣的诊断

1. 临床表现　有与尖锐湿疣患者不洁性交或生活接触史。外生殖器及肛门周围皮肤黏膜湿润区为好发部位。基本损害为淡红色或污秽色、柔软的表皮赘生物。赘生物大小不一，单个或群集分布，表面分叶或呈棘刺状，湿润，基底较窄或有蒂，但在阴茎体部可出现基底较宽的"无蒂疣"。

2. 辅助检查　醋酸白试验：用3%~5%的醋酸液涂擦或湿敷3~10分钟，阳性者局部变白，病灶稍隆起，在放大镜下观察更明显。组织病理学检查有特异性。

考点 26★★　尖锐湿疣的辨证论治

辨证分型	治法	代表方剂
湿毒下注证	利湿化浊，清热解毒	萆薢化毒汤酌加黄柏、土茯苓、大青叶
湿热毒蕴证	清热解毒，化浊利湿	黄连解毒汤加苦参、萆薢、土茯苓、大青叶、马齿苋等

第八单元　肛门直肠疾病

考点 1★★　痔的分类

1. 内痔　是发生于齿线上，由直肠上静脉丛瘀血、扩张、屈曲所形成的柔软静脉团，好发于膀胱截石位3、7、11点处，以便血、坠胀、肿块脱出为主要临床表现。

2. 外痔　是发生于齿线下，由痔外静脉丛扩大、曲张，或痔外静脉丛破裂，或反复发炎，纤维增生所形成的疾病，以自觉坠胀、疼痛和有异物感为主要临床表现。

3. 混合痔 是直肠上、下静脉丛瘀血、扩张、屈曲、相互沟通吻合而形成的静脉团。

考点2★★★ 内痔的诊断

Ⅰ期内痔 痔核小，无痔核脱出，以便血为主。

Ⅱ期内痔 痔核较大，便时痔核能脱出肛外，便后能自行还纳，便血或多或少。

Ⅲ期内痔 便血少或无便血，痔核大，便时痔核经常脱出肛外，甚至行走、咳嗽、喷嚏、站立时也会脱出，不能自行还纳，须用手推回，或平卧、热敷后才能回纳。

Ⅳ期内痔 痔核脱出，不能及时回纳，嵌顿于外，因充血、水肿和血栓形成，以致肿痛、糜烂和坏死，即嵌顿性内痔。

考点3★ 内痔的治疗

1. 内治

辨证分型	治法	代表方剂
风伤肠络证	清热凉血祛风	凉血地黄汤加减
湿热下注证	清热渗湿止血	脏连丸加减
气滞血瘀证	清热利湿，祛风活血	止痛如神汤加减
脾虚气陷证	补中益气	补中益气汤加减

2. 外治 适用于各期内痔及术后。①熏洗法。②外敷法。③塞药法。④枯痔法。⑤挑治法。

3. 注射疗法

（1）适应证 Ⅰ、Ⅱ、Ⅲ期内痔；内痔兼有贫血者；混合痔的内痔部分。

（2）禁忌证 Ⅳ期内痔，外痔，内痔伴有肛门周围急慢性炎症或腹泻，内痔伴有严重肺结核、高血压及肝肾疾病、血液病，因腹腔肿瘤引起的内痔，妊娠期妇女。

4. 结扎疗法

（1）单纯结扎法　适应证：Ⅰ、Ⅱ期内痔。

（2）贯穿结扎法　适应证：Ⅱ、Ⅲ期内痔，对纤维型内痔更为适宜。

（3）胶圈套扎法　适应证：Ⅱ、Ⅲ期内痔及混合痔的内痔部分。

上述3种方法禁忌证：肛门周围有急性脓肿或湿疮者；内痔伴有痢疾或腹泻者；因腹腔肿瘤引起的内痔；内痔伴有严重肺结核、高血压及肝肾疾病或血液病者；临产期孕妇。

5. 术后常见反应　疼痛；小便困难；出血；发热；水肿。

考点4★　血栓性外痔的诊断与治疗

1. 诊断　多发于截石位3、9点，病前有便秘、饮酒或用力负重等诱因。肛门部突然剧烈疼痛，肛缘皮下有一触痛性肿物，排便、坐下、行走，甚至咳嗽等动作均可使疼痛加剧。

2. 辨证论治

辨证分型	治法	代表方剂
血热瘀结证	清热凉血，散瘀消肿	凉血地黄汤合活血散瘀汤加减

考点5★　息肉痔的概念

息肉痔是指直肠内黏膜上的赘生物，是一种常见的直肠良性肿瘤。其临床特点为肿物蒂小质嫩，其色鲜红，便后出血。分为单发性和多发性两种，前者多见于儿童，后者多见于青壮年。

考点6★★　息肉痔的治疗

1. 内治

辨证分型	治法	代表方剂
风伤肠络证	清热凉血，祛风止血	槐角丸加减
气滞血瘀证	活血化瘀，软坚散结	少腹逐瘀汤加减
脾气亏虚证	补益脾胃	参苓白术散加减

2. 外治　灌肠法适用于多发性息肉。
3. 其他疗法
（1）结扎法　适用于低位带蒂息肉。
（2）套扎法　适用于低位带蒂息肉。
（3）内镜下息肉切除术　适用于中高位直肠及结肠息肉。
（4）直肠结肠切除术　对高位多发性腺瘤，必要时可考虑。

考点7★★　肛痈的定义及特点

肛痈是指肛管直肠周围间隙发生急、慢性感染而形成的脓肿。相当于西医学的肛门直肠周围脓肿。

特点：多发病急骤，疼痛剧烈，伴高热，破溃后多形成肛漏。发病男性多于女性，尤以青壮年为多，主要表现为肛门周围疼痛、肿胀、有结块，伴有不同程度的发热、倦怠等全身症状。

考点8★★★　肛痈的治疗

1. 辨证论治

辨证分型	治法	代表方剂
热毒蕴结证	清热解毒	仙方活命饮、黄连解毒汤加减
火毒炽盛证	清热解毒透脓	透脓散加减
阴虚毒恋证	养阴清热，祛湿解毒	青蒿鳖甲汤合三妙丸加减

2. 手术方法

（1）脓肿一次切开法　适用于浅部脓肿。

（2）一次切开挂线法　适用于高位脓肿。

（3）分次手术　适用于体质虚弱或不愿住院治疗的深部脓肿。

考点9★★★　肛漏的临床表现与分类

1. 临床表现　①流脓。②疼痛。③瘙痒。

2. 分类　以外括约肌深部画线为标志，漏管经过此线以上者为高位，在此线以下者为低位。其分类如下：①低位单纯性肛漏：只有一个漏管，并通过外括约肌深层以下，内口在肛窦附近。②低位复杂性肛漏：漏管在外括约肌深层以下，有两个以上外口，或两条以上管道，内口在肛窦部位。③高位单纯性肛漏：仅有一条管道，漏管穿过外括约肌深层以上，内口位于肛窦部位。④高位复杂性肛漏：有两个以上外口及管道有分支窦道，其主管道通过外括约肌深层以上，有一个或两个以上内口。

考点10★★★　肛漏切开疗法和挂线疗法的适应证

1. 切开疗法　适用于低位单纯性肛漏和低位复杂性肛漏。对高位肛漏切开时，必须配合挂线疗法，以免造成肛门失禁。

2. 挂线疗法　适用于距离肛门4cm以内，有内外口的低位肛漏，亦作为复杂性肛漏切开疗法或切除疗法的辅助方法。

考点11★　肛裂的定义与特点

肛管的皮肤全层纵行裂开并形成感染性溃疡者称肛裂。临床上以肛门周期性疼痛、出血、便秘为主要特点。中医将本病称为"钩肠痔""裂痔"等。

考点12★★　肛裂的主要症状与分类

1. 主要症状　①周期性疼痛。②出血。③便秘。

2. 分类

（1）早期肛裂　发病时间较短，仅在肛管皮肤见一个小的溃疡，创面浅而色鲜红，边缘整齐而有弹性。

（2）陈旧性肛裂　裂口、栉膜带、赘皮性外痔、单口内漏、肛窦炎、肛乳头炎和肛乳头肥大等六种病理改变，成为陈旧性肛裂的特征。

考点13★　肛裂的辨证论治

辨证分型	治法	代表方剂
血热肠燥证	清热润肠通便	凉血地黄汤合脾约麻仁丸
阴虚津亏证	养阴清热润肠	润肠汤
气滞血瘀证	理气活血，润肠通便	六磨汤加红花、桃仁、赤芍等

考点14★★★　肛裂手术治疗的不同方法及其适应证

1. 扩肛法　适用于早期肛裂，无结缔组织外痔、肛乳头肥大等合并症者。

2. 切开疗法　适用于陈旧性肛裂，伴有结缔组织外痔、肛乳头肥大等。

3. 肛裂侧切术　适用于不伴有结缔组织外痔、皮下漏等的陈旧性肛裂。

4. 纵切横缝法　适用于陈旧性肛裂伴有肛管狭窄者。

考点15★★★　直肠脱垂的分度

1. Ⅰ度脱垂　为直肠黏膜脱出，脱出物淡红色，长3~5cm，触之柔软，无弹性，不易出血，便后可自行回纳。

2. Ⅱ度脱垂　为直肠全层脱出，脱出物长5~10cm，呈圆锥状，淡红色，表面为环状而有层次的黏膜皱襞，触之较厚，有弹性，肛门松弛，便后有时要用手回复。

3. Ⅲ度脱垂 直肠及部分乙状结肠脱出，长达10cm以上，呈圆柱形，触之很厚，肛门松弛无力。

考点16★ 脱肛的辨证论治

辨证分型	治法	代表方剂
脾虚气陷证	补气升提，收敛固涩	补中益气汤加减
湿热下注证	清热利湿	萆薢渗湿汤加减

考点17★ 脱肛的注射疗法

1. 黏膜下注射法 适用于Ⅰ、Ⅱ度直肠脱垂，以治疗Ⅰ度直肠脱垂效果最好。

2. 直肠周围注射法 适用于Ⅱ、Ⅲ度直肠脱垂。

考点18★★ 锁肛痔的主要症状及常用检查方法

1. 主要症状 初期表现为直肠黏膜或肛门皮肤有一突起小硬结，无明显症状，病情进一步发展可出现一系列症状。①便血是直肠癌最常见的早期症状。②排便习惯改变也是直肠癌常见的早期症状。③大便变形。④转移征象。

2. 常用检查方法 直肠指检是诊断直肠癌最重要的方法。

考点19★★ 锁肛痔的治疗

1. 内治

辨证分型	治法	代表方剂
湿热蕴结证	清热利湿	槐角地榆丸加减
气滞血瘀证	行气活血	桃红四物汤合失笑散加减
气阴两虚证	益气养阴，清热解毒	四君子汤合增液汤加减

2. 外治 灌肠疗法；敷药法。

3. 其他疗法 手术适用于癌肿局限在直肠壁或肛管，或只有局部淋巴结转移的病人。

第九单元 泌尿男性疾病

考点1★★ 子痈的概念及特点

子痈是指睾丸及附睾的化脓性疾病。中医称睾丸和附睾为肾子，故以名之。临证中分急性子痈与慢性子痈，以睾丸或附睾肿胀疼痛为特点。相当于西医的急、慢性附睾炎或睾丸炎。

考点2★★ 子痈的辨证论治

辨证分型	治法	代表方剂
湿热下注证	清热利湿，解毒消肿	枸橘汤或龙胆泻肝汤加减
气滞痰凝证	疏肝理气，化痰散结	橘核丸加减

考点3★ 子痰的含义、特点

子痰是发于肾子的疮痨性疾病。

特点：附睾有慢性硬结，逐渐增大，形成脓肿，溃破后脓液稀薄如痰，并夹有败絮样物质，易成窦道，经久不愈。中医文献称之为"穿囊漏"，相当于西医的附睾结核。

考点4★ 子痰的辨证论治

辨证分型	治法	代表方剂
浊痰凝结证	温经通络，化痰散结	阳和汤加减，配服小金丹
阴虚内热证	养阴清热，除湿化痰，佐以透脓解毒	滋阴除湿汤合透脓散加减
气血两亏证	益气养血，化痰消肿	十全大补汤加减，兼服小金丹

考点5★　尿石症的诊断

1. 上尿路结石　上尿路结石包括肾和输尿管结石，典型的临床症状是突然发作的肾或输尿管绞痛和血尿。疼痛为阵发性，并沿输尿管向下放射到下腹部、外阴部和大腿内侧。检查时肾区有叩击痛或压痛。

2. 膀胱结石　膀胱结石的典型症状为排尿中断并引起疼痛，放射至阴茎头和远端尿道。

3. 尿道结石　主要表现为排尿困难，排尿费力，呈点滴状，或出现尿流中断及急性尿潴留。排尿时疼痛明显，可放射至阴茎头部，后尿道结石可伴有会阴和阴囊部疼痛。

考点6★★　尿石症的辨证论治

结石横径小于1cm，且表面光滑，无肾功能损害者，可采用中药排石。

辨证分型	治法	代表方剂
湿热蕴结证	清热利湿，通淋排石	三金排石汤加减
气血瘀滞证	理气活血，通淋排石	金铃子散合石韦散加减
肾气不足证	补肾益气，通淋排石	济生肾气丸加减

考点7★★★　精浊的辨证论治

临床以辨证论治为主，抓住肾虚（本）、湿热（标）、瘀滞（变）三个基本病理环节。

辨证分型	治法	代表方剂
湿热蕴结证	清热利湿	八正散或龙胆泻肝汤加减
气滞血瘀证	活血祛瘀，行气止痛	前列腺汤加减
阴虚火旺证	滋阴降火	知柏地黄汤加减
肾阳虚损证	补肾助阳	济生肾气丸加减

第十单元 周围血管疾病

考点1★ 青蛇毒的临床表现

发病多见于筋瘤后期,部位以四肢多见(尤其多见于下肢),次为胸腹壁等处。

1. 初期(急性期) 在浅层脉络(静脉)径路上出现条索状柱,患处疼痛,皮肤发红,触之较硬,扪之发热,按压疼痛明显,肢体沉重,一般无全身症状。

2. 后期(慢性期) 患处遗有一条索状物,其色黄褐,按之如弓弦,可有按压疼痛,或结节破溃形成臁疮。

考点2★ 青蛇毒的辨证论治

辨证分型	治法	代表方剂
湿热瘀阻证	清热利湿,解毒通络	二妙散合茵陈赤豆汤加减
血瘀湿阻证	活血化瘀,行气散结	活血通脉汤加减
肝郁蕴结证	疏肝解郁,活血解毒	柴胡清肝汤或复元活血汤

考点3★★ 筋瘤的定义

筋瘤是以筋脉色紫、盘曲突起状如蚯蚓、形成团块为主要表现的浅表静脉病变。相当于西医的下肢静脉曲张。

考点4★★ 筋瘤的辨证论治

辨证分型	治法	代表方剂
劳倦伤气证	补中益气,活血舒筋	补中益气汤加减
寒湿凝筋证	暖肝散寒,益气通脉	暖肝煎合当归四逆汤加减
外伤瘀滞证	活血化瘀,和营消肿	活血散瘀汤加减

考点5★★　臁疮的辨证论治

辨证分型	治法	代表方剂
湿热下注证	清热利湿，和营解毒	二妙丸合五神汤加减
气虚血瘀证	益气活血，祛瘀生新	补阳还五汤合四妙汤加减

考点6★★　脱疽的特点

好发于四肢末端，以下肢多见，初起患肢末端发凉，怕冷，苍白，麻木，可伴间歇性跛行，继则疼痛剧烈，日久患趾（指）坏死变黑，甚至趾（指）节脱落。

考点7★★　脱疽的辨证论治

辨证分型	治法	代表方剂
寒湿阻络证	温阳散寒，活血通络	阳和汤加减
血脉瘀阻证	活血化瘀，通络止痛	桃红四物汤加减
湿热毒盛证	清热利湿，解毒活血	四妙勇安汤加减
热毒伤阴证	清热解毒，养阴活血	顾步汤加减
气阴两虚证	益气养阴	黄芪鳖甲汤加减

第十一单元　其他外科疾病

考点1★★★　烧伤面积的计算方法

1. 手掌法　伤员本人五指并拢时，一只手掌的面积占体表面积的1%。此法常用于小面积或散在烧伤的计算。

2. 中国九分法　将全身体表面积分为11个9等份。成人头、面、颈部为9%；双上肢为2×9%；躯干前后包括外阴部为3×9%；双下肢包括臀部为5×9%+1%。

3. 儿童烧伤面积计算法

头颈面部：9+（12-年龄）

双下肢：46-（12-年龄）

考点2★★★　烧伤深度的分类

分度		深度	创面表现	创面无感染的愈合过程
Ⅰ度(红斑)		达表皮角质层	红肿热痛，感觉过敏，表面干燥	2~3天后脱屑痊愈，无瘢痕
Ⅱ度(水疱)	浅Ⅱ度	达真皮浅层，部分生发层健在	剧痛，感觉过敏，有水疱，基底部呈均匀红色，潮湿，局部肿胀	1~2周愈合，无瘢痕，有色素沉着
	深Ⅱ度	达真皮深层，有皮肤附件残留	痛觉消失，有水疱，基底苍白，间有红色斑点，潮湿	3~4周愈合，可有瘢痕
Ⅲ度(焦痂)		达皮肤全层，甚至伤及皮下组织、肌肉和骨骼	痛觉消失，无弹力，坚硬如皮革样，蜡白、焦黄或炭化，干燥。干后皮下静脉阻塞如树枝状	2~4周焦痂脱落，形成肉芽创面，除小面积外，一般均进行植皮才能愈合，可形成瘢痕和瘢痕挛缩

考点3★★★　我国常见毒蛇的种类、有毒蛇与无毒蛇的区别

　　神经毒者有银环蛇、金环蛇、海蛇；血循毒者有蝰蛇、尖吻蝮蛇、竹叶青蛇和烙铁头蛇；混合毒者有眼镜蛇、眼镜王蛇和蝮蛇。

有毒蛇咬伤后,患部有<u>粗大而深的毒牙痕,</u>一般有 2~4 个毒牙痕。无毒蛇咬伤后牙痕呈锯齿状或弧形,数目多,浅小,大小一致,间距密。

考点 4★★ 肠痈的诊断要点

转移性右下腹痛和右下腹局限性压痛。

考点 5★★ 肠痈的辨证论治

辨证分型	治法	代表方剂
瘀滞证	行气活血,通腑泄热	大黄牡丹汤合红藤煎剂加减
湿热证	通腑泄热,解毒利湿透脓	复方大柴胡汤加减
热毒证	通腑排脓,养阴清热	大黄牡丹汤合透脓散加减

中医妇科学

第一单元　女性生殖器官

考点1★★★　女性生殖器官的别称

外阴别称阴户、四边。
阴道亦称产道。
宫颈口别称子门。

考点2★　女性生殖器官的功能

胞宫的生理功能：主司月经，孕育胎儿，分泌带液，发动分娩，排泄恶露。

第二单元　女性生殖生理

考点1★★　月经的生理

月经初潮年龄为13～15岁。月经周期为28～30天。经期（又称为行经期）为3～7天。月经量为50～80mL。

正常月经质色描述：色红略暗，质地正常，不凝结，无血块，无异味。

特殊的月经现象：①并月：身体无病，但月经定期2个月来潮一次。②居经：或称季经，身体无病，但月经定期3个月来潮一次。③避年：身体无病，但月经1年来潮一次。

④暗经：月经终生不潮但却能受孕。⑤激经：又称盛胎或垢胎，受孕初期仍能按月经周期有少量出血而无损于胎儿者。

考点2★★★　月经产生的机理

1. 脏腑与月经　五脏与月经都有关系，但与月经产生密切相关的是肾、肝、脾，其中最密切的是肾。

2. 天癸与月经　天癸，男女都有，是肾中精气充盛到一定程度时体内出现的具有促进人体生长、发育、生殖功能的一种精微物质。天癸来源于先天肾气，靠后天水谷精微不断滋养，逐渐成熟，后又随肾气的虚衰而竭止。

3. 气血与月经

4. 经络与月经　与妇女月经有关的经络有奇经八脉当中的冲、任、督、带。其中冲、任、督均起源于胞中，"一源而三歧"。

考点3★★★　妊娠的生理现象

①月经停闭。②脉滑。③妊娠反应。④子宫增大。⑤乳房变化：乳房自孕早期开始增大、发胀。乳头增大变黑，易勃起。乳晕加大变黑，乳晕外周有散在褐色小结节状隆起。⑥下腹膨隆。

考点4★★★　预产期的计算方法

从末次月经的第1天算起，月数加9（或减3），日数加7（阴历则加14）。

第三单元　妇科疾病的病因病机

考点1★★★　妇科疾病的病因

1. 寒、热、湿邪

2. 情志因素　七情内伤的病机复杂，关键为气机逆乱，以怒、思、恐为害尤甚。

3. 生活因素 ①房劳多产。②饮食不节。③劳逸失常。④跌仆损伤。⑤调摄失宜。

4. 体质因素

考点2★★　妇科疾病的病机

1. 脏腑功能失常　人体是以五脏为中心的有机整体，脏腑生理功能的紊乱和脏腑气血阴阳的失调，均可导致妇产科疾病，其中关系最密切的是<u>肾、肝、脾</u>三脏。

2. 气血失调

3. 冲任督带损伤

4. 胞宫、胞脉、胞络受损

5. 肾-天癸-冲任-胞宫轴失调

第四单元　月经病

考点1★　月经先期的概述

月经周期提前1~2周，连续2个月经周期以上者，称为"月经先期"，亦称"经期超前"或"经早"。

考点2★★★　月经先期的辨证论治

证候分型		治法	代表方剂
气虚证	脾气虚证	补脾益气，摄血调经	补中益气汤
	肾气虚证	补益肾气，固冲调经	固阴煎或归肾丸
血热证	阳盛血热证	清热凉血调经	清经散
	阴虚血热证	养阴清热调经	两地汤
	肝郁血热证	疏肝清热，凉血调经	丹栀逍遥散

考点3★　月经后期的概述

月经周期错后7天以上，甚至3~5个月一行，经期正常，连续2个月经周期以上者，称为"月经后期"。

考点4★★★　月经后期的辨证论治

证候分型		治法	代表方剂
肾虚证		补肾养血调经	当归地黄饮
血虚证		补血益气调经	大补元煎
血寒证	虚寒证	扶阳祛寒调经	温经汤（《金匮要略》）或艾附暖宫丸
	实寒证	温经散寒调经	温经汤（《妇人大全良方》）
气滞证		理气行滞调经	乌药汤
痰湿证		燥湿化痰，活血调经	芎归二陈汤

考点5★　月经先后无定期的概述

月经周期或前或后7天以上，连续3个周期以上者，称为"月经先后无定期"。

考点6★★★　月经先后无定期的辨证论治

证候分型	治法	代表方剂
肝郁证	疏肝理气调经	逍遥散
肾虚证	补肾调经	固阴煎

考点7★★　月经过多的辨证论治

证候分型	治法	代表方剂
气虚证	补气摄血固冲	举元煎或安冲汤
血热证	清热凉血，固冲止血	保阴煎加地榆、茜草
血瘀证	活血化瘀止血	失笑散加益母草、三七、茜草

考点 8★★　月经过少的辨证论治

证候分型	治法	代表方剂
肾虚证	补肾益精,养血调经	归肾丸或当归地黄饮
血虚证	养血益气调经	滋血汤或小营煎
血瘀证	活血化瘀调经	桃红四物汤或通瘀煎
痰湿证	化痰燥湿调经	苍附导痰丸或二陈加芎归汤

考点 9★　经期延长的概述

月经周期正常,行经时间超过 7 天以上,甚或 2 周方净者,称为"经期延长"。

考点 10★★★　经期延长的辨证论治

证候分型	治法	代表方剂
气虚证	补气摄血,固冲调经	举元煎加阿胶、炒艾叶、乌贼骨
虚热证	养阴清热止血	两地汤合二至丸
血瘀证	活血祛瘀止血	桃红四物汤合失笑散加味

考点 11★　经间期出血的概述

月经周期基本正常,在两次月经之间,即氤氲之时,发生周期性出血者,称为"经间期出血"。

考点 12★★★　经间期出血的辨证论治

证候分型	治法	代表方剂
肾阴虚证	滋肾养阴,固冲止血	两地汤合二至丸或加减一阴煎
脾气虚证	健脾益气,固冲摄血	归脾汤

续表

证候分型	治法	代表方剂
湿热证	清利湿热，固冲止血	清肝止淋汤去阿胶、红枣，加小蓟、茯苓
血瘀证	化瘀止血	逐瘀止血汤

考点 13★★　崩漏的概述

妇女不在行经期间阴道突然大量出血，或淋沥下血不断者，称为"崩漏"，前者称为"崩中"，后者称为"漏下"。经期延长达2周以上者，应属崩漏范畴。

考点 14★★　崩漏的病因病机

主要病机是冲任不固，不能制约经血，使子宫藏泻失常，引起冲任不固的常见原因有肾虚、脾虚、血热和血瘀。

考点 15★★★　崩漏的治疗原则和方法

崩漏的治疗原则为"急则治其标，缓则治其本"，灵活运用塞流、澄源、复旧三法。

考点 16★★★　崩漏的辨证论治

证候分型		治法	代表方剂
脾虚证		补气摄血，固冲止崩	固本止崩汤或固冲汤
肾虚证	肾气虚证	补肾益气，固冲止血	加减苁蓉菟丝子丸加党参、黄芪、阿胶
	肾阳虚证	温肾益气，固冲止血	右归丸加党参、黄芪、田七
	肾阴虚证	滋肾益阴，固冲止血	左归丸合二至丸或滋阴固气汤

续表

证候分型		治法	代表方剂
血热证	虚热证	养阴清热,固冲止血	上下相资汤
	实热证	清热凉血,固冲止血	清热固经汤
血瘀证		活血化瘀,固冲止血	逐瘀止血汤

考点 17★★★ 闭经的概述

女子年逾16周岁,月经尚未来潮,或月经来潮后又中断6个月以上者,称为"闭经",前者为原发性闭经,后者为继发性闭经。

考点 18★ 闭经的病因病机

闭经的发病机理主要是冲任气血失调,有虚、实两个方面,虚者由于精亏血少,冲任血海空虚,源断其流,无血可下;实者由于血流不通,冲任受限,血海阻隔,经血不得下行而致闭经。

考点 19★★★ 闭经的辨证论治

证候分型	治法	代表方剂
气血虚弱证	益气养血调经	人参养荣汤
肾气亏损证	补肾益气,调理冲任	加减苁蓉菟丝子丸加淫羊藿、紫河车
阴虚血燥证	养阴清热调经	加减一阴煎加丹参、黄精、女贞子、制香附
气滞血瘀证	理气活血,祛瘀通经	血府逐瘀汤
痰湿阻滞证	健脾燥湿化痰,活血调经	四君子汤合苍附导痰丸加当归、川芎
寒凝血瘀证	温经散寒,活血调经	温经汤(《妇人大全良方》)

考点 20★ 痛经的概述

凡在<u>经期</u>或<u>经行前后</u>,出现周期性小腹疼痛,或痛引腰骶,甚至剧痛晕厥者,称为"痛经",亦称"经行腹痛"。

考点 21★ 痛经的病因病机

<u>病位在子宫、冲任,以"不通则痛"或"不荣则痛"为主要病机。</u>

考点 22★★★ 痛经的辨证论治

证候分型	治法	代表方剂
气滞血瘀证	理气行滞,化瘀止痛	膈下逐瘀汤
寒凝血瘀证	温经散寒,化瘀止痛	少腹逐瘀汤
湿热瘀阻证	清热除湿,化瘀止痛	清热调血汤加车前子、薏苡仁、败酱草或银甲丸
气血虚弱证	益气养血,调经止痛	圣愈汤
肾气亏损证	补肾益精,养血止痛	益肾调经汤或调肝汤
阳虚内寒证	温经扶阳,暖宫止痛	温经汤(《金匮要略》)加附子、艾叶、小茴香

考点 23★★ 经行乳房胀痛的辨证论治

证候分型	治法	代表方剂
肝气郁结证	疏肝理气,和胃通络	逍遥散加麦芽、青皮、鸡内金
肝肾亏虚证	滋肾养肝,和胃通络	一贯煎或滋水清肝饮加麦芽、鸡内金
胃虚痰滞证	健胃祛痰,活血止痛	四物汤合二陈汤去甘草

考点 24★★　经行头痛的辨证论治

证候分型	治法	代表方剂
肝火证	清热平肝息风	羚角钩藤汤
血瘀证	化瘀通络	通窍活血汤
痰湿中阻证	燥湿化痰，通络止痛	半夏白术天麻汤加葛根、丹参
血虚证	养血益气	八珍汤加首乌、蔓荆子

考点 25★★　经行感冒的辨证论治

证候分型	治法	代表方剂
风寒证	解表散寒，和血调经	荆穗四物汤
风热证	疏风清热，和血调经	桑菊饮加当归、川芎
邪入少阳证	和解表里	小柴胡汤

考点 26★★　经行身痛的辨证论治

证候分型	治法	代表方剂
血虚证	养血益气，柔筋止痛	当归补血汤加白芍、鸡血藤、丹参、玉竹
血瘀证	活血通络，益气散寒止痛	趁痛散

考点 27★★★　经行泄泻的辨证论治

证候分型	治法	代表方剂
脾虚证	健脾渗湿，理气调经	参苓白术散
肾虚证	温阳补肾，健脾止泻	健固汤合四神丸

考点 28★★　经行浮肿的辨证论治

证候分型	治法	代表方剂
脾肾阳虚证	温肾化气，健脾利水	肾气丸合苓桂术甘汤
气滞血瘀证	理气行滞，养血调经	八物汤加泽泻、益母草

考点 29★　经行吐衄的概述

每逢经期前后，或正值行经之时，出现周期性衄血或吐血者，亦称"倒经""逆经"。

考点 30★★★　经行吐衄的辨证论治

证候分型	治法	代表方剂
肝经郁火证	清肝调经	清肝引经汤
肺肾阴虚证	滋阴养肺	顺经汤或加味麦门冬汤

考点 31★　经行情志异常的辨证论治

证候分型	治法	代表方剂
心血不足证	补血养心，安神定志	甘麦大枣汤合养心汤去川芎、半夏曲
肝经郁热证	清肝泄热，解郁安神	丹栀逍遥散酌加川楝子、生龙齿、代赭石
痰火上扰证	清热化痰，宁心安神	生铁落饮加郁金、川连

考点 32★★　绝经前后诸证的概述

妇女在绝经前后，围绕着月经紊乱或绝经而出现烘热面赤，进而汗出，精神倦怠，烦躁易怒，头晕目眩，耳鸣心悸，失眠健忘，腰酸背痛，手足心热等症状，称"绝经前后诸证"，又称"经断前后诸证"。本病相当于西医学的围绝经期综合征。

考点 33★　绝经前后诸证的病机

肾阴阳失调导致本病，另外，肾阴阳失调，常涉及其他脏腑，尤以心、肝、脾为主。

考点 34★★★　绝经前后诸证的辨证论治

证候分型	治法	代表方剂
肾阴虚证	滋养肾阴，佐以潜阳	左归丸合二至丸加制首乌、龟甲
肾阳虚证	温肾扶阳	右归丸加减
肾阴阳俱虚证	阴阳双补	二仙汤合二至丸加菟丝子、何首乌、龙骨、牡蛎
心肾不交证	滋阴补血，养心安神	天王补心丹

第五单元　带下病

考点 1★★　带下过多的病机

湿邪伤及任带二脉。

考点 2★★★　带下过多的辨证论治

证候分型	治法	代表方剂
脾虚证	健脾益气，升阳除湿	完带汤
肾阳虚证	温肾培元，固涩止带	内补丸
阴虚夹湿证	滋肾益阴，清热利湿	知柏地黄汤
湿热下注证	清利湿热，佐以解毒杀虫	止带方
热毒蕴结证	清热解毒	五味消毒饮加土茯苓、败酱草、鱼腥草、薏苡仁

考点3★　带下过少的病因病机

本病的主要病机是阴液不足，不能渗润阴道，常见病因是肝肾亏损，血枯瘀阻。

考点4★★　带下过少的辨证论治

证候分型	治法	代表方剂
肝肾亏损证	滋补肝肾，养精益血	左归丸加知母、肉苁蓉、紫河车、麦冬
血枯瘀阻证	补血益精，活血化瘀	小营煎加丹参、桃仁、牛膝

第六单元　妊娠病

考点1★★　妊娠病的治疗原则

胎元正常：治病与安胎并举。
胎元异常：下胎以益母。

考点2★★　妊娠期间用药的注意事项

1. 凡峻下、滑利、祛瘀、破血、耗气、散气及一切有毒药品，都应慎用或禁用。
2. 禁用影响胎儿正常发育的药物。
3. 慎用影响母体妊娠的药物，病情需要时，适量使用，但需严格掌握剂量和用药时间。
4. "衰其大半而止"。

考点3★　妊娠恶阻的概述

妊娠早期出现恶心呕吐，头晕厌食，甚至食入即吐者，称"妊娠恶阻"。

考点4★★★ 妊娠恶阻的病因病机

病机：冲气上逆，胃失和降。
病因：脾胃虚弱，肝胃不和，气阴两虚。

考点5★★★ 妊娠恶阻的辨证论治

证候分型	治法	代表方剂
脾胃虚弱证	健脾和胃，降逆止呕	香砂六君子汤
肝胃不和证	清肝和胃，降逆止呕	橘皮竹茹汤或苏叶黄连汤加姜半夏、枇杷叶、竹茹、乌梅
痰滞证	化痰除湿，降逆止呕	青竹茹汤

考点6★ 异位妊娠的概述

受精卵在子宫体腔以外着床发育，称为异位妊娠，俗称"宫外孕"。

考点7★★ 异位妊娠的诊断

1. 主要症状 停经、阴道不规则出血、腹痛等，或有腹部包块、晕厥、休克。

2. 妇科检查

（1）未破裂或流产 子宫略大、较软，可能触及一侧附件增粗，囊性，压痛明显。

（2）已破裂或流产 阴道后穹隆饱满、触痛，宫颈举痛、摇摆痛明显，可能有子宫漂浮感。

（3）实验室检查 尿妊娠试验阳性。B超提示包块或后穹隆、腹腔有液性暗区。若破裂或流产，后穹隆穿刺可抽出暗红色不凝固血液。

考点8★★★ 异位妊娠的辨证论治

证候分型		治法	代表方剂
未破损期		活血化瘀,消癥杀胚	宫外孕Ⅱ号方加蜈蚣、全蝎、紫草
已破损期	休克型	益气固脱,活血化瘀	生脉散合宫外孕Ⅰ号方
	不稳定型	活血祛瘀,佐以益气	宫外孕Ⅰ号方
	包块型	活血祛瘀消癥	宫外孕Ⅱ号方

考点9★★ 胎漏、胎动不安的概述及鉴别

妊娠期间,阴道不时有少量出血,时出时止,或淋沥不断,而无腰酸、腹痛、小腹下坠者,称为"胎漏",也称"胞漏""漏胎"。妊娠期间出现腰酸、腹痛、小腹下坠,或伴有少量阴道出血者,称"胎动不安"。

胎动不安与胎漏有别,胎漏仅见出血,胎动不安则既有腰腹疼痛,又可见阴道出血,故二者以有无腰腹疼痛为鉴别要点。

本病类似于西医学之"先兆流产"。

考点10★ 胎漏、胎动不安的病因病机

病因:虚、瘀、热。
病机:冲任损伤,胎元不固。

考点11★★★ 胎漏、胎动不安的辨证论治

证候分型	治法	代表方剂
肾虚证	补肾健脾,益气安胎	寿胎丸加党参、白术或滋肾育胎丸

续表

证候分型	治法	代表方剂
血热证	清热凉血，养血安胎	保阴煎或当归散
气血虚弱证	补气养血，固肾安胎	胎元饮
血瘀证	活血化瘀，补肾安胎	桂枝茯苓丸合寿胎丸

考点12★★ 滑胎的概述

凡堕胎或小产连续发生3次或3次以上者，称为"滑胎"，又称"数堕胎"。

考点13★★ 滑胎的病机

滑胎的主要机理为<u>母体冲任损伤和胎元不健</u>。

考点14★★★ 滑胎的辨证论治

证候分型		治法	代表方剂
肾虚证	肾气不足证	补肾健脾，固冲安胎	补肾固冲丸
	肾阳亏虚证	温补肾阳，固冲安胎	肾气丸去泽泻，加菟丝子、杜仲、白术
	肾精亏虚证	补肾填精，固冲安胎	育阴汤
脾肾虚弱证		补肾健脾，养血安胎	安奠二天汤
气血虚弱证		益气养血，固冲安胎	泰山磐石散
血热证		清热养血，滋肾安胎	保阴煎合二至丸加白术
血瘀证		祛瘀消癥，固冲安胎	桂枝茯苓丸合寿胎丸

考点15★ 子肿的概述

妊娠中晚期，孕妇出现肢体面目肿胀者称"子肿"，又称"妊娠肿胀"。

考点16★★ 子气、子满、皱脚、脆脚的含义

①自膝至足肿,小水长者,属湿气为病,故名曰子气。②妊娠5~6个月后出现腹大异常,遍身俱肿,腹胀而喘,名曰子满。③但两脚肿而肤厚者,属湿,名曰皱脚。④皮薄者属水,名曰脆脚。

考点17★★★ 子肿的辨证论治

证候分型	治法	代表方剂
脾虚证	健脾利水	白术散加砂仁或健脾利水汤
肾虚证	补肾温阳,化气利水	真武汤或肾气丸
气滞证	理气行滞,除湿消肿	天仙藤散或正气天香散

考点18★★ 妊娠小便淋痛的病因病机

病因:总因于热。
基本病机:热灼膀胱,气化失司,水道不利。

考点19★★ 妊娠小便淋痛的辨证论治

证候分型	治法	代表方剂
阴虚津亏证	滋阴清热,润燥通淋	知柏地黄丸加麦冬、五味子、车前子
心火偏亢证	清心泻火,润燥通淋	导赤散加玄参、麦冬
湿热下注证	清热利湿,润燥通淋	加味五苓散

考点20★★ 妊娠小便不通的概述

妊娠期间,小便不通,甚至小腹胀急疼痛,心烦不得卧,称为"妊娠小便不通",又称"转胞"或"胞转"。常见于妊娠中晚期。

考点21★★ 妊娠小便不通的辨证论治

证候分型	治法	代表方剂
肾虚证	温肾补阳，化气行水	肾气丸去丹皮、附子，加巴戟天、菟丝子
气虚证	补中益气，导溺举胎	益气导溺汤

第七单元 产后病

考点1★★★ 产后几个"三"

1. 三冲 <u>冲心、冲胃、冲肺。</u>

2. 三病 <u>病痉，病郁冒，大便难。</u>

3. 三急 <u>呕吐、盗汗、泄泻。</u>

4. 三审 <u>先审小腹痛与不痛，以辨有无恶露停滞；次审大便通与不通，以验津液的盛衰；再审乳汁行与不行和饮食多少，以察胃气的强弱。</u>

5. 三禁 <u>禁大汗以防亡阳；禁峻下以防亡阴；禁通利小便以防亡津液。</u>

考点2★ 产后发热的概述

<u>在产褥期间，出现发热持续不退，或突然高热寒战，并伴有其他症状者，称为"产后发热"。</u>

考点3★★★ 产后发热的辨证论治

证候分型	治法	代表方剂
感染邪毒证	清热解毒，凉血化瘀	五味消毒饮合失笑散加减或解毒活血汤加减

续表

证候分型	治法	代表方剂
外感证	养血祛风，疏解表邪	荆防四物汤加防风、苏叶或参苏饮
血瘀证	活血化瘀，和营退热	生化汤加味或桃红消瘀汤
血虚证	补血益气，和营退热	八珍汤加减

考点4★　产后腹痛的概述

产妇在产褥期内，发生与分娩或产褥有关的小腹疼痛，称为"产后腹痛"。

考点5★★　产后腹痛的辨证论治

证候分型	治法	代表方剂
气血两虚证	补血益气，缓急止痛	肠宁汤或内补当归建中汤或当归生姜羊肉汤
瘀滞子宫证	活血化瘀，温经止痛	生化汤加益母草或散结定痛汤或补血定痛汤

考点6★　产后身痛的概述

产妇在产褥期内，出现肢体或关节酸楚、疼痛、麻木、重着者，称"产后身痛"，俗称"产后风"。

考点7★★★　产后身痛的辨证论治

证候分型	治法	代表方剂
血虚证	养血益气，温经通络	黄芪桂枝五物汤加当归、秦艽、丹参、鸡血藤
风寒证	养血祛风，散寒除湿	独活寄生汤或趁痛散、防风汤

续表

证候分型	治法	代表方剂
血瘀证	养血活血，化瘀祛湿	身痛逐瘀汤加毛冬青、忍冬藤、益母草、木瓜
肾虚证	补肾养血，强腰壮骨	养荣壮肾汤加秦艽、熟地黄

考点8★★　产后恶露不绝的概述

产后血性恶露持续10天以上仍淋沥不断者，称为"恶露不绝"，又称"恶露不尽"。相当于西医学的子宫复旧不良、晚期产后出血等。

考点9★★★　产后恶露不绝的辨证论治

证候分型	治法	代表方剂
气虚证	补气摄血固冲	补中益气汤加艾叶、阿胶、益母草
血瘀证	活血化瘀止血	生化汤加益母草、炒蒲黄
血热证	养阴清热止血	保阴煎加益母草、七叶一枝花、贯众

考点10★　缺乳的概述

产妇在哺乳期内，<u>乳汁甚少或全无</u>，称为"缺乳"，又称"乳汁不行""乳汁不足"。

考点11★★★　缺乳的辨证论治

证候分型	治法	代表方剂
气血虚弱证	补气养血，佐以通乳	通乳丹
肝郁气滞证	疏肝解郁，通络下乳	下乳涌泉散
痰浊阻滞证	健脾化痰通乳	苍附导痰丸合漏芦散

第八单元 妇科杂病

考点1★★★ 癥瘕的概述

妇女下腹结块,或胀,或痛,或满,或异常出血者,称为癥瘕。癥,有形可征,固定不移,推揉不散,痛有定处,病属血分。瘕,假聚成形,聚散无常,推之可移,痛无定处,病属气分。

考点2★★★ 癥瘕的辨证论治

证候分型	治法	代表方剂
气滞血瘀证	行气活血,化瘀消癥	香棱丸或大黄䗪虫丸
痰湿瘀结证	化痰除湿,活血消癥	苍附导痰丸合桂枝茯苓丸
湿热瘀阻证	清热利湿,化瘀消癥	大黄牡丹汤
肾虚血瘀证	补肾活血,消癥散结	补肾祛瘀方或益肾调经汤

考点3★ 盆腔炎的概述

女性内生殖器及其周围的结缔组织、盆腔腹膜发生的炎症,称为盆腔炎,分为急性和慢性两种。急性盆腔炎继续发展可转化为慢性盆腔炎。

考点4★★★ 盆腔炎性疾病后遗症的诊断

1. 急性盆腔炎的诊断

(1) 病史 近期有经行、产后、妇产科手术、房事不洁等发病因素。

(2) 临床表现 呈急性病容,辗转不安,面部潮红,高热不退,小腹部疼痛难忍,赤白带下或恶露量多,甚至伴有脓血,亦可伴有腹胀、腹泻、尿频、尿急等症状。

(3) 检查 ①妇科检查: 小腹部紧张, 压痛, 反跳痛; 阴道充血, 脓血性分泌物多; 宫颈充血, 宫体压痛拒按, 宫体两侧压痛明显, 甚则触及包块; 盆腔形成脓肿, 脓肿位置较低者则后穹隆饱满, 有波动感。②辅助检查: 血常规检查见白细胞升高, 中性粒细胞升高更明显; 阴道、宫颈分泌物或血培养可见致病菌; 后穹隆穿刺可吸出脓液; B超可见盆腔内有炎性渗出液或肿块。

2. 慢性盆腔炎的诊断

(1) 病史 既往有急性盆腔炎、阴道炎、节育或妇科手术史, 或不洁性生活史。

(2) 临床表现 下腹部疼痛, 痛连腰骶, 可伴有低热起伏, 易疲劳, 劳则复发, 带下增多, 月经不调, 甚至不孕。

(3) 检查 子宫触压痛, 活动受限, 宫体一侧或两侧附件增厚、压痛, 甚则触及炎性肿块。盆腔B超、子宫输卵管造影及腹腔镜检查有助于诊断。

考点5★★★ 急、慢性盆腔炎的辨证论治

证候分型		治法	代表方剂
急性盆腔炎	热毒炽盛证	清热解毒, 利湿排脓	五味消毒饮合大黄牡丹汤
	湿热瘀结证	清热利湿, 化瘀止痛	仙方活命饮加薏苡仁、冬瓜仁

续表

证候分型		治法	代表方剂
慢性盆腔炎	湿热瘀结证	清热利湿，化瘀止痛	银甲丸或当归芍药散加丹参、毛冬青、忍冬藤、田七
	气滞血瘀证	活血化瘀，理气止痛	膈下逐瘀汤
	寒湿凝滞证	祛寒除湿，活血化瘀	少腹逐瘀汤
	气虚血瘀证	益气健脾，化瘀散结	理冲汤

考点6★★　不孕症的概述

凡女子婚后未避孕，有正常性生活，同居1年以上，而未受孕者，称原发性不孕。曾有过妊娠，而后未避孕，又连续1年以上未再受孕者，称继发性不孕。

考点7★★★　不孕症的辨证论治

证候分型		治法	代表方剂
肾虚证	肾气虚证	补肾益气，温养冲任	毓麟珠
	肾阳虚证	温肾暖宫，调补冲任	温胞饮或右归丸
	肾阴虚证	滋肾养血，调补冲任	养精种玉汤
肝气郁结证		疏肝解郁，理血调经	开郁种玉汤加减
瘀滞胞宫证		逐瘀荡胞，调经助孕	少腹逐瘀汤加减
痰湿内阻证		燥湿化痰，理气调经	苍附导痰丸

考点8★★　阴痒的概述

妇女外阴及阴道瘙痒，甚则痒痛难忍，坐卧不宁，或伴有带下增多等,称为"阴痒"。

考点9★★★　阴痒的辨证论治

证候分型	治法	代表方剂
肝经湿热证	清热利湿,杀虫止痒	龙胆泻肝汤或萆薢渗湿汤,外用蛇床子散
肝肾阴虚证	滋阴补肾,清肝止痒	知柏地黄汤加当归、栀子、白鲜皮

考点10★　阴挺的概述

子宫从正常位置沿阴道下降,宫颈外口达坐骨棘水平以下,甚至子宫全部脱于阴道口以外,称"阴挺"。常合并阴道前壁和后壁膨出,也称"阴脱""产肠不收""阴菌"等。本病相类于西医的"子宫脱垂"。

考点11★★★　子宫脱垂的诊断与分度

根据患者平卧并用力向下屏气时子宫下降的程度,将子宫脱垂分为3度。

Ⅰ度　轻型,宫颈外口距处女膜缘<4cm,未达处女膜缘;重型,宫颈已达处女膜缘,阴道口可见宫颈。

Ⅱ度　轻型,宫颈脱出阴道口,宫体仍在阴道内;重型,宫颈及部分宫体脱出阴道口。

Ⅲ度　宫颈与宫体全部脱出于阴道口外。

考点12★★★　子宫脱垂的辨证论治

证候分型	治法	代表方剂
气虚证	补中益气,升阳举陷	补中益气汤加金樱子、杜仲、续断
肾虚证	补肾固脱,益气升提	大补元煎加黄芪

第九单元　计划生育

考点1★　宫内节育器的适应证和禁忌证

1. 适应证　已婚育龄妇女,愿意选用而无禁忌证者均可放置。

2. 禁忌证　①月经紊乱,如过多过频,重度痛经等。②生殖道炎症。③生殖器官肿瘤。④子宫畸形。⑤宫颈口过松、重度陈旧性宫颈裂伤或子宫脱垂。⑥严重全身性疾患。⑦必须排除妊娠。

考点2★　人工流产的适应证和禁忌证

1. 适应证　①因避孕失败要求终止妊娠者。②因各种疾病不宜继续妊娠者。

2. 禁忌证　①各种疾病的急性期或有严重全身性疾患者。②生殖器官急性炎症者。③妊娠剧吐酸中毒尚未纠正者。④术前相隔4小时,2次体温在37.5℃以上者。

考点3★　人工流产的并发症

①人工流产综合征。②子宫穿孔。③人流不全。④宫颈或宫颈管内口粘连。⑤术后感染。

考点4★　药物流产的适应证

18~40岁的健康育龄妇女;正常宫内妊娠7周以内;自愿要求药物终止妊娠的健康妇女;高危人流对象;对手术流产有恐惧心理者。

中医儿科学

第一单元 儿科学基础

考点1★★ 年龄分期的标准和特点

1. 胎儿期 从男女生殖之精相合而受孕,直至分娩断脐,胎儿出生。

2. 新生儿期 从出生后脐带结扎开始,至生后满28天。此期应注意保暖。

3. 婴儿期 出生后至满1周岁为婴儿期,其中包括新生儿期。此期容易发生肺系疾病、脾系疾病及各种传染病。

4. 幼儿期 1周岁后至满3周岁为幼儿期。此期易于发生中毒、烫伤等意外事故。

5. 学龄前期 3周岁后到满7周岁为学龄前期,学龄前期儿童容易发生意外伤害,应注意防护。

6. 学龄期 7周岁后至青春期来临(女12岁,男13岁)称学龄期。此期应注意防止近视和龋齿。

7. 青春期 一般女孩自11~12岁到17~18岁,男孩自13~14岁到18~20岁。青春期体格发育出现第二次高峰,容易出现各种身心疾病,应做好此时期的生理卫生教育。

考点2★★★ 常用体格发育生理常数

1. 体重正常值及临床意义 出生时体重约为3kg,出生后前半年平均每月增长约0.7kg,后半年平均每月增长约0.5kg,1周岁以后平均每年增加约2kg。临床可用以下公式推算小儿体重:

≤6个月   体重(kg)=出生时体重(kg)+0.7×月龄
7~12个月 体重(kg)=6+0.25×月龄
2岁以上   体重(kg)=8+2×年龄

2. 身长测定方法及正常值 出生时身长约为50cm。生后第一年增长约25cm,其中前3个月约增长12cm。第二年身长增长约10cm。2周岁后至青春期,每年身高增长约7cm。

推算2岁后至12岁儿童的身高:

身高(cm)=75+7×年龄

3. 囟门闭合时间 前囟应在小儿出生后的12~18个月闭合。后囟在部分小儿出生时就已闭合,未闭合者应在出生后2~4个月内闭合。

4. 头围和胸围的正常值 新生儿头围约为34cm,1周岁时约46cm,2周岁时48cm。新生儿胸围约32cm,1岁时约44cm,接近头围。

5. 乳牙萌出时间及数目正常值 生后4~10个月乳牙开始萌出,乳牙约在2~2.5岁出齐。2岁以内乳牙颗数可用以下公式推算:

乳牙数=月龄-4(或6)

6. 呼吸、脉搏、血压与年龄增长的关系 小儿呼吸、脉搏的正常频率,随着年龄增长而逐渐减低;小儿血压的正常值,随着年龄增长而逐渐增高。

收缩压(mmHg)=80+2×年龄
舒张压(mmHg)=收缩压×2/3

考点3★　小儿运动发育规律

小儿动作发育遵循一定的规律,发育顺序是<u>由上向下、由粗到细、由不协调到协调</u>。

粗动作发育过程可归纳为"<u>二抬四撑六会坐,七滚八爬周会走</u>"。

考点4★★★　小儿生理病理特点

1. 小儿生理的基本特点　①脏腑娇嫩,形气未充(稚阴稚阳)。②生机蓬勃,发育迅速(纯阳)。

2. 小儿病理的基本特点　①发病容易,传变迅速。②脏气清灵,易趋康复。

考点5★★　察指纹的具体方法

指纹的辨证纲要,可以归纳为"<u>浮沉分表里,红紫辨寒热,淡滞定虚实,三关测轻重</u>"。

考点6★★★　小儿的中药用量

新生儿用成人量的1/6,乳婴儿用成人量的1/3,幼儿用成人量的1/2,学龄儿童用成人量的2/3或接近成人用量。

第二单元　儿童保健

考点1★★　新生儿的特殊生理现象

新生儿两侧颊部各有一个脂肪垫隆起,称为"<u>螳螂子</u>"。新生儿上腭中线和齿龈部位有散在黄白色、碎米大小隆起颗粒,称为"马牙"。女婴生后3~5天<u>乳房隆起如蚕豆到鸽蛋大小。女婴生后5~7天阴道有少量流血,持续1~3天自止者,是为假月经</u>。此外,还有<u>新生儿生理</u>

性黄疸等。这些均属于新生儿的特殊生理状态。

考点2★★★　母乳喂养的优点及断乳时间

1. 生后6个月之内以母乳为主要食品者，称为母乳喂养。

母乳喂养的优点：

（1）母乳中含有最适合婴儿生长发育的各种营养素，易于被消化和吸收。

（2）母乳中含有丰富的免疫活性物质，可增强婴儿抗感染能力。

（3）母乳温度及泌乳速度适宜，新鲜无细菌污染，简便经济。

（4）母乳喂养有利于增进母子感情。

（5）产后哺乳可促进母体子宫收缩复原，推迟月经复潮，不易怀孕，减少乳母患乳腺癌和卵巢肿瘤的可能性。

2. 出生8~12个月时可以完全断乳。

考点3★★　添加辅助食品的原则

由少到多，由稀到稠，由细到粗，由一种到多种，在婴儿健康、消化功能正常时逐步添加。

第三单元　新生儿疾病

考点1★　胎黄的概述

胎黄以婴儿出生后皮肤、面目出现黄疸为特征，因与胎禀因素有关，故称"胎黄"或"胎疸"。相当于西医学的新生儿黄疸。

考点2★★　胎黄的病变脏腑

胎黄的病变脏腑在<u>肝胆、脾胃。</u>

考点3★★★　　胎黄的诊断

1. 生理性黄疸　生理性黄疸大多在生后2~3天出现，4~6天达高峰，足月儿在生后2周消退，早产儿可持续至3~4周。黄疸程度较轻（足月儿血清总胆红素≤221μmol/L，早产儿≤257μmol/L）。除有轻微食欲不振外，一般无其他临床症状。

2. 病理性黄疸　<u>出现早</u>（在生后24小时内即出现黄疸），<u>发展快</u>（血清总胆红素每日上升幅度>85.5μmol/L或每小时上升幅度>8.5μmol/L），<u>程度重</u>（足月儿血清总胆红素>221μmol/L，早产儿>257μmol/L），<u>消退迟</u>（黄疸持续时间，足月儿>2周，早产儿>4周）或消退后复现，3周后仍不消退。常伴有不欲吮乳、口渴便秘、发热，或精神萎靡、肢凉纳呆、大便溏薄，甚或右胁下痞块质硬、肚腹膨胀、青筋显露等。

考点4★★★　　胎黄的辨证论治

证候分型		治法	代表方剂
常证	湿热郁蒸证	清热利湿退黄	茵陈蒿汤
	寒湿阻滞证	温中化湿退黄	茵陈理中汤
	气滞血瘀证	行气化瘀消积	血府逐瘀汤
变证	胎黄动风证	平肝息风，利湿退黄	羚角钩藤汤
	胎黄虚脱证	大补元气，温阳固脱	参附汤合生脉散

考点5★★　胎黄的光照治疗

1. 最好选择蓝光。

2. 尽量裸露，用黑布遮盖，保护眼睛和生殖器。

3. 光疗时不显性失水增加，因此光疗时液体入量应增加15%~20%。

4. 光疗时可出现发热、腹泻、皮疹、青铜症等，停止光疗可痊愈。

第四单元　肺系病证

考点1★★　小儿感冒的概述

感冒是感受外邪引起的一种疾病，以发热、鼻塞流涕、喷嚏、咳嗽为主要临床特征，是儿科最常见的疾病。小儿具有肺脏娇嫩、脾常不足、肝火易亢的生理特点，患感冒后易出现夹痰、夹滞、夹惊的兼夹证。

考点2★★★　小儿感冒的辨证论治

	证候分型	治法	代表方剂
主证	风寒感冒证	辛温解表，疏风散寒	荆防败毒散
	风热感冒证	辛凉解表，疏风清热	银翘散
	暑邪感冒证	清暑解表，化湿和中	新加香薷饮
	时邪感冒证	清瘟解表消毒	银翘散合普济消毒饮
兼证	感冒夹痰证	风寒夹痰者，辛温解表，宣肺化痰；风热夹痰者，辛凉解表，清肺化痰	在疏风解表基础上，风寒夹痰者加二陈汤、三拗汤；风热夹痰者加桑菊饮、黛蛤散
	感冒夹滞证	解表兼以消食导滞	在疏风解表基础上加用保和丸
	感冒夹惊证	解表兼以清热镇惊	在疏风解表基础上加用镇惊丸

考点3★　乳蛾的概述

乳蛾以咽痛、喉核红肿，甚则溃烂化脓为特征。本病属西医学"扁桃体炎"范畴。常由链球菌感染引起。多见于4岁以上小儿。

考点4★　乳蛾的辨证论治

证候分型	治法	代表方剂
风热搏结证	疏风清热，利咽消肿	银翘马勃散
热毒炽盛证	清热解毒，利咽消肿	牛蒡甘桔汤
肺胃阴虚证	养阴润肺，软坚利咽	养阴清肺汤

考点5★　咳嗽的病因病机

主要外因为感受风邪，主要内因为肺脾虚弱。<u>病变部位在肺，常涉及脾，基本病机为肺失宣肃</u>。

考点6★★★　咳嗽的辨证论治

咳嗽辨证首辨外感内伤，次辨寒热虚实。基本治疗原则为宣通肺气。

证候分型		治法	代表方剂
外感咳嗽	风寒咳嗽证	疏风散寒，宣肺止咳	杏苏散、金沸草散
	风热咳嗽证	疏风解热，宣肺止咳	桑菊饮
	风燥咳嗽证	疏风清肺，润燥止咳	清燥救肺汤、桑杏汤
内伤咳嗽	痰热咳嗽证	清热化痰，宣肺止咳	清金化痰汤、清气化痰汤
	痰湿咳嗽证	燥湿化痰，宣肺止咳	二陈汤
	气虚咳嗽证	健脾补肺，益气化痰	六君子汤
	阴虚咳嗽证	滋阴润燥，养阴清肺	沙参麦冬汤

考点7★★ 肺炎喘嗽的概述

肺炎喘嗽是小儿时期常见的一种肺系疾病,临床以发热、咳嗽、痰壅、气喘,肺部闻及中细湿啰音,X线胸片见炎性阴影为主要表现,重者可见张口抬肩、呼吸困难、面色苍白、口唇青紫等。

考点8★★★ 肺炎喘嗽的病机

本病病位在肺,病机为肺气闭郁,痰热是其病理产物。

考点9★★★ 肺炎喘嗽的辨证论治

肺炎喘嗽治疗,以开肺化痰、止咳平喘为基本原则。

证候分型		治法	代表方剂
常证	风寒闭肺证	辛温宣肺,化痰止咳	华盖散
	风热闭肺证	辛凉宣肺,化痰止咳	麻杏石甘汤
	痰热闭肺证	清热涤痰,开肺定喘	麻杏石甘汤合葶苈大枣泻肺汤
	毒热闭肺证	清热解毒,泻肺开闭	黄连解毒汤合麻杏石甘汤
	阴虚肺热证	养阴清肺,润肺止咳	沙参麦冬汤
	肺脾气虚证	补肺益气,健脾化痰	人参五味子汤
变证	心阳虚衰证	温补心阳,救逆固脱	参附龙牡救逆汤
	邪陷厥阴证	清心开窍,平肝息风	羚角钩藤汤合牛黄清心丸

考点10★ 哮喘的发病特点

哮喘是小儿时期常见的肺系疾病。临床以反复发作,发作时喘促气急、喉间哮鸣、呼吸困难、张口抬肩、摇身撷肚为主要特征。

考点 11★★ 哮喘的病机

哮喘的病机关键在痰伏于肺，形成夙根，遇触即发。

考点 12★★★ 哮喘的辨证论治

证候分型		治法	代表方剂
发作期	风寒束肺证	温肺散寒，涤痰定喘	小青龙汤合三子养亲汤
	痰热阻肺证	清肺涤痰，止咳平喘	麻杏石甘汤合苏葶丸
	外寒内热证	解表清里，止咳定喘	大青龙汤
	肺实肾虚证	泻肺平喘，补肾纳气	偏于肺实者，用苏子降气汤；偏于肾虚者，用都气丸合射干麻黄汤
缓解期	肺脾气虚证	补肺固表，健脾益气	玉屏风散合人参五味子汤
	脾肾阳虚证	温补脾肾，固摄纳气	金匮肾气丸
	肺肾阴虚证	养阴清热，敛肺补肾	麦味地黄丸

考点 13★ 反复呼吸道感染的发病特点

反复呼吸道感染指呼吸道感染（包括上呼吸道感染和下呼吸道感染）年发病在一定次数以上者。以感冒、乳蛾、咳嗽、肺炎喘嗽在一段时间内反复发作、经久不愈为主要临床特征。反复感染患儿称为复感儿。

考点 14★★★ 反复呼吸道感染的诊断

按不同年龄每年呼吸道感染的次数诊断。

年龄（岁）	上呼吸道感染	上呼吸道感染	
		气管支气管炎	肺炎
0~2	7	3	2
3~5	6	2	2
6~14	5	2	2

考点15★★★ 反复呼吸道感染的辨证论治

证候分型	治法	代表方剂
肺脾气虚证	补肺固表，健脾益气	玉屏风散合六君子汤
营卫失调证	调和营卫，益气固表	黄芪桂枝五物汤
脾肾两虚证	温补肾阳，健脾益气	金匮肾气丸合理中丸
肺脾阴虚证	养阴润肺，益气健脾	生脉散合沙参麦冬汤

第五单元 脾系病证

考点1★ 鹅口疮的概述

鹅口疮是以口腔、舌上满布白屑为主要临床特征的一种口腔疾病。因其状如鹅口，故称鹅口疮。因其色白如雪片，故又名"雪口"。

考点2★★★ 鹅口疮的辨证论治

证候分型	治法	代表方剂
心脾积热证	清心泻脾	清热泻脾散
虚火上浮证	滋阴降火	知柏地黄丸

考点3★ 口疮的概述

小儿口疮，以齿龈、舌体、两颊、上颚等处出现黄白色溃疡，疼痛流涎，或伴发热为特征。若满口糜烂，色红作痛者，称为口糜；溃疡只发生在口唇两侧，称为燕口疮。

考点 4 ★★★　口疮的辨证论治

证候分型	治法	代表方剂
风热乘脾证	疏风散火，清热解毒	银翘散
心火上炎证	清心凉血，泻火解毒	泻心导赤散
虚火上浮证	滋阴降火，引火归原	六味地黄丸加肉桂

考点 5 ★　泄泻的概述

泄泻是以大便次数增多，粪质稀薄或如水样为特征的一种小儿常见病。本病一年四季均可发生，<u>以夏秋季节发病率为高。2岁以下小儿发病率高</u>。

考点 6 ★★★　泄泻的辨证论治

泄泻的治疗，以运脾化湿为基本原则。

	证候分型	治法	代表方剂
常证	湿热泻证	清肠解热，化湿止泻	葛根黄芩黄连汤
	风寒泻证	疏风散寒，化湿和中	藿香正气散
	伤食泻证	运脾和胃，消食化滞	保和丸
	脾虚泻证	健脾益气，助运止泻	参苓白术散
	脾肾阳虚泻证	温补脾肾，固涩止泻	附子理中汤合四神丸
变证	气阴两伤证	健脾益气，酸甘敛阴	人参乌梅汤
	阴竭阳脱证	挽阴回阳，救逆固脱	生脉散合参附龙牡救逆汤

考点 7 ★★　厌食的概述

厌食是小儿时期的一种常见病证，临床以<u>较长时期厌恶进食，食量减少</u>为特征。

考点8★★ 厌食的病因病机

其病变脏腑主要在脾胃。病机为脾胃不和,纳化失职。

考点9★★★ 厌食的辨证论治

厌食的治疗,以运脾开胃为基本原则。

证候分型	治法	代表方剂
脾失健运证	调和脾胃,运脾开胃	不换金正气散
脾胃气虚证	健脾益气,佐以助运	异功散、参苓白术散
脾胃阴虚证	滋脾养胃,佐以助运	养胃增液汤、益胃汤

考点10★ 积滞的概述

积滞是指小儿内伤乳食,停聚中焦,积而不化,气滞不行所形成的一种胃肠疾患。以不思乳食,食而不化,脘腹胀满,嗳气酸腐,大便溏薄或秘结酸臭为特征。

考点11★★ 积滞的病因病机

积滞病位在脾、胃,病机关键为乳食停聚中脘,积而不化,气滞不行。

考点12★★★ 积滞与厌食的鉴别

积滞以不思乳食,食而不化,脘腹胀满,嗳气酸腐,大便溏泄或便秘,气味酸臭为特征。厌食为长期食欲不振,厌恶进食,一般无脘腹胀满、大便酸臭等症状。

考点13★★★ 积滞的辨证论治

本病治疗以消食化积、理气行滞为基本原则。

证候分型	治法	代表方剂
乳食内积证	消乳化湿,和中导滞	乳积者,选消乳丸;食积者,选保和丸
脾虚夹积证	健脾助运,消食化滞	健脾丸

考点 14★★　疳证的概述

疳证是由喂养不当或多种疾病影响,导致脾胃受损,气液耗伤而形成的一种慢性疾病。临床以<u>形体消瘦、面色无华,毛发干枯,精神萎靡或烦躁,饮食异常</u>为特征。

考点 15★★★　疳证的病因病机

疳证的病变部位主要在<u>脾、胃</u>,基本病理改变为<u>脾胃受损,气血津液耗伤</u>。

考点 16★★★　疳证的辨证论治

证候分型		治法	代表方剂
常证	疳气证	调脾健运	资生健脾丸
	疳积证	消积理脾	肥儿丸
	干疳证	补益气血	八珍汤
兼证	眼疳证	养血柔肝,滋阴明目	石斛夜光丸
	口疳证	清心泻火,滋阴生津	泻心导赤散
	疳肿胀证	健脾温阳,利水消肿	防己黄芪汤合五苓散

考点 17★★　腹痛的概述

小儿腹痛是小儿时期常见的一种病证,是指小儿胃脘以下、脐周及耻骨以上部位发生的疼痛,具体可分为胃脘以下、脐部以上的大腹痛;脐周部位的脐腹痛;脐部以下正中部位的小腹痛;脐部以下小腹两侧或一侧的少腹痛。

考点 18★★　腹痛的病因病机

小儿腹痛的发病原因较多，或因腹部中寒，或因乳食积滞，或因胃肠结热，或因素体脾胃虚寒，或因瘀血内阻所致。病位主要在脾、胃、大肠，亦与肝有关。其总的病机为气机不畅，气血运行受阻。

考点 19★★★　腹痛的辨证论治

证候分型	治法	代表方剂
腹部中寒证	温中散寒，理气止痛	养脏汤
乳食积滞证	消食导滞，行气止痛	香砂平胃散
胃肠结热证	通腑泄热，行气止痛	大承气汤
脾胃虚寒证	温中理脾，缓急止痛	小建中汤合理中丸
气滞血瘀证	活血化瘀，行气止痛	少腹逐瘀汤

考点 20★★　便秘的概述及病因病机

便秘指大便干燥坚硬，秘结不通，排便时间间隔延长，或虽有便意但排出困难的病证。

便秘的病因包括饮食因素、情志因素、正虚因素及热病伤津。主要病位在大肠，与脾、肝、肾三脏相关，病机关键是大肠传导功能失常。

考点 21★★★　便秘的辨证论治

证候分型	治法	代表方剂
食积便秘证	消积导滞通便	枳实导滞丸
燥热便秘证	清热润肠通便	麻子仁丸
气滞便秘证	理气导滞通便	六磨汤
气虚便秘证	益气润肠通便	黄芪汤
血虚便秘证	养血润肠通便	润肠丸

考点 22 ★★ 营养性缺铁性贫血的概述

营养性缺铁性贫血,是由于体内铁缺乏致使血红蛋白合成减少而引起的一种小细胞低色素性贫血。

考点 23 ★ 贫血的病因病机

贫血的病变主要在脾、肾、心、肝。血虚不荣是主要病理基础。

考点 24 ★★ 贫血的诊断

①有明确的缺铁病史。②皮肤黏膜逐渐苍白或苍黄,以口唇、口腔黏膜及甲床最为明显。③贫血为小细胞低色素性。

考点 25 ★★★ 贫血的辨证论治

证候分型	治法	代表方剂
脾胃虚弱证	健运脾胃,益气养血	六君子汤
心脾两虚证	补脾养心,益气生血	归脾汤
肝肾阴虚证	滋养肝肾,益精生血	左归丸
脾肾阳虚证	温补脾肾,益阴养血	右归丸

考点 26 ★★ 铁剂治疗

一般用硫酸亚铁口服,同时服维生素 C 有助吸收。服用至血红蛋白达正常水平后 2 个月左右再停药。

第六单元 心肝病证

考点 1 ★ 汗证的概述

汗证是指小儿在安静状态下,正常环境中,全身或局部出汗过多,甚则大汗淋漓的一种病证。多见于 5 岁以内的小儿。

考点2★★★　汗证的辨证论治

证候分型	治法	代表方剂
肺卫不固证	益气固表	玉屏风散合牡蛎散
营卫失调证	调和营卫	黄芪桂枝五物汤
气阴亏虚证	益气养阴	生脉散、当归六黄汤
湿热迫蒸证	清热泻脾	泻黄散

考点3★★　病毒性心肌炎的概述

病毒性心肌炎是指由病毒感染引起的心肌局限性或弥漫性的急性或慢性炎症病变，属于感染性心肌疾病。<u>以神疲乏力、面色苍白、心悸、气短、肢冷、多汗为临床特征。</u>本病发病以3~10岁小儿为多。

考点4★★★　病毒性心肌炎的辨证论治

证候分型	治法	代表方剂
风热犯心证	清热解毒，宁心复脉	银翘散
湿热侵心证	清热化湿，宁心复脉	葛根黄芩黄连汤
气阴亏虚证	益气养阴，宁心复脉	炙甘草汤合生脉散
心阳虚弱证	温振心阳，宁心复脉	桂枝甘草龙骨牡蛎汤
痰瘀阻络证	豁痰化瘀，宁心通络	瓜蒌薤白半夏汤合失笑散

考点5★★　注意力缺陷多动障碍的概述

注意力缺陷多动障碍又称轻微脑功能障碍综合征，是一种较常见的儿童时期行为障碍性疾病，以注意力不集中，自我控制差，动作过多，情绪不稳，冲动任性，伴有学习困难，但<u>智力正常或基本正常</u>为主要临床特征。本病男孩多于女孩，多见于学龄期儿童。

考点6★★★　注意力缺陷多动障碍的辨证论治

以调和阴阳为治疗原则。

证候分型	治法	代表方剂
肝肾阴虚证	滋养肝肾，平肝潜阳	杞菊地黄丸
心脾两虚证	养心安神，健脾益气	归脾汤合甘麦大枣汤
痰火内扰证	清热泻火，化痰宁心	黄连温胆汤

考点7★★★　惊风概述

惊风是小儿时期常见的急重病证，临床以**抽搐、神昏**为主要症状。惊风是一个证候，可发生在许多疾病中。一般以1~5岁的儿童发病率最高。临床抽搐时的主要表现可归纳为八种，即搐、搦、掣、颤、反、引、窜、视，古人称之为惊风八候。

考点8★★　急惊风的概述

急惊风以痰、热、惊、风四种证候具备，临床以高热、抽风、神昏为主要表现，多由外感时邪、内蕴湿热和暴受惊恐而引发。

考点9★★★　急惊风的辨证论治

急惊风的治疗以清热、豁痰、镇惊、息风为基本法则。

证候分型	治法	代表方剂
风热动风证	疏风清热，息风定惊	银翘散
气营两燔证	清气凉营，息风开窍	清瘟败毒饮
邪陷心肝证	清心开窍，平肝息风	羚角钩藤汤
湿热疫毒证	清热化湿，解毒息风	黄连解毒汤合白头翁汤
惊恐惊风证	镇惊安神，平肝息风	琥珀抱龙丸

考点 10★　慢惊风的概述

慢惊风来势缓慢，抽搐无力，时作时止，反复难愈，常伴昏迷、瘫痪等。

考点 11★　慢惊风的病因病机

慢惊风多由脾胃虚弱，土虚木亢；或脾肾阳虚，失于温煦；或热病伤阴，不能濡养筋脉所致。

慢惊风病位在肝、脾、肾，性质以虚为主。

考点 12★★★　慢惊风的辨证论治

证候分型	治法	代表方剂
脾虚肝亢证	温中健脾，缓肝理脾	缓肝理脾汤
脾肾阳衰证	温补脾肾，回阳救逆	固真汤合逐寒荡惊汤
阴虚风动证	育阴潜阳，滋肾养肝	大定风珠

第七单元　肾系病证

考点 1★　水肿的概述

小儿水肿是由多种病证引起的体内水液潴留，泛滥肌肤，引起面目、四肢甚则全身浮肿及小便短少，严重的可伴有胸水、腹水为主要表现的常见病证。

考点 2★★　水肿的病因病机

水肿的基本病机为水液泛滥。主要病因为外感风邪、湿热、疮毒。

考点 3★★★　水肿的诊断

1. 急性肾小球肾炎　本病发病前 1~4 周多有呼吸道或

皮肤感染、猩红热等链球菌感染病史，或其他急性感染史。<u>急性起病，主要症状为浮肿及尿量减少，血尿，高血压。</u>

2. 肾病综合征 单纯性肾病诊断标准：①全身水肿。②大量蛋白尿。③低蛋白血症。④高脂血症。其中以大量蛋白尿和低蛋白血症为必要条件。

考点4★★★　水肿的辨证论治

证候分型		治法	代表方剂
常证	风水相搏证	疏风解表，利水消肿	麻黄连翘赤小豆汤
	湿热内侵证	清热解毒，利水消肿	五味消毒饮合五皮饮
	肺脾气虚证	益气健脾，利水消肿	参苓白术散合玉屏风散
	脾肾阳虚证	温肾健脾，利水消肿	真武汤
	气阴两虚证	益气养阴，利水消肿	六味地黄丸加黄芪
变证	水凌心肺证	温阳逐水，泻肺宁心	己椒苈黄丸合参附汤
	邪陷心肝证	平肝息风，泻火利水	龙胆泻肝汤合羚角钩藤汤
	水毒内闭证	辛开苦降，辟秽解毒	温胆汤合附子泻心汤

考点5★　尿频的概述

尿频是<u>以小便频数为特征的疾病</u>。多发于学龄前儿童，尤以婴幼儿发病率最高，女孩多于男孩。

考点6★★★　尿频的辨证论治

证候分型	治法	代表方剂
湿热下注证	清热利湿，通利膀胱	八正散
脾肾气虚证	温补脾肾，升提固摄	缩泉丸
阴虚内热证	滋阴补肾，清热降火	知柏地黄丸

考点7★ 遗尿的概述

遗尿又称尿床,是指3周岁以上的小儿睡中小便自遗,醒后方觉的一种病证。

考点8★★★ 遗尿的辨证论治

证候分型	治法	代表方剂
肺脾气虚证	补肺益脾,固涩膀胱	补中益气汤合缩泉丸
肾气不足证	温补肾阳,固涩膀胱	菟丝子散
心肾失交证	清心滋肾,安神固脬	交泰丸合导赤散
肝经湿热证	清热利湿,泻肝止遗	龙胆泻肝汤

第八单元 传染病

考点1★★★ 麻疹的概述

麻疹是由外感麻毒时邪(麻疹病毒)引起的急性出疹性传染病。临床以发热,咳嗽,鼻塞流涕,泪水汪汪,周身皮肤依序布发麻粒大小的红色斑丘疹,皮疹消退时皮肤有糠状脱屑和色素沉着斑等为特征。本病一年四季都有发生,但好发于冬春季节,且常可引起流行。好发年龄为6个月至5岁。

考点2★★★ 麻疹的辨证论治

治疗麻疹首辨顺证、逆证。

证候分型		治法	代表方剂
顺证	邪犯肺卫证	辛凉透表,清宣肺卫	宣毒发表汤
	邪入肺胃证	清凉解毒,透疹达邪	清解透表汤
	阴津耗伤证	养阴益气,清解余邪	沙参麦冬汤

证候分型		治法	代表方剂
逆证	邪毒闭肺证	宣肺开闭,清热解毒	麻杏石甘汤
	邪毒攻喉证	清热解毒,利咽消肿	清咽下痰汤
	邪陷心肝证	平肝息风,清营解毒	羚角钩藤汤

考点3★ 奶麻的概述

奶麻,又称假麻,西医学称为幼儿急疹,是由人疱疹病毒6型感染而引起的一种急性出疹性传染病,临床以<u>持续高热3~5天,热退疹出</u>为特征。好发年龄为6~18个月,3岁以后少见。一年四季都可发病,多见于冬春两季。

考点4★★★ 奶麻的辨证论治

证候分型	治法	代表方剂
邪郁肌表证	疏风清热,宣透邪毒	银翘散
毒透肌肤证	清热生津,以助康复	银翘散合养阴清肺汤

考点5★★ 风痧的概述

风痧即风疹,是由外感风痧时邪(风疹病毒)引起的一种急性出疹性传染病。临床以<u>轻度发热,咳嗽,全身皮肤出现细沙样玫瑰色斑丘疹,耳后、枕部臀核肿大</u>为主要特征。一年四季均可发生,但好发于<u>冬春季节</u>。多见于<u>1~5岁的小儿</u>。

考点6★★★ 风痧的辨证论治

证候分型	治法	代表方剂
邪犯肺卫证	疏风清热透疹	银翘散
邪入气营证	清气凉营解毒	透疹凉解汤

考点7★★　丹痧的概述

丹痧是因感受痧毒疫疠之邪所引起的急性时行疾病。临床以发热，咽喉肿痛或伴糜烂，全身布发弥漫性猩红色皮疹，疹后脱屑脱皮为特征。本病主要发生于冬春季节。各年龄均可发病，以2~8岁的儿童发病率较高。本病又称为"疫痧""疫疹""烂喉痧""烂喉丹痧"。

考点8★★★　麻疹、奶麻、风疹、丹痧的鉴别诊断

病名	麻疹	奶麻	风疹	丹痧
病原	麻疹病毒	人疱疹病毒6型	风疹病毒	乙型溶血性链球菌
初期症状	发热，咳嗽，流涕，泪水汪汪	突然高热，一般情况好	发热，咳嗽，流涕，枕部淋巴结肿大	发热，咽喉红肿化脓、疼痛
出疹与发热的关系	发热3~4天出疹，出疹时发热更高	发热3~4天出疹，热退疹出	发热1~2天出疹	发热数小时至1天出疹，出疹时热高
特殊体征	麻疹黏膜斑	无	耳后、枕部淋巴结肿大	环口苍白圈，草莓舌，帕氏线
周围血象	白细胞计数下降，淋巴细胞升高	白细胞计数下降，淋巴细胞升高	白细胞计数下降，淋巴细胞升高	白细胞计数升高，中性粒细胞升高

考点9★★★　丹痧的辨证论治

丹痧以清热解毒，清利咽喉为基本治疗原则。

证候分型	治法	代表方剂
邪侵肺卫证	辛凉宣透,清热利咽	解肌透痧汤
毒炽气营证	清气凉营,泻火解毒	凉营清气汤
疹后阴伤证	养阴生津,清热润喉	沙参麦冬汤

考点 10★★★　水痘的概述

水痘是由<u>水痘时邪（水痘-带状疱疹病毒）</u>引起的一种传染性强的出疹性疾病。以<u>发热、皮肤黏膜分批出现瘙痒性皮疹、丘疹、疱疹、结痂同时存在</u>为主要特征。本病一年四季均可发生,以<u>冬春二季</u>发病率高。任何年龄皆可发病,但以 <u>6~9 岁</u>儿童为多见。<u>本病一般预后良好,一次感染水痘大多可获终生免疫。</u>

考点 11★★★　水痘的诊断

皮疹分批出现,此起彼落,在同一时期,丘疹、疱疹、干痂往往同时并见。

考点 12★★★　水痘的辨证论治

水痘以<u>清热解毒利湿</u>为治疗原则。

证候分型	治法	代表方剂
邪伤肺卫证	疏风清热,利湿解毒	银翘散
邪炽气营证	清气凉营,解毒化湿	清胃解毒汤

考点 13★★　手足口病的概述

手足口病是由感受手足口病时邪（柯萨奇病毒 A 组）引起的发疹性传染病,临床以<u>手足肌肤、口咽部发生疱疹</u>为特征。本病以<u>夏秋季节</u>为多见。常见于 <u>5 岁以下小儿。</u>

考点 14★★★　手足口病的诊断

1. 病前 1~2 周有手足口病患儿接触史。

2. 主要表现为<u>口腔及手足部发生疱疹</u>。
3. 血常规可见白细胞计数正常,<u>淋巴细胞和单核细胞比值相对增高。</u>

考点 15★★★　手足口病的辨证论治

手足口病以<u>清热祛湿解毒</u>为治疗原则。

证候分型	治法	代表方剂
邪犯肺脾证	宣肺解表,清热化湿	甘露消毒丹
湿热蒸盛证	清热凉营,解毒祛湿	清瘟败毒饮

考点 16★★　痄腮的概述

痄腮是由温毒时邪(腮腺炎病毒)引起的一种急性传染病,西医称之为流行性腮腺炎。以<u>发热、耳下腮部漫肿疼痛</u>为主要临床特征。<u>冬春两季易于流行</u>。好发于<u>3 岁以上儿童,2 岁以下婴幼儿少见</u>。

考点 17★　痄腮的病机

痄腮的主要病机为邪毒壅阻足少阳经脉,与气血相搏,凝滞于耳下腮部。

考点 18★★　痄腮的诊断与鉴别诊断

1. 诊断　初病时可有发热。腮腺肿大,以耳垂为中心,向前、后、下扩大。白细胞计数可正常,淋巴细胞可相对增加。

2. 鉴别诊断　<u>与化脓性腮腺炎相鉴别。化脓性腮腺炎中医名发颐</u>。表现为两颊肿胀疼痛,表皮泛红,腮腺化脓,按压腮部可见口腔内腮腺管口有脓液溢出。多为一侧腮部肿痛,无传染性,常继发于热病之后。

考点19★★★ 痄腮的辨证论治

	证候分型	治法	代表方剂
常证	邪犯少阳证	疏风清热,散结消肿	柴胡葛根汤、银翘散
	热毒壅盛证	清热解毒,软坚散结	普济消毒饮
变证	邪陷心肝证	清热解毒,息风开窍	清瘟败毒饮、凉营清气汤
	毒窜睾腹证	清肝泻火,活血止痛	龙胆泻肝汤

第九单元 虫证

考点1★ 蛔虫病的概述

蛔虫病是感染蛔虫卵引起的小儿常见肠道寄生虫病,以脐周疼痛,时作时止,饮食异常,大便下虫,或粪便镜检有蛔虫卵为主要特征。成虫寄生小肠,劫夺水谷精微,妨碍正常的消化吸收,严重者影响儿童生长发育。

考点2★★ 蛔虫病的辨证论治

证候分型	治法	代表方剂
肠虫证	驱蛔杀虫,调理脾胃	使君子散
蛔厥证	安蛔定痛,继则驱虫	乌梅丸
虫瘕证	行气通腑,散蛔驱虫	驱蛔承气汤

第十单元 其他疾病

考点1★ 紫癜的概述

紫癜是小儿常见的出血性疾病之一,以血液溢于皮肤、黏膜之下，出现瘀点瘀斑，压之不退色为其临床特征。

考点 2★★★　紫癜的诊断与鉴别诊断

1. 过敏性紫癜　紫癜多见于下肢伸侧及臀部、关节周围，为高出皮肤的鲜红色至深红色丘疹、红斑或荨麻疹，大小不一，多呈对称性，分批出现，血小板计数正常。

2. 免疫性血小板减少症　瘀点多为针尖样大小，一般不高出皮面，多不对称。血小板计数显著减少。

考点 3★★★　紫癜的辨证论治

证候分型	治法	代表方剂
风热伤络证	疏风散邪，清热凉血	连翘败毒散
血热妄行证	清热解毒，凉血止血	犀角地黄汤
气不摄血证	健脾养心，益气摄血	归脾汤
阴虚火旺证	滋阴降火，凉血止血	大补阴丸、知柏地黄丸

考点 4★★　维生素 D 缺乏性佝偻病的概述

维生素 D 缺乏性佝偻病简称佝偻病，是由于儿童体内维生素 D 不足，致使钙磷代谢失常的一种慢性营养性疾病，以正在生长的骨骺端软骨板不能正常钙化，造成骨骼病变为其特征。本病主要见于 2 岁以内的婴幼儿。

考点 5★　维生素 D 缺乏性佝偻病的病机

本病病机主要是脾肾虚亏，常累及心、肺、肝。

考点 6★★★　维生素 D 缺乏性佝偻病的辨证论治

证候分型	治法	代表方剂
肺脾气虚证	健脾补肺	人参五味子汤
脾虚肝旺证	健脾助运，平肝息风	益脾镇惊散
肾精亏损证	补肾填精，佐以健脾	补肾地黄丸

考点7★★　传染性单核细胞增多症的概述

传染性单核细胞增多症（简称传单）是由传单时邪（EB病毒）引起的急性传染病。临床表现多样，以<u>发热、咽峡炎、淋巴结肿大、肝脾肿大、外周血中淋巴细胞增多并出现异型淋巴细胞增多为特征</u>。

考点8★★　传染性单核细胞增多症的辨证论治

证候分型	治法	代表方剂
邪犯肺胃证	疏风清热，宣肺利咽	银翘散
气营两燔证	清气凉营，解毒化痰	普济消毒饮
痰热流注证	清热化痰，通络散瘀	清肝化痰丸
湿热蕴滞证	清热解毒，行气化湿	甘露消毒丹
正虚邪恋证	益气生津，兼清余热	气虚邪恋，用竹叶石膏汤；阴虚邪恋，用青蒿鳖甲汤、沙参麦冬汤

针 灸 学

第一单元 特定穴

考点1★★ 原穴、络穴

1. 原穴 十二经脉在腕踝关节附近各有一重要经穴,是脏腑原气输注、经过和留止的部位。

2. 络穴 络脉从本经分出的穴位。

3. 原穴歌诀

肺渊包陵心神门,大肠合谷焦阳池。
小肠之原腕骨穴,足之三阴三原太。
胃原冲阳胆丘墟,膀胱之原京骨取。

4. 十五络穴歌诀

络穴共有十五种,肺缺膀飞心里通。
任鸠督长脾大包,包内焦外脾孙公。
大偏小正胃丰隆,肝蠡胆光肾大钟。

5. 十二经原穴与络穴表

经脉	原穴	络穴	经脉	原穴	络穴
手太阴肺经	太渊	列缺	手阳明大肠经	合谷	偏历
手厥阴心包经	大陵	内关	手少阳三焦经	阳池	外关
手少阴心经	神门	通里	手太阳小肠经	腕骨	支正
足太阴脾经	太白	公孙	足阳明胃经	冲阳	丰隆

续表

经脉	原穴	络穴	经脉	原穴	络穴
足厥阴肝经	太冲	蠡沟	足少阳胆经	丘墟	光明
足少阴肾经	太溪	大钟	足太阳膀胱经	京骨	飞扬

考点2★★　背俞穴、募穴

1. 背俞穴　背俞穴是脏腑之气输注于腰背部的腧穴。

2. 募穴　募穴是脏腑之气结聚于胸腹部的腧穴。

3. 临床应用　①主要用于治疗相关脏腑的病变。②治疗与脏腑经络相联属的组织器官的疾患。

4. 十二背俞穴歌诀

三椎肺俞厥阴四，心五肝九十胆俞。

十一脾俞十二胃，十三三焦椎旁居。

肾俞却与命门平，十四椎外穴是真。

大肠十六小十八，膀胱俞与十九平。

5. 十二募穴歌诀

天枢大肠肺中府，关元小肠巨阙心。

中极膀胱京门肾，胆日月肝期门寻。

脾募章门胃中脘，气化三焦石门针。

心包募穴何处取，胸前膻中觅浅深。

6. 背俞穴、募穴表

脏腑	背俞穴	募穴	脏腑	背俞穴	募穴
肺	肺俞	中府	大肠	大肠俞	天枢
心包	厥阴俞	膻中	三焦	三焦俞	石门
心	心俞	巨阙	小肠	小肠俞	关元
脾	脾俞	章门	胃	胃俞	中脘
肝	肝俞	期门	胆	胆俞	日月
肾	肾俞	京门	膀胱	膀胱俞	中极

考点3★★★ 八会穴

1. 八会穴 指脏、腑、气、血、筋、脉、骨、髓等精气所会聚的腧穴。

2. 八会穴歌诀

气会膻中血膈俞,脏会章门腑大杼。

筋会阳陵脉太渊,腑会中脘髓绝骨。

考点4★★★ 八脉交会穴

1. 八脉交会穴 十二经脉与奇经八脉相通的八个腧穴。均位于腕踝部的上下。

2. 八脉交会穴歌诀

公孙冲脉胃心胸,内关阴维下总同。

临泣胆经连带脉,阳维目锐外关逢。

后溪督脉内眦颈,申脉阳跷络亦通。

列缺任脉连肺系,阴跷照海膈喉咙。

3. 八脉交会穴表

所属经脉	穴名	所通经脉	会合部位
手太阴肺经	列缺	任脉	肺、喉、胸、膈
足少阴肾经	照海	阴跷脉	
手太阳小肠经	后溪	督脉	耳、目内眦、项、肩胛
足太阳膀胱经	申脉	阳跷脉	
足太阴脾经	公孙	冲脉	心、胸、胃
手厥阴心包经	内关	阴维脉	
足少阳胆经	足临泣	带脉	耳后、目外眦、颊、颈、肩
手少阳三焦经	外关	阳维脉	

第二单元 腧穴的定位方法

考点1★★ 骨度分寸定位法

部位	起止点	折量寸	度量法
头部	前发际正中至后发际正中	12	直寸
	眉间（印堂）至前发际正中	3	直寸
	第7颈椎棘突下（大椎）至后发际正中	3	直寸
	眉间（印堂）至后发际正中第7颈椎棘突下（大椎）	18	直寸
	前额两发角（头维）之间	9	横寸
	耳后两乳突（完骨）之间	9	横寸
胸腹胁部	胸骨上窝（天突）至胸剑联合中点（歧骨）	9	直寸
	胸剑联合中点（歧骨）至脐中	8	直寸
	脐中至耻骨联合上缘（曲骨）	5	直寸
	两乳头之间	8	横寸
	腋窝顶点至第11肋游离端（章门）	12	直寸
背腰部	肩峰缘至后正中线	8	横寸
	肩胛骨内缘（近脊柱侧点）至后正中线	3	横寸

续表

部位	起止点	折量寸	度量法
上肢部	腋前、后纹头至肘横纹（平尺骨鹰嘴）	9	直寸
	肘横纹（平尺骨鹰嘴）至腕掌（背）侧横纹	12	直寸
下肢部	耻骨联合上缘至股骨内上髁上缘	18	直寸
	胫骨内侧髁下方至内踝尖	13	直寸
	股骨大转子至腘横纹	19	直寸
	腘横纹至外踝尖	16	直寸

考点2★★★ 手指同身寸定位法

指依据患者本人手指所规定的分寸以量取腧穴的定位方法，又称指寸法。

1. 中指同身寸 以患者中指中节桡侧两端纹头间的距离作为1寸。

2. 拇指同身寸 以患者拇指指间关节的宽度作为1寸。

3. 横指同身寸 又称"一夫法"。令患者将食指、中指、无名指及小指四指相并，以中指中节横纹为标准，其四指的宽度作为3寸。

第三单元 手太阴肺经、腧穴

考点1★ 主治概要

1. 胸、肺、咽喉部与肺脏有关病证 咳嗽，气喘，咽喉肿痛，咯血，胸痛等。

2. 经脉循行部位的其他病证 肩背痛，肘臂挛痛，手腕痛等。

考点2★★★ 手太阴肺经腧穴定位

1. 尺泽 在肘区，肘横纹上，肱二头肌腱桡侧缘凹陷中。

2. 列缺 在前臂，腕掌侧远端横纹上1.5寸，拇短伸肌腱与拇长展肌腱之间，拇长展肌腱沟的凹陷中。简便取穴法：两手虎口自然平直交叉，一手食指按在另一手桡骨茎突上，指尖下凹陷中是穴。

3. 太渊 在腕前区，桡骨茎突与手舟骨之间，拇长展肌腱尺侧凹陷中。

4. 鱼际 在手外侧，第1掌骨桡侧中点赤白肉际处。

5. 少商 在手指，拇指末节桡侧，指甲根角侧上方0.1寸。

考点3★★★ 常用腧穴的主治病证

穴位名称	肺系病证	穴位局部病证	特殊主治
尺泽	√	√	急性吐泻，腹痛、小儿惊风等急症
列缺	√	√	头痛、牙痛、项部强痛、口眼㖞斜等头面部疾患
太渊	√	√	无脉症；胸痛、缺盆中痛
鱼际	√	√	小儿疳积
少商	√	√	中暑，发热；昏迷，癫狂

第四单元 手阳明大肠经、腧穴

考点1★ 主治概要

1. 头面五官病 齿痛，咽喉肿痛，鼻衄，口眼㖞斜，耳聋等。

2. 神志病 昏迷，癫狂等。

3. 肠腑病 腹胀，腹痛，肠鸣，泄泻等。

4. 皮肤病 瘾疹，痤疮，风疹，湿疹，荨麻疹等。

5. 热病 发热，热病汗出等。

6. 经脉循行部位的其他病证 手臂、肩部酸痛麻木，上肢不遂等。

考点2★★★ 手阳明大肠经腧穴定位

1. 商阳 在手指，食指末节桡侧，指甲根角侧上方0.1寸。

2. 合谷 在手背，第2掌骨桡侧的中点处。

3. 手三里 在前臂，肘横纹下2寸处，阳溪与曲池连线上。

4. 曲池 在肘区，尺泽与肱骨外上髁连线中点处。

5. 肩髃 在三角肌区，肩峰外侧缘前端与肱骨大结节两骨间凹陷中。

6. 迎香 在面部，鼻翼外缘中点旁，鼻唇沟中。

考点3★★★ 常用腧穴的主治病证

穴位名称	肠胃病	头面五官病	热病	穴位局部病证	特殊主治
商阳		√	√	√	昏迷
合谷	√	√	√		发热恶寒等外感病证，无汗或多汗，经闭、滞产等妇产科病证；上肢疼痛、不遂；皮肤病证；小儿惊风，痉证；针麻常用穴

266

续表

穴位名称	肠胃病	头面五官病	热病	穴位局部病证	特殊主治
手三里	√	√		√	
曲池	√	√	√	√	癫狂；瘾疹、湿疹、瘰疬等皮外科疾患；头痛、眩晕
肩髃				√	瘾疹；瘰疬
迎香		√		√	胆道蛔虫症

第五单元 足阳明胃经、腧穴

考点1★ 主治概要

1. 胃肠病 胃痛，呕吐，腹痛，肠鸣，腹胀，泄泻，便秘等。

2. 头面五官病 目赤肿痛，头痛、眩晕、面痛、口㖞、齿痛、近视、眼睑瞤动。

3. 神志病 癫狂，谵语，吐舌等。

4. 热病

5. 经脉循行部位的其他病证 下肢痿痹，中风瘫痪，足背肿痛，乳痈等。

考点2★★★ 足阳明胃经腧穴定位

1. 地仓 在面部，口角旁约0.4寸（指寸）。

2. 颊车 在面部，下颌角前上方1横指（中指）。

3. 下关 在面部，颧弓下缘中央与下颌切迹之间凹陷中。

4. 天枢 在腹部，横平脐中，前正中线旁开2寸。

5. **归来** 在下腹部，脐中下 4 寸，前正中线旁开 2 寸。

6. **足三里** 在小腿外侧，犊鼻下 3 寸，犊鼻与解溪连线上。

7. **上巨虚** 在小腿外侧，犊鼻下 6 寸，犊鼻与解溪连线上。

8. **条口** 在小腿外侧，犊鼻下 8 寸，犊鼻与解溪连线上。

9. **丰隆** 在小腿外侧，外踝尖上 8 寸，胫骨前肌外缘。

10. **内庭** 在足背，第 2、3 趾间，趾蹼缘后方赤白肉际处。

考点 3★★★ 常用腧穴的主治病证

穴位名称	肠胃病	神志病、热病	穴位局部病证	特殊主治
地仓			√	
颊车			√	
下关			√	
天枢	√		√	妇科疾患
归来	√		√	妇科疾患
足三里	√	√	√	气喘，痰多；乳痈；虚劳诸证，为强壮保健要穴
上巨虚	√		√	
条口	√		√	肩臂痛
丰隆		√	√	咳嗽、痰多等肺系病证；头痛、眩晕等头部病证

续表

穴位名称	肠胃病	神志病、热病	穴位局部病证	特殊主治
内庭	√	√	√	齿痛、咽喉肿痛、鼻衄等五官热性病证

第六单元 足太阴脾经、腧穴

考点1★ 主治概要

1. 脾胃病 胃痛,呕吐,腹痛,泄泻,痢疾,腹满,腹胀,食不化等。

2. 妇科病 月经不调,痛经、闭经、崩漏等。

3. 前阴病 阴挺,遗尿,癃闭,疝气,阳痿等。

4. 经脉循行部位的其他病证 下肢痿痹,胸胁痛,足踝疼痛等。

考点2★★★ 足太阴脾经腧穴定位

1. 隐白 在足趾,大趾末节内侧,趾甲根角侧后方0.1寸(指寸)。

2. 公孙 在跖区,第1跖骨底的前下缘赤白肉际处。

3. 三阴交 在小腿内侧,内踝尖上3寸,胫骨内侧缘后际。

4. 阴陵泉 在小腿内侧,胫骨内侧髁下缘与胫骨内侧缘之间的凹陷中。

5. 血海 在股前区,髌底内侧端上2寸,股内侧肌隆起处。简便取穴法:患者屈膝,医者以左手掌心按于患者右膝髌骨上缘(或右手掌心按于患者左膝髌骨上缘),第

2~5指向上伸直,拇指约呈45°斜置,拇指尖下是穴。

考点3★★★ 常用腧穴的主治病证

穴位名称	脾胃病	妇科病	神志病	穴位局部病证	特殊主治
隐白	√	√	√		尿血、便血等出血证;惊风
公孙	√				逆气里急、气上冲心(奔豚气)等冲脉病证
三阴交	√	√	√	√	遗精、阳痿、遗尿等生殖泌尿系统疾患;阴虚诸证;湿疹、荨麻疹等皮肤病
阴陵泉	√	√		√	祛湿要穴;泌尿、男科病证
血海		√		√	瘾疹、湿疹、丹毒等血热性皮肤病

第七单元 手少阴心经、腧穴

考点1★ 主治概要

1. **心系病证** 心痛、心悸、怔忡等。
2. **神志病证** 癫狂痫、癔症、不寐等。
3. **经脉循行部位的其他病证** 肩臂疼痛,胁肋疼痛,肘臂挛痛,腕臂痛、小指疼痛等。

考点2★★★ 手少阴心经腧穴定位

1. 少海 在肘前区,横平肘横纹,肱骨内上髁前缘。

2. 通里 在前臂前区,腕掌侧远端横纹上1寸,尺侧腕屈肌腱的桡侧缘。

3. 阴郄 在前臂前区,腕掌侧远端横纹上0.5寸,尺侧腕屈肌腱的桡侧缘。

4. 神门 在腕前区,腕掌侧远端横纹尺侧端,尺侧腕屈肌腱的桡侧缘。

5. 少冲 在手指,小指末节桡侧,指甲根角侧上方0.1寸(指寸)。

考点3★★★ 常用腧穴的主治病证

穴位名称	心病、神志病	穴位局部病证	特殊主治
少海	√	√	头项痛、瘰疬
通里	√	√	舌强不语、暴喑
阴郄	√		骨蒸盗汗;吐血、衄血等血证
神门	√		胸胁痛
少冲	√		热病;目赤;胸胁痛

第八单元 手太阳小肠经、腧穴

考点1★ 主治概要

1. 头面五官病 头痛,眩晕,目翳,耳鸣,耳聋,咽喉肿痛等。

2. 神志病 癫、狂、痫等。

3. 热病

4. 经脉循行部位的其他病证 肩臂酸痛、肘臂疼痛、颈项强痛、小指麻木疼痛等。

考点2★★★ 手太阳小肠经腧穴定位

1. 少泽 在手指，小指末节尺侧，指甲根角侧上方0.1寸（指寸）。

2. 后溪 在手内侧，第5掌指关节尺侧近端赤白肉际凹陷中。

3. 养老 在前臂后区，腕背横纹上1寸，尺骨头桡侧凹陷中。

4. 天宗 在肩胛区，肩胛冈中点与肩胛骨下角连线的上1/3与下2/3交点凹陷中。

5. 听宫 在面部，耳屏正中与下颌骨髁状突之间的凹陷中。

考点3★★★ 常用腧穴的主治病证

穴位名称	头面五官病	神志病、热病	穴位局部病证	特殊主治
少泽	√	√	√	乳痈、乳少等乳疾
后溪	√	√	√	疟疾
养老	√		√	急性腰痛
天宗			√	气喘；乳痈、乳癖等乳房病证
听宫	√	√		

第九单元 足太阳膀胱经、腧穴

考点1★ 主治概要

1. **脏腑病证** 十二脏腑及其相关组织器官病证。
2. **神志病** 癫、狂、痫等。
3. **头面五官病** 头痛、鼻塞、鼻衄等。
4. **经脉循行部位的其他病证** 项、背、腰、下肢痹痛等。

考点2★★★ 足太阳膀胱经腧穴定位

1. **睛明** 在面部,目内眦内上方眶内侧壁凹陷中。
2. **攒竹** 在面部,眉头凹陷中,额切迹处。
3. **肺俞** 在脊柱区,第3胸椎棘突下,后正中线旁开1.5寸。
4. **心俞** 在脊柱区,第5胸椎棘突下,后正中线旁开1.5寸。
5. **膈俞** 在脊柱区,第7胸椎棘突下,后正中线旁开1.5寸。
6. **肝俞** 在脊柱区,第9胸椎棘突下,后正中线旁开1.5寸。
7. **脾俞** 在脊柱区,第11胸椎棘突下,后正中线旁开1.5寸。
8. **肾俞** 在脊柱区,第2腰椎棘突下,后正中线旁开1.5寸。
9. **大肠俞** 在脊柱区,第4腰椎棘突下,后正中线旁开1.5寸。
10. **次髎** 在骶区,正对第2骶后孔中。
11. **委中** 在膝后区,腘横纹中点。

12. 承山 在小腿后区，腓肠肌两肌腹与肌腱交角处。

13. 昆仑 在踝区，外踝尖与跟腱之间的凹陷中。

14. 申脉 在踝区，外踝尖直下，外踝下缘与跟骨之间凹陷中。

15. 至阴 在足趾，小趾末节外侧，趾甲根角侧后方0.1寸（指寸）。

考点3★★★ 常用腧穴的主治病证

穴位名称	十二脏腑及其相关组织器官病证	神志病	头面五官病	穴位局部病证	特殊主治
睛明			√	√	急性腰痛；心悸、怔忡等心疾
攒竹			√	√	呃逆，急性腰扭伤
肺俞	√			√	盗汗、骨蒸潮热等阴虚病证；皮肤瘙痒、瘾疹
心俞	√	√			咳嗽、吐血；盗汗；遗精、白浊等男科病证
膈俞					胃痛；呕吐、呃逆、气喘等上逆之证；瘾疹、皮肤瘙痒；潮热、盗汗；血证
肝俞	√	√	√	√	

续表

穴位名称	十二脏腑及其相关组织器官病证	神志病	头面五官病	穴位局部病证	特殊主治
脾俞	√			√	黄疸、水肿
肾俞	√			√	月经不调、带下、不孕等妇科病证；前阴病；消渴
大肠俞	√			√	
次髎				√	妇科、男科、前阴病证
委中				√	腹痛、急性吐泻；丹毒等血热病证；泌尿系病证
承山				√	痔疾、便秘；腹痛、疝气
昆仑			√	√	滞产
申脉		√	√	√	嗜睡、不寐等眼睛开合不利病证
至阴			√		胎位不正、滞产

第十单元　足少阴肾经、腧穴

考点1★　主治概要

1. 头和五官病　头痛，目眩，咽喉肿痛，齿痛，耳聋,耳鸣等。

2. 妇科病、前阴病 月经不调,遗精,阳痿,小便频数等。

3. 经脉循行部位的其他病证 下肢厥冷,内踝肿痛等。

考点2★★★ 足少阴肾经腧穴定位

1. 涌泉 在足底,屈足卷趾时足心最凹陷中。

2. 太溪 在踝区,内踝尖与跟腱之间的凹陷中。

3. 照海 在踝区,内踝尖下1寸,内踝下缘边际凹陷中。

4. 复溜 在小腿内侧,内踝尖上2寸,跟腱前缘。

考点3★★★ 常用腧穴的主治病证

穴位名称	泌尿生殖系统疾病及肾病	妇科病	头面五官病	穴位局部病证	特殊主治
涌泉	√		√	√	昏厥、中暑、小儿惊风、癫狂痫等急症及神志疾患;奔豚气
太溪	√	√	√	√	咳嗽、气喘、咯血、胸痛等肺部疾患
照海	√	√	√		失眠、癫痫等精神、神志疾患;便秘
复溜	√			√	腹胀、腹泻;癃闭、水肿;汗证

第十一单元 手厥阴心包经、腧穴

考点1★ 主治概要
1. 心胸、神志病 心痛，心悸，心烦，胸闷，癫狂痫等。
2. 胃腑病证 胃痛，呕吐等。
3. 经脉循行部位的其他病证 上臂内侧痛，肘臂挛麻，腕痛，掌中热等。

考点2★★★ 手厥阴心包经腧穴定位
1. 曲泽 在肘前区，肘横纹上，肱二头肌腱的尺侧缘凹陷中。
2. 郄门 在前臂前区，腕掌侧远端横纹上5寸，掌长肌腱与桡侧腕屈肌腱之间。
3. 内关 在前臂前区，腕掌侧远端横纹上2寸，掌长肌腱与桡侧腕屈肌腱之间。
4. 劳宫 在掌区，横平第3掌指关节近端，第2、3掌骨之间偏于第3掌骨。简便取穴法：握拳，中指尖下是穴。

考点3★★★ 常用腧穴的主治病证

穴位名称	心胸、神志病	胃腑病证	穴位局部证	特殊主治
曲泽	√	√		热病、中暑
郄门	√			疔疮；咯血、衄血等血证
内关	√	√	√	中风，眩晕；胁痛，胁下痞块
劳宫	√	√		中风昏迷、中暑等急症；鹅掌风

第十二单元 手少阳三焦经、腧穴

考点1★ 主治概要

1. 头面五官病 头、目、耳、颊、咽喉病等。

2. 热病

3. 经脉循行部位的其他病证 胁肋痛，肩臂外侧痛，上肢挛急、麻木、不遂等。

考点2★★★ 手少阳三焦经腧穴定位

1. 中渚 在手背，第4、5掌骨间，第4掌指关节近端凹陷中。

2. 外关 在前臂后区，腕背侧远端横纹上2寸，尺骨与桡骨间隙中点。

3. 支沟 在前臂后区，腕背侧远端横纹上3寸，尺骨与桡骨间隙中点。

4. 肩髎 在三角肌区，肩峰角与肱骨大结节两骨间凹陷中。

5. 翳风 在颈部，耳垂后方，乳突下端前方凹陷中。

6. 丝竹空 在面部，眉梢凹陷处。

考点3★★★ 常用腧穴的主治病证

穴位名称	头面五官病	热病	穴位局部病证	特殊主治
中渚	√	√	√	
外关	√	√	√	瘰疬，胁肋痛
支沟	√	√		便秘，暴喑，瘰疬，胁肋痛；落枕

续表

穴位名称	头面五官病	热病	穴位局部病证	特殊主治
肩髎			√	风疹
翳风	√			瘰疬
丝竹空	√			癫痫

第十三单元 足少阳胆经、腧穴

考点1★ 主治概要

1. **头面五官病** 侧头、目、耳、咽喉病等。
2. **肝胆病** 黄疸、口苦、胁痛等。
3. **神志病** 癫狂等。
4. **热病**
5. **经脉循行部位的其他病证** 胁肋痛,下肢痹痛、麻木、不遂等。

考点2★★★ 足少阳胆经腧穴定位

1. **阳白** 在头部,眉上1寸,瞳孔直上。
2. **风池** 在颈后区,枕骨之下,胸锁乳突肌上端与斜方肌上端之间的凹陷中。
3. **肩井** 在肩胛区,第7颈椎棘突与肩峰最外侧点连线的中点。
4. **环跳** 在臀区,股骨大转子最凸点与骶管裂孔连线的外1/3与内2/3交点处。
5. **风市** 在股部,直立垂手,掌心贴于大腿时,中指尖所指凹陷中,髂胫束后缘。
6. **阳陵泉** 在小腿外侧,腓骨头前下方凹陷中。
7. **悬钟** 在小腿外侧,外踝尖上3寸,腓骨前缘。

8. 丘墟 在踝区,外踝的前下方,趾长伸肌腱的外侧凹陷中。

9. 足临泣 在足背,第4、5跖骨底结合部的前方,第5趾长伸肌腱外侧凹陷中。

考点3★★★ 常用腧穴的主治病证

穴位名称	头面五官病	肝胆病	神志病、热病	穴位局部病证	特殊主治
阳白	√				
风池	√	√		√	感冒、鼻塞、衄血、目赤肿痛、口眼㖞斜等外风所致的病证
肩井	√			√	难产、乳痈、乳汁不下等妇产科及乳房疾患;瘰疬
环跳				√	风疹
风市				√	遍身瘙痒
阳陵泉		√		√	小儿惊风
悬钟		√		√	中风、颈椎病等骨、髓病;颈项强痛、偏头痛、咽喉肿痛
丘墟				√	疟疾
足临泣	√	√		√	月经不调、乳痈;瘰疬;疟疾

第十四单元 足厥阴肝经、腧穴

考点1★ 主治概要

1. 肝胆病 黄疸,胸胁胀痛,呕逆,中风、头痛、眩晕、惊风等。

2. 妇科病、前阴病 月经不调、痛经、崩漏、带下、遗尿、小便不利等。

3. 经脉循行部位的其他病证 下肢痹痛、麻木、不遂等。

考点2★★★ 足厥阴肝经腧穴定位

1. 大敦 在足趾,大趾末节外侧,趾甲根角侧后方0.1寸(指寸)。

2. 行间 在足背,第1、2趾间,趾蹼缘后方赤白肉际处。

3. 太冲 在足背,第1、2跖骨间,跖骨底结合部前方凹陷中,或触及动脉搏动处。

4. 期门 在胸部,第6肋间隙,前正中线旁开4寸。

考点3★★★ 常用腧穴的主治病证

穴位名称	肝胆病	泌尿生殖系统疾病	穴位局部病证	特殊主治
大敦		√		癫痫;疝气,少腹痛
行间	√	√		头痛、目眩、青盲、目赤肿痛等头面五官热性病证

续表

穴位名称	肝胆病	泌尿生殖系统疾病	穴位局部病证	特殊主治
太冲	√	√	√	目赤肿痛、青盲、咽喉干痛、耳鸣、耳聋等头面五官热性病证
期门	√			奔豚气，乳痈

第十五单元 督脉、腧穴

考点1★ 主治概要

1. **脏腑病** 五脏六腑相关病证。
2. **神志病** 癫狂痫等。
3. **热病**
4. **头面五官病** 头痛、口㖞、面肿等。
5. **经脉循行部位的其他病证** 腰骶、背项疼痛等。

考点2★★ 督脉腧穴定位

1. **腰阳关** 在脊柱区，第4腰椎棘突下凹陷中，后正中线上。
2. **大椎** 在脊柱区，第7颈椎棘突下凹陷中，后正中线上。
3. **哑门** 在颈后区，第2颈椎棘突上际凹陷中，后正中线上。
4. **百会** 在头部，前发际正中直上5寸。
5. **水沟** 在面部，人中沟的上1/3与中1/3交点处。
6. **印堂** 在头部，两眉毛内侧端中间的凹陷中。

考点3★★★　常用腧穴的主治病证

穴位名称	脏腑病	神志病	经脉循行部位	特殊主治
腰阳关			√	月经不调、赤白带下等妇科病证;遗精、阳痿等男科病证
大椎		√	√	外感病证;骨蒸潮热;风疹、痤疮;咳嗽、气喘等肺失宣降证
哑门		√	√	暴喑、舌强不语
百会		√	√	脱肛、阴挺、胃下垂等气失固摄而致的下陷性病证
水沟		√	√	昏迷、晕厥、中风等急症,急救要穴之一;闪挫腰痛,脊背强痛
印堂		√	√	小儿惊风,产后血晕,子痫

第十六单元　任脉、腧穴

考点1★　主治概要

1. **脏腑病**　腹部、胸部相关内脏病。
2. **妇科病、男科病及前阴病**　月经不调,痛经,崩漏,带下,遗精,阳痿,小便不利,遗尿等。
3. **神志病**　癫痫,失眠等。
4. **虚证**　部分腧穴有强壮作用,主治虚劳、虚脱等证。

5. 经脉循行部位的其他病证 颈、头、胸、腹的局部病证。

考点2★★★ 任脉腧穴定位

1. 中极 在下腹部,脐中下4寸,前正中线上。

2. 关元 在下腹部,脐中下3寸,前正中线上。

3. 气海 在下腹部,脐中下1.5寸,前正中线上。

4. 神阙 在脐区,脐中央。

5. 中脘 在上腹部,脐中上4寸,前正中线上。

6. 膻中 在胸部,横平第4肋间隙,前正中线上。

7. 廉泉 在颈前区,喉结上方,舌骨上缘凹陷中,前正中线上。

8. 承浆 在面部,颏唇沟的正中凹陷处。

考点3★★★ 常用腧穴的主治病证

穴位名称	脏腑病	泌尿生殖系统疾病	神志病	虚证	穴位局部病证	特殊主治
中极		√			√	
关元	√	√		√	√	保健要穴
气海	√	√		√	√	保健要穴
神阙	√	√		√	√	保健要穴
中脘	√		√			黄疸
膻中	√				√	胸中气机不畅;胃气上逆等病证
廉泉					√	
承浆			√		√	暴喑

第十七单元　内科病证的针灸治疗

考点1★★★　头痛
<u>主穴</u>　百会、太阳、风池、阿是穴、合谷。
<u>趣记</u>　风阳百合。

考点2★★　面痛
<u>主穴</u>　攒竹、四白、下关、地仓、合谷、太冲、内庭。

考点3★★★　腰痛
<u>主穴</u>　大肠俞、阿是穴、委中。
<u>趣记</u>　大常委。

考点4★★★　痹证
<u>主穴</u>　阿是穴，局部经穴。
<u>配穴</u>　①行痹配膈俞、血海。②痛痹配肾俞、关元。③着痹配阴陵泉、足三里。④热痹配大椎、曲池。

考点5★★　坐骨神经痛
<u>主穴</u>
1. 足太阳经证　腰夹脊、秩边、委中、承山、昆仑。
2. 足少阳经证　腰夹脊、环跳、阳陵泉、悬钟、丘墟。

考点6★★★　中风
1. 中经络
<u>主穴</u>　水沟、内关、三阴交、极泉、尺泽、委中。
<u>趣记</u>　关中三尺泉水。
2. 中脏腑
(1) 闭证　水沟、十二井穴、太冲、丰隆、劳宫。

趣记 十二井水冲龙宫。

(2) 脱证 关元、神阙。

考点7★★★ 眩晕

1. 实证

<u>主穴</u> 百会、风池、太冲、内关。

趣记 白痴冲关，眩晕。

2. 虚证

<u>主穴</u> 百会、风池、肝俞、肾俞、足三里。

趣记 肝肾二叔会三里池。

考点8★★★ 面瘫

<u>主穴</u> 攒竹、阳白、四白、颧髎、颊车、地仓、合谷、太冲。

趣记 攒四驾车冲谷仓撩阳白。

考点9★★★ 不寐

<u>主穴</u> 百会、安眠、神门、三阴交、照海、申脉。

趣记 三百海参安神。

考点10★★★ 感冒

<u>主穴</u> 列缺、合谷、风池、大椎、太阳。

趣记 大谷池缺太阳。

考点11★★★ 哮喘

1. 实证

<u>主穴</u> 列缺、尺泽、肺俞、中府、定喘。

趣记 肺喘缺中泽。

2. 虚证

<u>主穴</u> 肺俞、膏肓、肾俞、太渊、太溪、足三里、定喘。

趣记　肺肾二叔搞定三太太。

考点12★★★　呕吐
主穴　中脘、足三里、内关。
趣记　中关足。

考点13★★★　胃痛
主穴　中脘、足三里、内关。
趣记　中关足。

考点14★★★　便秘
主穴　天枢、大肠俞、上巨虚、支沟。
趣记　天上大沟。

第十八单元　妇儿科病证的针灸治疗

考点1★★★　月经不调

1. 月经先期
主穴　关元、三阴交、血海。
趣记　先交关元血。

2. 月经后期
主穴　气海、三阴交、归来。
趣记　后交归来气。

3. 月经先后无定期
主穴　关元、三阴交、肝俞。
趣记　先后交肝元。

考点2★★★　痛经

1. 实证
主穴　中极、次髎、地机、三阴交。

趣记 三次中地。

2. 虚证

<u>主穴</u> 关元、足三里、三阴交。
<u>趣记</u> 三元三。

考点3★★★ 崩漏

1. 实证

<u>主穴</u> 关元、三阴交、隐白。
<u>趣记</u> 三百元治实崩。

2. 虚证

<u>主穴</u> 气海、三阴交、肾俞、足三里。
<u>趣记</u> 三三肾海治虚崩。

考点4★★ 绝经前后诸证

<u>主穴</u> 肾俞、肝俞、太溪、气海、三阴交。
<u>趣记</u> 肝肾二叔气三太。

考点5★★★ 遗尿

<u>主穴</u> 关元、中极、膀胱俞、三阴交。
<u>趣记</u> 关中三叔。

第十九单元 皮外伤科病证的针灸治疗

考点1★★★ 瘾疹

<u>主穴</u> 曲池、合谷、血海、膈俞、三阴交。
<u>趣记</u> 三哥去海河。

考点2★★★ 蛇串疮

<u>主穴</u> 局部阿是穴、相应夹脊穴。
<u>配穴</u> ①肝胆火盛配行间、侠溪。②脾胃湿热配阴陵

泉、内庭。③瘀血阻络配血海、三阴交。④便秘配天枢。⑤心烦配神门。

考点3★★　颈椎病

<u>主穴</u>　颈夹脊、天柱、风池、曲池、悬钟、阿是穴。

考点4★★★　落枕

<u>主穴</u>　外劳宫、天柱、阿是穴、后溪、悬钟。
<u>趣记</u>　后天选老公。

考点5★★　漏肩风

<u>主穴</u>　肩髃、肩髎、肩贞、阿是穴、阳陵泉、条口透承山。

考点6★★　扭伤

<u>主穴</u>　阿是穴、局部腧穴。
腰部：阿是穴、大肠俞、腰痛点、委中。
颈部：阿是穴、风池、绝骨、后溪。
肩部：阿是穴、肩髃、肩髎、肩贞。
肘部：阿是穴、曲池、小海、天井。
腕部：阿是穴、阳溪、阳池、阳谷。
髋部：阿是穴、环跳、秩边、居髎。
膝部：阿是穴、膝眼、膝阳关、梁丘。
踝部：阿是穴、申脉、解溪、丘墟。

第二十单元　五官科病证的针灸治疗

考点1★★　目赤肿痛

<u>主穴</u>　睛明、太阳、风池、合谷、太冲。
<u>趣记</u>　何故太阳净明，风太冲。

考点 2★★★　耳鸣耳聋

1. 实证
主穴　听会、翳风、中渚、侠溪。
趣记　侠溪听中医。

2. 虚证
主穴　听宫、翳风、太溪、肾俞。
趣记　深宫太医。

考点 3★★★　牙痛

主穴　合谷、颊车、下关。
趣记　何故下车。

考点 4★★★　咽喉肿痛

1. 实证
主穴　少商、合谷、尺泽、关冲。
趣记　何故斥责关少。

2. 虚证
主穴　太溪、照海、列缺、鱼际。
趣记　溪海缺鱼。

第二十一单元　急症及其他病证的针灸治疗

考点 1★★　晕厥

主穴　水沟、百会、内关、足三里。
配穴　①虚证配气海、关元。②实证配合谷、太冲。
趣记　水沟里关会。

考点2★★ 内脏绞痛

1. 心绞痛

主穴　内关、郄门、阴郄、膻中。

趣记　关中二郄。

2. 胆绞痛

主穴　胆囊穴、阳陵泉、胆俞、日月。

趣记　二胆日月泉。

3. 肾绞痛

主穴　肾俞、膀胱俞、中极、三阴交、阴陵泉。

趣记　身胖中三拳。

附★★★ 常用配穴

1. **肝阳上亢证**　太溪配太冲（或行间、侠溪）。
2. **痰湿证**　中脘、丰隆、阴陵泉、头维、公孙。
3. **瘀血证**　血海、膈俞、三阴交（妇科多用）。
4. **血虚证**　脾俞、足三里。
5. **气虚证**　气海、足三里。
6. **肝郁气滞证**　太冲、行间、章门、侠溪。
7. **肾虚证**　肾俞、太溪。
8. **胃热证**　内庭。
9. **肝火证**　行间。
10. **外感热证**　大椎、曲池。
11. **脾胃虚弱证**　脾俞、胃俞。
12. **肝肾亏虚证**　肝俞、肾俞。
13. **心胆气虚证**　心俞、胆俞。
14. **风寒证**　风门。

西医综合

诊断学基础

第一单元 症状学

考点1★ 感染性发热的病因

临床最多见,各种病原体所引起的急、慢性感染均能引起感染性发热。常见病因见下表:

病原体	常见疾病
病毒	病毒性上呼吸道感染、病毒性肝炎、流行性乙型脑炎、脊髓灰质炎、麻疹、流行性感冒、流行性腮腺炎、水痘等
细菌	伤寒、结核病、布氏杆菌病、细菌性心内膜炎、肺炎链球菌肺炎、猩红热、急性细菌性痢疾、丹毒、流行性脑脊髓膜炎等
支原体	肺炎支原体肺炎
立克次体	斑疹伤寒、恙虫病
螺旋体	钩端螺旋体病、回归热
真菌	念珠菌病、隐球菌病
寄生虫	疟疾、急性血吸虫病、阿米巴肝病

考点2★★★ 发热的热型和临床意义

	体温曲线	常见疾病
稽留热	持续于39℃~40℃以上,达数日或数周,<u>24小时波动范围不超过1℃</u>	肺炎链球菌肺炎、伤寒、斑疹伤寒高热期
弛张热	<u>体温在39℃以上,但波动幅度大</u>,24小时内体温波动在2℃以上,最低时一般仍高于正常水平	败血症、风湿热、重症肺结核、化脓性炎症
间歇热	<u>高热期与无热期交替出现</u>,即体温骤升达高峰后持续数小时,又迅速降至正常水平,无热期(间歇期)可持续1至数日,如此反复发作	疟疾、急性肾盂肾炎
回归热	<u>骤然升至39℃以上</u>,持续数日后又<u>骤然下降至正常水平</u>,高热期与无热期各持续若干日后即有规律地交替一次	回归热、霍奇金病
波状热	<u>逐渐升高达39℃或以上</u>,数天后<u>逐渐下降至正常水平</u>,数天后再逐渐升高,如此反复多次	布鲁菌病
不规则热	发热无一定规律	结核病、风湿热、支气管肺炎、渗出性胸膜炎、感染性心内膜炎

考点3★★★ 胸痛的问诊要点及临床意义

	性质
心绞痛	<u>压榨样痛,可伴有窒息感</u>

续表

	性质
心肌梗死	疼痛更为剧烈并有恐惧、濒死感
干性胸膜炎	尖锐刺痛或撕裂痛,伴呼吸时加重,屏气时消失
肺梗死	突然剧烈刺痛或绞痛,常伴有呼吸困难与发绀
心脏神经症	胸痛在体力活动后反而减轻

考点4★★★ 腹痛的问诊要点及临床意义

1. 部位 急性阑尾炎早期疼痛在脐周或上腹部,数小时后转移至右下腹;小肠绞痛位于脐周;结肠疾病疼痛多位于下腹或左下腹;膀胱炎、盆腔炎症及异位妊娠破裂引起的疼痛在下腹部。

2. 性质与程度 消化性溃疡常有慢性、周期性、节律性中上腹隐痛或灼痛,如突然呈剧烈的刀割样、烧灼样持续性疼痛,可能并发急性穿孔;胆石症、泌尿道结石及肠梗阻时呈剧烈绞痛;剑突下钻顶样痛是胆道蛔虫梗阻的特征;肝癌疼痛多呈进行性锐痛;慢性肝炎与淤血性肝肿大多为持续性胀痛。

考点5★★★ 咳嗽与咳痰的问诊要点及临床意义

1. 音色 犬吠样——喉头炎症水肿或气管受压;鸡鸣样吼声——百日咳;金属调咳嗽——可由纵隔肿瘤或支气管癌直接压迫气管。

2. 痰的性质与量 粉红色泡沫痰是肺水肿的特征。

考点6★★ 咯血的病因

1. 支气管疾病 常见于支气管扩张症、支气管肺癌、支气管内膜结核和慢性支气管炎等。

2. 肺部疾病 如肺结核、肺炎链球菌肺炎、肺脓肿等。肺结核为我国最常见的咯血原因。

3. 心血管疾病 如风湿性心脏病二尖瓣狭窄所致的咯血等。

4. 其他 如血小板减少性紫癜、白血病、血友病、肺出血型钩端螺旋体病、流行性出血热等。

考点7★★★ **呼吸困难的临床表现**

1. 肺源性呼吸困难

	表现	常见于
吸气性	三凹征	喉、气管、大支气管的狭窄与梗阻
呼气性	伴有广泛哮鸣音	支气管哮喘、喘息型慢性支气管炎、慢性阻塞性肺气肿
混合性	吸气与呼气均感费力	重症肺炎、重症肺结核、大面积肺不张、大块肺梗死、大量胸腔积液和气胸

2. 心源性呼吸困难 夜间阵发性呼吸困难。左心衰竭时，因肺淤血常出现阵发性呼吸困难，多在夜间入睡后发生。发作时，患者被迫坐起喘气和咳嗽，重者面色青紫、大汗、呼吸有哮鸣声，咳浆液性粉红色泡沫样痰，两肺底湿啰音，心率增快，此种呼吸又称为心源性哮喘。常见于高血压性心脏病、冠状动脉粥样硬化性心脏病、风湿性心瓣膜病、心肌炎等引起的左心衰竭。

3. 几种特殊原因导致的不同呼吸改变

		对呼吸的影响	临床意义
中毒性呼吸困难	代酸	深大而规则——Kussmaul呼吸	尿毒症、糖尿病酮症酸中毒
	药物及毒物中毒	慢——潮式呼吸	吗啡、巴比妥类、有机磷农药中毒

续表

	对呼吸的影响	临床意义
中枢性呼吸困难	慢、深	脑出血、颅内压增高
精神或心理性呼吸困难	浅、快	癔症、抑郁症

考点8★★ 水肿的临床表现

1. **心源性水肿** 特点是下垂性水肿。
2. **肾源性水肿** 特点为早晨起床后眼睑或颜面水肿。
3. **肝源性水肿** 常伴有肝功能受损及门静脉高压等表现,可见肝掌、蜘蛛痣等。
4. **营养不良性水肿** 患者往往有贫血、乏力、消瘦等营养不良的表现。
5. **内分泌源性水肿** 见于甲状腺功能减退症等黏液性水肿,特点是按压形成后的皮肤凹陷在按压结束后很快恢复(非凹陷性)。

考点9★★★ 呕血与黑便的病因

1. **食管疾病**
2. **胃及十二指肠疾病** 最常见的原因是消化性溃疡。
3. **肝、胆、胰的疾病**
4. **全身性疾病** 上消化道大出血前三位的病因是:消化性溃疡、食管与胃底静脉曲张破裂、急性胃黏膜病变。

考点10★★ 上消化道出血量的估计

临床或检查结果	估计出血量
大便隐血试验阳性	5mL以上
黑便	60mL以上

299

续表

临床或检查结果	估计出血量
呕血	胃内蓄积血量达300mL
头昏、眼花、口干、乏力、皮肤苍白、心悸不安、出冷汗，甚至昏倒	一次达500mL以上
周围循环衰竭	800~1000mL以上

考点11★★　呕血与黑便的伴随症状

1. 伴慢性、周期性、节律性上腹痛，见于消化性溃疡。

2. 伴蜘蛛痣、肝掌、黄疸、腹壁静脉曲张、腹水、脾肿大，见于肝硬化门静脉高压。

3. 伴皮肤黏膜出血，见于血液病及急性传染病。

4. 伴右上腹痛、黄疸、寒战高热，见于急性梗阻性化脓性胆管炎。

考点12★★★　各型黄疸的实验室检查特点

1. 溶血性黄疸　血清总胆红素增多，以非结合胆红素为主，结合胆红素基本正常或轻度增高，尿胆原增多，尿胆红素阴性，大便颜色变深。具有溶血性贫血的改变，如贫血、网织红细胞增多、血红蛋白尿、骨髓红细胞系增生旺盛等。

2. 肝细胞性黄疸　血清结合及非结合胆红素均增多。尿中尿胆原通常增多，尿胆红素阳性。大便颜色通常改变不明显。有转氨酶升高等肝功能受损的表现。

3. 胆汁淤积性黄疸（阻塞性黄疸）　血清结合胆红素明显增多。尿胆原减少或阴性，尿胆红素阳性。尿色深，大便颜色变浅。反映胆道梗阻的指标改变，如血清碱性磷酸酶总胆固醇增高等。

考点 13★★　抽搐的伴随症状

抽搐伴随症状	可能的疾病
不伴意识丧失	破伤风、狂犬病、低钙抽搐、癔症性抽搐等
高热	颅内与全身的感染性疾病、小儿高热惊厥
高血压	高血压脑病、高血压脑出血、妊娠高血压综合征
脑膜刺激征	各种脑膜炎及蛛网膜下腔出血
瞳孔散大、意识丧失、大小便失禁	癫痫大发作
肢体偏瘫	脑血管疾病及颅内占位

考点 14★★★　意识障碍的临床表现

1. 嗜睡　是最轻的意识障碍，患者处于病理的睡眠状态，表现为持续性的睡眠状态。

2. 昏睡　是一种比嗜睡重的意识障碍。患者处于熟睡状态，不易被唤醒。

3. 昏迷　意识丧失，任何强大的刺激都不能被唤醒。

4. 意识模糊　轻度意识障碍，意识障碍程度较嗜睡重。

5. 谵妄　谵妄是一种以兴奋性增高为主的急性高级神经中枢活动失调状态。

考点 15★　意识障碍的问诊要点及临床意义

伴发热	先发热后有意识障碍，见于脑膜炎、脑炎、败血症等；先有意识障碍后发热，见于脑出血、蛛网膜下腔出血、脑肿瘤、脑外伤等

续表

伴呼吸缓慢	见于吗啡、巴比妥类、有机磷杀虫剂等中毒及颅内高压等
伴瞳孔散大	见于脑疝、脑外伤、颠茄类、酒精、氰化物等中毒,癫痫,低血糖昏迷等
伴瞳孔缩小	见于脑桥出血,吗啡类、巴比妥类及有机磷杀虫剂中毒
伴高血压	见于高血压脑病、脑梗死、脑出血、尿毒症等
伴心动过缓	见于颅内高压症、房室传导阻滞、甲状腺功能减退症、吗啡类中毒等
伴脑膜刺激征	见于各种脑膜炎、蛛网膜下腔出血等

第二单元 检体诊断

考点1★ 叩诊的方法及常见叩诊音

	生理情况	病理状态
清音	正常肺部的叩诊音	
浊音	肺的边缘所覆盖的心脏或肝脏部分	<u>肺组织含气量减少(如肺炎)</u>
鼓音	胃泡区及腹部	<u>肺空洞、气胸或气腹</u>
过清音		肺气肿
实音	心脏、肝脏	<u>大量胸腔积液或肺实变</u>

考点2★ 嗅诊常见异常气味及临床意义

痰液	血腥味,见于大咯血患者
	痰液恶臭,提示支气管扩张症或肺脓肿
脓液	恶臭味考虑气性坏疽的可能

续表

呕吐物	粪臭味见于肠梗阻
	酒味见于饮酒或醉酒等
	浓烈的酸味见于幽门梗阻或狭窄等
呼气味	浓烈的酒味见于酒后或醉酒
	刺激性蒜味见于有机磷农药中毒
	烂苹果味见于糖尿病酮症酸中毒
	氨味见于尿毒症
	腥臭味见于肝性脑病

考点3★ 体温测量

1. 口腔温度 正常值为36.3℃~37.2℃。口测法温度虽较可靠,但对婴幼儿及意识障碍者则不宜使用。

2. 肛门温度 正常值为36.5℃~37.7℃。肛门温度较口腔温度高0.3℃~0.5℃。适用于小儿及神志不清的患者。

3. 腋下温度 正常值为36℃~37℃。腋测法较安全、方便,不易发生交叉感染。

考点4★★★ 血压测量

根据《中国高血压防治指南》(2010年修订版),血压水平的定义和分类标准见下表:

分类	收缩压 (mmHg)		舒张压
正常血压	<120	和	<80
正常高值	120~139	和/或	80~89
高血压	≥140	和/或	≥90
1级高血压	140~159	和/或	90~99
2级高血压	160~179	和/或	100~109
3级高血压	≥180	和/或	≥110
单纯收缩期高血压	≥140	和	<90

脉压增大和减小。脉压>40mmHg 称为脉压增大，见于主动脉瓣关闭不全、动脉导管未闭、动静脉瘘、高热、甲状腺功能亢进症、严重贫血、动脉硬化等。脉压<30mmHg 称为脉压减小，见于主动脉瓣狭窄、心力衰竭、休克、心包积液、缩窄性心包炎等。

考点5★★★ 面容与表情

	急性病容	慢性病容	甲亢面容	黏液性水肿面容	二尖瓣面容	伤寒面容	苦笑面容	满月面容	肢肥大症面容
关键词	面色潮红	面色晦暗	眼球突出，目光闪烁	睑厚面宽，颜面浮肿	双颊紫红	表情淡漠，无欲状态	牙关紧闭，面肌痉挛	面圆如满月，伴痤疮	头颅增大，耳鼻增大，脸面变长
见于	肺炎、急性化脓性阑尾炎、流脑	肝硬化、慢性肾炎等消耗性疾病	甲亢	甲减	风心病、二狭	伤寒、脑脊髓膜炎、脑炎	破伤风	库欣综合征、长期应用肾上腺皮质激素的患者	肢端肥大症

考点6★★ 体位检查

1. **自动体位** 见于<u>轻病或疾病早期</u>。
2. **被动体位** 见于<u>极度衰弱或意识丧失</u>的患者。
3. **强迫体位**

体位	仰卧位	俯卧位	侧卧位	坐位（端坐呼吸）	辗转体位	角弓反张位
<u>见于</u>	<u>急性腹膜炎</u>	<u>脊柱疾病</u>	<u>一侧胸膜炎及大量胸腔积液</u>	<u>心肺功能不全</u>	<u>胆绞痛、肾绞痛、肠绞痛</u>	<u>破伤风及小儿脑膜炎</u>

考点7★★★ 步态检查

<u>步态</u>	痉挛性偏瘫步态（划圈样）	剪刀步态	醉酒步态	慌张步态	蹒跚步态（鸭步）	共济失调步态	间歇性跛行
<u>见于</u>	<u>急性脑血管疾病后遗症</u>	脑瘫或截瘫患者	小脑病变、酒精中毒	震颤麻痹	佝偻病、大骨节病、进行性肌营养不良、先天性双髋关节脱位	<u>小脑或脊髓后索病变，如脊髓痨</u>	严重下肢动脉硬化等

考点8★★★ 皮疹、皮下出血、蜘蛛痣检查

1. **皮疹的检查**

	表现	见于
斑疹	局部皮肤发红，<u>不高出皮肤</u>	麻疹初起、斑疹伤寒、丹毒、风湿性多形性红斑

305

续表

	表现	见于
丘疹	直径小于1cm,除局部颜色改变外还**隆起皮面**	药物疹、湿疹、猩红热、麻疹
斑丘疹	丘疹周围合并皮肤发红的底盘	药物疹、湿疹、猩红热、风疹
<u>玫瑰疹</u>	鲜红色的圆形斑疹,压之退色,松开时复现	<u>伤寒或副伤寒</u>
<u>荨麻疹</u>	边缘清楚的红色或苍白色的瘙痒性皮肤损害	<u>过敏</u>

2. 皮下出血的检查

瘀点	紫癜	瘀斑	血肿
<2mm	3~5mm	>5mm	片状出血伴皮肤显著隆起

3. 蜘蛛痣 蜘蛛痣出现部位多在上腔静脉分布区,如面、颈、手背、上臂、前胸和肩部等处。蜘蛛痣的发生与雌激素增多有关,常见于<u>慢性肝炎、肝硬化</u>,是肝脏对体内雌激素的灭活能力减弱所致。健康妇女在妊娠期间、月经前或月经期偶尔也可出现蜘蛛痣。

考点9★★★ 局部和全身浅表淋巴结肿大的临床意义

1. 局限性淋巴结肿大 ①左锁骨上窝淋巴结:腹腔脏器癌(胃癌、肝癌、结肠癌等)转移。②右锁骨上窝:胸腔脏器癌(肺癌)。③颈部:鼻咽癌。④腋下:乳腺癌。

2. 全身淋巴结肿大 常见于传单、淋巴细胞性白血病。

考点10★★ 头颅形状、大小检查

通常以头围来表示头颅的大小。

1. 小颅 婴幼儿前囟过早闭合可引起小头畸形,同时伴有智力发育障碍(痴呆症)。

2. 方颅 前额左右突出,头顶平坦呈方颅畸形,见于小儿佝偻病、先天性梅毒。

3. 巨颅 额、头顶、颞和枕部膨大呈圆形,颜面部相对很小,头皮静脉明显怒张。

由于颅内高压,压迫眼球,形成双目下视、巩膜外露的特殊面容,称为落日现象,见于脑积水。

考点11★★★ 眼部检查

1. 眼睑闭合不全 双侧眼睑闭合不全常见于甲状腺功能亢进症;单侧眼睑闭合不全常见于面神经麻痹。

2. 瞳孔大小

(1)缩小(<2mm) 常见于虹膜炎、有机磷农药中毒、毒蕈中毒、吗啡、氯丙嗪、毛果芸香碱等药物影响。

(2)扩大(>5mm) 见于外伤、青光眼绝对期、视神经萎缩、完全失明、濒死状态、颈交感神经刺激和阿托品、可卡因等药物影响。

3. 双侧瞳孔大小不等 脑外伤、脑肿瘤、脑疝及中枢神经梅毒。

4. 瞳孔对光反射迟钝或消失 见于昏迷病人。

考点12★★★ 颈部血管检查

1. 颈静脉怒张 右心衰竭、缩窄性心包炎、心包积液及上腔静脉梗阻。颈静脉搏动见于三尖瓣关闭不全。

2. 颈动脉搏动(安静状态下明显搏动) 发热、甲亢、高血压、主闭或严重贫血。

考点13★★★ 甲状腺检查

甲状腺肿大分为三度:①Ⅰ度:不能看出但能触及。②Ⅱ度:既可看出肿大又能触及,但在胸锁乳突肌以内区域。③Ⅲ度：肿大超出胸锁乳突肌外缘。

考点 14★★★　气管检查

1. 将气管推向健侧　大量胸腔积液、气胸或纵隔肿瘤及单侧甲状腺肿大。

2. 将气管拉向患侧　肺不张、肺硬化、胸膜粘连。

考点 15★　胸部体表标志及分区

1. 胸骨角　两侧胸骨角分别与左、右第 2 肋软骨相连接，通常以此作为标记来计数前胸壁上的肋骨和肋间隙。

2. 第 7 颈椎棘突　为背部颈、胸交界部的骨性标志，其下即为第 1 胸椎棘突。

3. 肩胛下角　被检查者取直立位，两手自然下垂时，肩胛下角平第 7 肋骨或第 7 肋间隙，或相当于第 8 胸椎水平。

考点 16★★　肺和胸膜视诊

1. 呼吸加深的诊断学意义　严重代谢性酸中毒时，病人出现节律匀齐，深而大（吸气慢而深，呼气短促），不感呼吸困难的呼吸，称为库斯莫尔（Kussmaul）呼吸，又称酸中毒大呼吸，见于尿毒症、糖尿病酮症酸中毒等疾病。

2. 呼吸节律的诊断学意义

（1）潮式呼吸　常见于脑炎、脑膜炎、颅内压增高、脑干损伤等。

（2）间停呼吸　又称比奥（Biot）呼吸，常为临终前的危急征象。

考点 17★★★ 肺和胸膜触诊

触觉语颤改变的意义：

触觉语颤	见于
增强	1. 肺实变：肺炎链球菌肺炎、肺梗死、肺结核、肺脓肿及肺癌。 2. 压迫性肺不张：胸腔积液上方受压而萎瘪的肺组织及受肿瘤压迫的肺组织。 3. 较浅而大的肺空洞：肺结核、肺脓肿、肺肿瘤所致的空洞
减弱或消失	1. 肺泡内含气量增多：如肺气肿及支气管哮喘发作时。 2. 支气管阻塞：如阻塞性肺不张、气管内分泌物增多。 3. 胸壁距肺组织距离加大：如胸腔积液、气胸、胸膜高度增厚及粘连、胸壁水肿或高度肥厚、胸壁皮下气肿。 4. 体质衰弱。 5. 大量胸腔积液、严重气胸时，语颤可消失

考点 18★ 肺部叩诊

1. 正常肺部叩诊音 正常肺部叩诊音呈清音。

2. 肺部定界叩诊 ①肺下界下移见于肺气肿。②肺下界上移见于肺不张、肺萎缩、胸腔积液、气胸。

3. 肺部病理性叩诊音的意义

（1）浊音或实音 ①肺组织含气量减少或消失：如肺炎、肺结核、肺梗死、肺不张、肺水肿、肺硬化。②肺内不含气的病变：如肺肿瘤、肺包囊虫病、未穿破的肺脓肿。③胸膜腔病变：如胸腔积液、胸膜增厚粘连等。④胸壁疾病：如胸壁水肿、肿瘤等。

（2）鼓音 ①气胸。②直径大于 3~4cm 的浅表肺大疱、肺空洞，如空洞型肺结核、液化破溃了的肺脓肿或肺肿瘤。

（3）过清音 肺气肿、支气管哮喘发作。

考点 19★★★ 啰音听诊

1. 干啰音 干啰音是支气管有病变的表现。如两肺都出现干啰音，见于急慢性支气管炎、支气管哮喘、支气管肺炎、心源性哮喘等。局限性干啰音是由局部支气管狭窄所致，常见于支气管局部结核、肿瘤、异物或黏稠分泌物附着。局部而持久的干啰音见于肺癌早期或支气管内膜结核。

2. 湿啰音（水泡音） 湿啰音是肺与支气管有病变的表现。湿啰音两肺散在性分布，常见于支气管炎、支气管肺炎、血行播散型肺结核、肺水肿；两肺底分布，多见于肺淤血、肺水肿早期及支气管肺炎；一侧或局限性分布，常见于肺炎、肺结核、支气管扩张症、肺脓肿、肺癌及肺出血等。

考点 20★ 胸膜摩擦音听诊

胸膜摩擦音在吸气和呼气时皆可听到，一般以吸气末或呼气开始时较为明显。屏住呼吸时胸膜摩擦音消失，可借此与心包摩擦音区别。胸膜摩擦音是干性胸膜炎的重要体征，主要见于以下几种情况：①胸膜炎症：如结核性胸膜炎、化脓性胸膜炎以及其他原因引起的胸膜炎症。②原发性或继发性胸膜肿瘤。③肺部病变累及胸膜：如肺炎、肺梗死等。④胸膜高度干燥：如严重脱水等。⑤其他：如尿毒症等。

考点21★★★ 呼吸系统常见疾病的体征(肺实变、肺气肿、胸腔积液及气胸)

1. 肺实变

(1) 视诊 两侧胸廓对称,患侧呼吸动度可局限性减弱或消失。

(2) 触诊 气管居中,患侧语音震颤增强。

(3) 叩诊 患侧呈实音。

(4) 听诊 患侧肺泡呼吸音消失,可听到病理性支气管呼吸音,支气管语音增强。

2. 肺气肿

(1) 视诊 胸廓呈桶状,两侧呼吸动度减弱。

(2) 触诊 气管居中。语音震颤减弱。

(3) 叩诊 两肺过清音,严重者心界叩不出;肺下界下降,肺下界移动度减低。

(4) 听诊 两肺肺泡呼吸音减弱,呼气延长,听觉语音减弱,心音较遥远。

3. 胸腔积液

(1) 视诊 患侧胸廓饱满,呼吸动度减弱或消失。

(2) 触诊 气管移向对侧,患侧语音震颤减弱或消失。

(3) 叩诊 患侧叩诊浊音或实音。

(4) 听诊 患侧呼吸音减弱或消失,液面上方可听到病理性支气管呼吸音。

4. 气胸

(1) 视诊 患侧胸廓饱满,肋间隙增宽,呼吸动度减弱或消失。

(2) 触诊 气管移向对侧,患侧语音震颤减弱或消失。

(3) 叩诊 患侧呈鼓音。左侧气胸时,心界叩不出;右侧气胸时,肝浊音界下移。

(4) 听诊 患侧呼吸音减弱或消失。

考点22★★★ 心脏视诊

1. 心前区隆起 ①某些先天性心脏病,如法洛四联症、肺动脉瓣狭窄。②儿童时期患慢性风湿性心脏病伴右心室增大。

2. 心尖搏动

(1) 心尖搏动的位置改变 ①左心室增大时,心尖搏动向左下移位。②右心室增大时,心尖搏动向左移位。③肺不张、粘连性胸膜炎时,心尖搏动移向患侧。④胸腔积液、气胸时,心尖搏动移向健侧。⑤大量腹水、肠胀气、腹腔巨大肿瘤或妊娠等,心尖搏动位置向外上移位。

(2) 心尖搏动强度及范围的改变 <u>左心室肥大、甲亢、重症贫血、发热等疾病时心尖搏动增强;心包积液、左侧气胸或胸腔积液、肺气肿等,心尖搏动减弱甚或消失</u>;负性心尖搏动见于粘连性心包炎、显著右心室增大者。

考点23★★★ 心脏触诊

1. 心脏常见震颤的临床意义

时期	部位	临床意义
收缩期	胸骨右缘第2肋间	主动脉狭窄
	胸骨左缘第2肋间	肺动脉狭窄
	胸骨左缘第3、4肋间	室间隔缺损
舒张期	心尖部	二尖瓣狭窄
连续性	胸骨左缘第2肋间及其附近	动脉导管未闭

2. 心包摩擦感 心包摩擦感通常在<u>胸骨左缘第4肋间最易触及</u>,以收缩期明显。坐位稍前倾或深呼气末更易触及。

考点 24★　心脏叩诊

1. 叩诊方法　采用间接叩诊法,沿肋间隙从外向内、自下而上叩诊,板指与肋间隙平行并紧贴胸壁。叩诊心脏左界时,从心尖搏动外 2~3cm 处由外向内进行叩诊。如心尖搏动不明显,则自第 6 肋间隙左锁骨中线外的清音区开始,然后按肋间隙逐渐上移,至第 2 肋间隙为止;叩诊心脏右界时,自肝浊音界的上一肋间隙开始,逐一叩诊至第 2 肋间隙。

2. 心脏浊音界改变的临床意义

(1) *左心室增大*　心脏浊音界向左下扩大,心脏浊音区呈靴形,称为主动脉型心脏。见于主闭及高血压性心脏病。

(2) *左心房增大或合并肺动脉段扩大*　心脏浊音区外形呈梨形,称为二尖瓣型心脏。见于二尖瓣狭窄。

(3) *心包积液*　坐位时心脏浊音界呈三角烧瓶形。

(4) *左、右心室增大*　心界向两侧扩大,成为普大型心脏,见于扩张型心肌病等。

考点 25★★　心脏瓣膜听诊区

听诊区	最响部位
二尖瓣	左侧第 5 肋间隙,锁骨中线内侧
三尖瓣	胸骨下剑突偏左或偏右处
主动脉瓣	胸骨右缘第 2 肋间隙
主动脉瓣第二听诊区	胸骨左缘第 3、4 肋间隙(主动脉关闭不全时,舒张期杂音在此最响)
肺动脉瓣	胸骨左缘第 2 肋间隙

考点26★★ 心音听诊

1. 正常心音 如上所述,正常心音有4个,成年人可以听到S_1和S_2,儿童和部分青少年可听到S_3,一般听不到S_4。

2. 心音改变及其临床意义

(1) P_2增强见于肺动脉高压、二尖瓣狭窄、左心功能不全、室间隔缺损、动脉导管未闭、肺心病;P_2减弱见于肺动脉瓣狭窄或关闭不全。

(2) 心音性质改变。心肌有严重病变时,心肌收缩力明显减弱,致使S_1失去其原有特征而与S_2相似,同时因心搏加速使舒张期明显缩短致收缩期与舒张期时间几乎相等,此时听诊S_1、S_2酷似钟摆的"滴答"声,称为钟摆律。如钟摆律时心率超过120次/分,酷似胎儿心音,称为胎心律,提示病情严重。以上两者可见于大面积急性心肌梗死和重症心肌炎等。

(3) 心音分裂。①第一心音分裂:当左、右心室收缩明显不同步时,可出现S_1分裂,在二、三尖瓣听诊区都可听到,但以胸骨左下缘较清楚,多见于二尖瓣狭窄等,偶见于儿童及青少年。②第二心音分裂:临床上较常见,由主、肺动脉瓣关闭明显不同步所致,在肺动脉瓣区听诊较明显。可见于青少年,尤以深吸气时更明显。临床上最常见的S_2分裂,见于右室排血时间延长,肺动脉瓣关闭明显延迟(如完全性右束支传导阻滞、肺动脉瓣狭窄、二尖瓣狭窄等),或左心室射血时间缩短,主动脉关闭时间提前(如二尖瓣关闭不全、室间隔缺损等)时。

3. 奔马律及开瓣音

(1) 舒张早期奔马律最常见,是病理性第三心音,又称S_3奔马律或室性奔马律,在心尖部容易听到。舒张早期奔马律的出现，提示心脏有严重的器质性病变，见于各种原因的心力衰竭、急性心肌梗死、重症心肌炎等。

(2) 开瓣音（二尖瓣开放拍击音）见于二尖瓣狭窄而瓣膜弹性尚好时，是二尖瓣分离术适应证的重要参考条件。

考点27★★★ 各瓣膜区常见杂音听诊

1. 最响部位与病变部位的关系

最响部位	提示病变部位
心尖部	二尖瓣
胸骨下剑突偏左或偏右处	三尖瓣
主动脉瓣区	主动脉瓣
肺动脉瓣区	肺动脉瓣
胸骨左缘3、4肋间	室间隔缺损

2. 杂音的性质与所提示的病变

杂音性质	提示病变
心尖区粗糙的吹风样收缩期杂音	二尖瓣关闭不全
心尖区柔和而高调的吹风样杂音	相对性二尖瓣关闭不全
心尖区舒张中晚期隆隆样杂音	二尖瓣狭窄的特征性杂音
主动脉瓣第二听诊区叹气样舒张期杂音	主动脉瓣关闭不全
主动脉瓣第二听诊区响亮而粗糙的全收缩期杂音	室间隔缺损或肥厚型梗阻性心肌病
主动脉瓣区收缩期杂音	各种病因的主动脉狭窄
肺动脉瓣区及其附近机器声样连续性杂音	动脉导管未闭
听诊时杂音如海鸥鸣或鸽鸣样	感染性心内膜炎及梅毒性主动脉瓣关闭不全

考点28★ 心包摩擦音听诊

在胸骨左缘第3、4肋间处较易听到,病人坐位稍前倾,深呼气后屏住呼吸时易于听到,见于急性心包炎。

考点29★★ 周围血管征

包括头部随脉搏呈节律性点头运动、颈动脉搏动明显、毛细血管搏动征、水冲脉、枪击音与杜氏双重杂音,均由脉压增大所致,常见于主闭、发热、贫血及甲亢。

考点30★ 腹部视诊

1. 腹部膨隆 ①腹内积气:可见于肠梗阻、肠麻痹、胃肠穿孔。②腹腔积液:大量积液可形成蛙腹,常见于肝硬化门脉高压症、右心衰竭、缩窄性心包炎。③腹腔巨大肿块:以巨大卵巢囊肿最常见。

2. 腹部凹陷 严重者呈舟状腹,见于恶性肿瘤、结核、糖尿病、慢性消耗性疾病的晚期。

考点31★★★ 腹部触诊

1. 腹壁紧张度 ①弥漫性腹肌紧张多见于胃肠道穿孔或实质脏器破裂所致的急性弥漫性腹膜炎,此时腹壁常强直,硬如木板,故称为板状腹。②局限性腹肌紧张多系局限性腹膜炎所致,如右下腹腹壁紧张多见于急性阑尾炎,右上腹腹壁紧张多见于急性胆囊炎;腹膜慢性炎症时,触诊如揉面团一样,称为揉面感,常见于结核性腹膜炎、癌性腹膜炎。

2. 压痛

(1) 广泛性压痛 见于弥漫性腹膜炎。

(2) 局限性压痛 常见的固定的压痛点有:①阑尾点:又称麦氏点,位于右髂前上棘与脐连线中外1/3交界处,考虑急性阑尾炎。②胆囊点:位于右侧腹直肌外缘与肋弓交界处，考虑胆囊病变。

3. 反跳痛 反跳痛表示炎症已波及腹膜壁层，腹膜紧张伴压痛、反跳痛称为腹膜刺激征，是急性腹膜炎的可靠体征。

考点32★★★ 腹内脏器触诊

1. 胆囊触诊

（1）墨菲征阳性 在深吸气时发炎的胆囊下移时碰到用力按压的拇指引起疼痛，患者因疼痛而突然屏气，又称胆囊触痛征。见于急性胆囊炎。

（2）库瓦济埃征阳性 当胰头癌压迫胆总管导致阻塞，出现黄疸进行性加深，胆囊显著肿大，但无压痛，又称无痛性胆囊增大征阳性。

2. 脾脏触诊 临床上常将脾肿大分为三度：①轻度：脾脏在肋下不超过3cm。②中度：超过3cm但在脐水平线以上。③高度：超过脐水平线或前正中线，又称巨脾。

考点33★ 肝脏叩诊

病理情况下，肝浊音界向上移位见于右肺不张、气腹及鼓肠等；肝浊音界向下移位见于肺气肿、右侧张力性气胸等。肝浊音界扩大见于肝炎、肝脓肿、肝淤血、肝癌和多囊肝等；肝浊音界缩小见于急性肝坏死、晚期肝硬化和胃肠胀气等；肝浊音界消失，代之以鼓音，是急性胃肠穿孔的重要征象，亦可见于人工气腹。肝炎、肝脓肿时可出现肝区叩击痛。

考点34★★ 腹部听诊

1. 肠鸣音 ①肠鸣音亢进，多见于机械性肠梗阻。②肠鸣音消失，多见于急性腹膜炎或麻痹性肠梗阻。

2. 振水音 见于胃扩张、幽门梗阻及胃液分泌过多。

考点35★★　肛门、直肠指诊

1. 有剧烈触痛，多见于肛裂与感染。
2. 触痛并有波动感，多见于肛门、直肠周围脓肿。
3. 柔软光滑而有弹性包块，多见于直肠息肉。
4. 质地坚硬、表面凹凸不平的包块，多见于直肠癌。
5. 指套带有黏液、脓液或血液，多见于炎症并有组织破坏。

考点36★　脊柱检查

1. 脊柱弯曲度　①脊柱后凸：多发生于胸段，见于佝偻病、脊柱结核、强直性脊柱炎、脊柱退行性变等。②脊柱前凸：多发生于腰段，见于大量腹水、腹腔巨大肿瘤、髋关节结核及髋关节后脱位等。③脊柱侧凸：姿势性侧凸的特点为弯曲度多不固定，如平卧或向前弯腰时可使侧弯消失，多见于儿童发育期坐立位姿势不良、椎间盘突出症、脊髓灰质炎等；器质性侧凸时，改变体位不能使侧凸得到纠正，见于佝偻病、脊椎损伤、胸膜肥厚等。

2. 脊柱压痛与叩击痛　正常人脊柱无压痛与叩击痛，若某一部位有压痛与叩击痛，提示该处有病变，如脊椎结核、脊椎骨折、脊椎肿瘤、椎间盘突出等。

考点37★★　四肢、关节检查

1. 匙状甲（反甲）　常见于缺铁性贫血，偶见于风湿热。

2. 杵状指（趾）　常见于支气管扩张、支气管肺癌、慢性肺脓肿、脓胸以及发绀型先天性心脏病、亚急性感染性心内膜炎等。

3. 指关节变形　以类风湿关节炎引起的梭形关节最常见。

考点38★★　中枢性和周围性面神经麻痹的鉴别

	面部表现	口角
中枢性	病灶对侧颜面下部肌肉麻痹	歪向病灶侧
周围性	病灶同侧全部面肌瘫痪	歪向病灶对侧

考点39★　感觉功能检查、感觉障碍及其常见类型

1. 末梢型　表现为肢体远端对称性完全性感觉缺失，呈手套状、袜子状分布，多见于多发性神经炎。

2. 神经根型　感觉障碍范围与某种神经根的节段分布一致，呈节段型或带状，在躯干呈横轴走向，在四肢呈纵轴走向。疼痛较剧烈，常伴有放射痛或麻木感，见于椎间盘突出症、颈椎病和神经根炎等。

3. 内囊型　表现为病灶对侧半身感觉障碍、偏瘫、同向偏盲，常称为三偏征，常见于脑血管疾病。

考点40★★　运动功能检查

1. 肌力　肌力是指肢体随意运动时肌肉收缩的力量。肌力分级分为6级：

0级：无肢体活动，也无肌肉收缩，为完全性瘫痪。

1级：可见肌肉收缩，但无肢体活动。

2级：肢体能在床面上做水平移动，但不能抬起。

3级：肢体能抬离床面，但不能抵抗阻力。

4级：能做抵抗阻力的动作，但较正常差。

5级：正常肌力。

其中，0级为全瘫，1~4级为不完全瘫痪（轻瘫），5级为正常肌力。

2. 肌张力　肌张力是肌肉在松弛状态下的紧张度和被动运动时的阻力。张力过低或缺失见于周围神经、脊髓

灰质前角及小脑病变。折刀样张力过高见于锥体束损害，铅管样肌张力过高见于锥体外系损害。

3. 不自主运动

（1）震颤 ①静止性震颤：帕金森病。②动作性震颤：小脑病变。③扑翼样震颤：肝性脑病。

（2）舞蹈症 儿童脑风湿病变。

（3）手足搐搦 低钙血症和碱中毒。

考点41★★★ 神经反射检查

浅反射 腹壁反射：上部腹壁反射消失说明病变在胸髓7~8节；中部腹壁反射消失说明病变在胸髓9~10节；下部腹壁反射消失说明病变在胸髓11~12节；一侧腹壁反射消失，多见于同侧锥体束病损；上、中、下腹壁反射均消失见于昏迷或急腹症患者。肥胖者、老年人、经产妇也可见腹壁反射消失。

	神经反射	临床意义
病理反射	巴宾斯基征	锥体束病变，其中巴宾斯基征意义最大
	奥本海姆征	
	戈登征	
	查多克征	
	霍夫曼征	
	肌阵挛	
脑膜刺激征	颈强直	见于各种脑膜炎、蛛网膜下腔出血。
	凯尔尼格征	颈强直也可见于颈椎病、颈部肌肉病变。
	布鲁津斯基征	凯尔尼格征也可见于坐骨神经痛、腰骶神经根炎

第三单元 实验室诊断

考点1★ 血红蛋白测定和红细胞计数，红细胞形态变化

1. 红细胞及血红蛋白减少 以血红蛋白为标准，成年男性 Hb<130g/L，成年女性 Hb<115g/L，即为贫血。临床上根据血红蛋白减低程度将贫血分为 4 级：①轻度：Hb 小于参考值低限但大于 90g/L。②中度：Hb 90~60g/L。③重度：Hb 60~30g/L。④极重度：Hb<30g/L。

（1）生理性减少 见于妊娠中、后期妇女，6个月至2岁的婴幼儿，老年人。

（2）病理性减少 ①红细胞生成减少：骨髓造血功能障碍。②红细胞破坏过多。③红细胞丢失过多：如各种失血性贫血等。

2. 红细胞及血红蛋白增多 单位容积循环血液中血红蛋白量、红细胞数高于参考值高限。诊断标准：成年男性 Hb>180g/L，RBC>$6.5×10^{12}$/L；成年女性 Hb>170g/L，RBC>$6.0×10^{12}$/L。

（1）相对性增多 因血浆容量减少，血液浓缩所致，见于严重腹泻、频繁呕吐、糖尿病酮症酸中毒。

（2）绝对性增多 ①继发性：组织缺氧所致，生理性见于新生儿及高原生活者，病理性见于严重的慢性心、肺疾病，如阻塞性肺气肿、肺源性心脏病。②原发性：见于真性红细胞增多症。

考点2★★ 白细胞计数及白细胞分类计数，中性粒细胞核象变化

<u>白细胞计数</u>：成人（3.5~9.5）×10^9/L。成人白细胞

数$>9.5×10^9$/L 称为白细胞增多，$<3.5×10^9$/L 称为白细胞减少。白细胞计数的增减主要受中性粒细胞数量的影响。

1. 中性粒细胞增多　生理性增多见于新生儿、妊娠后期、分娩、剧烈运动或劳动后。病理性增多分为反应性增多和异常增生性增多两种。

<u>反应性增多</u>见于：①急性感染：化脓性感染最常见。②严重组织损伤。③急性大出血及急性溶血。④急性中毒：如代谢性酸中毒（尿毒症、糖尿病酮症酸中毒）。⑤恶性肿瘤。

<u>异常增生性增多</u>见于：①急、慢性粒细胞白血病。②骨髓增殖性疾病。

2. 中性粒细胞减少　中性粒细胞绝对值$<1.5×10^9$/L 称为粒细胞减少症；$<0.5×10^9$/L 称为粒细胞缺乏症。病理性减少见于：单核-巨噬细胞系统功能亢进，如脾功能亢进。

3. 中性粒细胞核象变化

（1）*核左移*　常见于感染，特别是急性化脓性感染，也可见于急性大出血、急性溶血反应、急性中毒等。核左移伴白细胞计数增高，称为再生性左移。表示机体反应性强，骨髓造血功能旺盛。核左移而白细胞计数不增高，甚至减少，称为退行性左移。表示机体反应性低下，骨髓造血功能减低，见于再生障碍性贫血、粒细胞缺乏症。

（2）*核右移*　常伴有白细胞计数减少，为骨髓造血功能减低或缺乏造血物质所致。常见于巨幼细胞贫血、恶性贫血。在感染的恢复期出现一过性核右移是正常现象；若在疾病进展期突然出现核右移，提示预后不良。

考点3★　血小板计数

正常成人血小板计数的参考值是（125~350)×10^9/L。

考点 4★★　血清蛋白测定

血清总蛋白及白蛋白减低见于肝脏疾病：①急性或局限性肝损害：血清蛋白检查可无明显异常。②慢性肝病：如慢性肝炎、肝硬化、肝癌时可有白蛋白减少，球蛋白增加，A/G 比值减低。③A/G 比值倒置：表示肝功能严重损害，如重度慢性肝炎、肝硬化。

考点 5★★　尿胆红素定性试验

1. 参考值　正常定性为阴性。

2. 临床意义　尿胆红素定性试验阳性提示血液中 CB 增高。肝细胞性黄疸为阳性；阻塞性黄疸为强阳性；溶血性黄疸为阴性。

考点 6★★　3 种类型黄疸实验室检查鉴别表

类型	总胆红素(STB)	结合胆红素(CB)	非结合胆红素(UCB)	CB/STB	尿胆原	尿胆红素
溶血性黄疸	↑↑	轻度↑或正常	↑↑↑	<20%	(+++)	(-)
阻塞性黄疸	↑↑↑	↑↑↑	轻度↑或正常	>50%	(-)	(+++)
肝细胞性黄疸	↑↑	↑↑	↑↑	20%~50%	(+)	(++)

考点 7★★★　血清酶及同工酶检查

1. 血清氨基转移酶测定

（1）肝脏疾病

1）急性病毒性肝炎时，ALT 与 AST 均显著升高，以 ALT 升高更加明显。

2) 急性重症肝炎 AST 明显升高,但在病情恶化时,黄疸进行性加深,酶活性反而降低,即出现"胆-酶分离"现象,提示肝细胞严重坏死,预后不良。

(2) 心肌梗死　急性心肌梗死后 6~8 小时,AST 增高。

2. 碱性磷酸酶及其同工酶测定　胆道阻塞:各种肝内、外胆道阻塞性疾病,如胰头癌、胆道结石、原发性胆汁性肝硬化、肝内胆汁淤积等,ALP 明显升高,以 ALP_1 为主。尤其是癌性梗阻时,100%出现 ALP_1,且 $ALP_1 > ALP_2$。

考点 8★　甲、乙、丙型病毒性肝炎标志物检查

1. 甲型肝炎病毒标志物检查

(1) 抗-HAV IgM 阳性说明机体正在感染 HAV,感染 1 周后产生,是早期诊断甲肝的特异性指标。

(2) 抗-HAV IgG 阳性,其是保护性抗体,一般在感染 HAV 3 周后出现在血清中,且持久存在,是获得免疫力的标志,提示既往感染,可作为流行病学调查的指标。

2. 乙型肝炎病毒标志物检查

检测项目	阳性(+)意义
HBsAg(表面抗原)	感染 HBV 的标志,见于 HBV 携带者或乙肝患者
抗-HBs(表面抗体)	注射过乙肝疫苗或曾感染过 HBV,目前 HBV 已被清除者——保护性抗体
HBeAg(e 抗原)	有 HBV 复制,传染性强
抗-HBe(e 抗体)	HBV 大部分被清除或抑制,传染性降低
抗-HBc(核心抗体)	曾经或正在感染 HBV,是诊断急性乙肝和判断病毒复制的重要指标

3. 丙型肝炎病毒标志物检查

(1) HCV-RNA 阳性见于 HCV 感染,提示 HCV 复制活跃,传染性强。HCV-RNA 阴性而抗-HCV IgG 阳性,提示既往有 HCV 感染。

(2) 抗-HCV 阳性是诊断 HCV 感染的重要依据。

(3) 抗-HCV IgM 阳性是诊断丙型肝炎的早期指标之一,是病毒复制指标。

(4) 抗-HCV IgG 阳性表明已有 HCV 感染,输血后 80%~90% 的肝炎患者出现阳性。

考点9★ 肾小球功能检测

1. 内生肌酐清除率(Ccr)测定

(1) Ccr 是测定肾小球滤过功能最常用的方法,也是反映肾小球滤过功能的主要指标。

(2) <u>临床意义</u>为判断肾小球损害的敏感指标,能较早地反映肾小球滤过功能。

2. 血清尿素氮测定 <u>临床意义</u>:反映肾小球滤过功能,但不是敏感的特异性指标。

考点10★★★ 昼夜尿比密试验(莫氏试验)

莫氏试验可了解肾脏的稀释-浓缩功能,是反映远端肾小管和集合管功能状态的敏感试验。

考点11★★★ 糖代谢类检查

1. 空腹血糖(FPG)测定

(1) **参考值** 空腹血糖:葡萄糖氧化酶法 3.9~6.1mmol/L(70~110mg/L)。

(2) FPG 增高 生理性增高见于餐后 1~2 小时、高糖饮食、剧烈运动、情绪激动等。病理性增高见于:①各型糖尿病。②内分泌疾病:如甲状腺功能亢进症、肢端肥大症、巨人症、嗜铬细胞瘤、肾上腺皮质功能亢进症、胰高血糖素瘤等。③应激性因素：如颅脑外伤、急性脑血管病、中枢神经系统感染、心肌梗死、大面积烧伤等。④肝脏和胰腺疾病：如严重肝损害、坏死性胰腺炎、胰腺癌等。⑤其他：如呕吐、脱水、缺氧、麻醉等。

（3）FPG 减低　生理性减低见于饥饿、长时间剧烈运动等。病理性减低见于：①胰岛素分泌过多：如胰岛 B 细胞增生或肿瘤、胰岛素用量过大、口服降糖药等。②对抗胰岛素的激素缺乏：如生长激素、肾上腺皮质激素、甲状腺激素缺乏等。③肝糖原储存缺乏：如重型肝炎、肝硬化、肝癌等严重肝病。④急性酒精中毒。⑤消耗性疾病：如严重营养不良、恶病质等。

2. 血清糖化血红蛋白检测

（1）参考值　HbA_1 5%~8%，HbA_1c 4%~6%。

（2）临床意义　反映的是近 2~3 个月的平均血糖水平。

考点 12 ★　**血脂测定**

1. 血清总胆固醇（TC）测定

（1）TC 增高　TC 增高是冠心病的危险因素之一，常见于动脉粥样硬化所致的心、脑血管疾病及糖尿病。

（2）TC 降低　见于严重肝脏疾病，如急性重型肝炎、肝硬化等；甲状腺功能亢进症。

2. 血清甘油三酯（TG）测定

（1）TG 增高　是动脉粥样硬化的危险因素之一，常见于动脉粥样硬化症、冠心病。

（2）TG 减低　见于甲状腺功能亢进症、肾上腺皮质功能减退症、严重肝脏疾病等。

3. 血清脂蛋白测定

（1）HDL-C（高密度脂蛋白）具有抗动脉粥样硬化作用（好东西）。

(2) LDL-C（低密度脂蛋白）升高是动脉粥样硬化的潜在危险因素（坏东西）。

考点 13★★★ 血、尿淀粉酶（AMS）测定

1. 参考值 碘-淀粉比色法：血清 800~1800U/L，尿液 1000~12000U/L。

2. 临床意义 急性胰腺炎发病后 2~3 小时血清 AMS 开始增高，12~24 小时达高峰，2~5 天后恢复正常。如达 3500U/L 应怀疑此病，超过 5000U/L 即有诊断价值。尿 AMS 于发病后 12~24 小时开始增高。

考点 14★★★ 心肌蛋白检测（cTnT、cTnI）

1. 心肌肌钙蛋白 T（cTnT）测定

（1）诊断 AMI cTnT 是诊断 AMI 的确定性标志物。对诊断 AMI 的特异性优于 CK-MB 和 LDH；对亚急性及非 Q 波性心肌梗死或 CK-MB 无法诊断的心肌梗死患者更有诊断价值。

（2）判断微小心肌损伤 用于判断不稳定型心绞痛是否发生了微小心肌损伤，这种心肌损伤只有检测 cTnT 才能确诊。

2. 心肌肌钙蛋白 I（cTnI）测定 ①诊断 AMI。②用于判断是否有微小心肌损伤，如不稳定型心绞痛、急性心肌炎。

考点 15★★ 血清甲胎蛋白（AFP）测定

AFP 是目前诊断原发性肝细胞癌最特异的标志物，血清中 AFP>300μg/L 可作为诊断阈值。

考点 16★★ 尿液一般性状检查

1. 尿量

（1）多尿 尿量超过 2500mL/24h 者称为多尿。

(2) 少尿或无尿　尿量少于400mL/24h（或17mL/h）者称为少尿；尿量少于100mL/24h者，称为无尿或尿闭。

2. 颜色和透明度

小便颜色或性状	见于
血尿	泌尿系统炎症、结石、肿瘤、结核等；也可见于血液系统疾病，如血小板减少性紫癜、血友病等
血红蛋白尿（浓茶色或酱油色）	蚕豆病、阵发性睡眠性血红蛋白尿、血型不合的输血反应及恶性疟疾
胆红素尿	肝细胞性及阻塞性黄疸
乳糜尿	丝虫病
脓尿和菌尿	泌尿系统感染，如肾盂肾炎、膀胱炎

3. 气味　①烂苹果样气味，见于糖尿病酮症酸中毒。②蒜臭味，见于有机磷中毒。

4. 比重　尿比重的高低，主要取决于肾小管的浓缩稀释功能。正常人尿比重波动在1.015~1.025。

（1）增高　见于急性肾炎、糖尿病、肾病综合征及肾前性少尿等。

（2）减低　见于慢性肾炎、慢性肾衰竭、尿崩症等。

（3）固定　常在1.010左右，称为等张尿，提示肾实质严重损害。

考点17★★★　尿液化学检查

1. 尿蛋白　尿蛋白呈阳性或定量检查超过150mg/24h者，称为蛋白尿。

（1）生理性蛋白尿　见于剧烈运动、寒冷、精神紧张等，为暂时性，尿中蛋白含量少。

(2) 病理性蛋白尿 ①肾小球性蛋白尿：见于肾小球肾炎、肾病综合征等。②肾小管性蛋白尿：见于肾盂肾炎、间质性肾炎等。

2. 尿酮体 正常人定性检查尿酮体为阴性。尿酮体阳性见于糖尿病酮症酸中毒、妊娠剧吐、重症不能进食等脂肪分解增强的疾病。

考点 18★★ 尿液显微镜检查

1. 细胞 ①镜下血尿：尿外观无血色，红细胞>3/HP。②镜下脓尿：白细胞或脓细胞>5/HP。

2. 管型 ①红细胞管型：见于急性肾炎、慢性肾炎急性发作。②透明管型：正常人也可偶有；肾实质病变时，明显增多。③蜡样管型：肾小管病变严重，预后较差。

考点 19★★★ 粪便一般性状检查

大便颜色或性状	提示疾病
水样或粥样	感染性或非感染性腹泻，如急性胃肠炎、甲状腺功能亢进症
米泔样	霍乱
黏液脓样或脓血便	痢疾、溃疡性结肠炎、直肠癌
果酱样	阿米巴痢疾
鲜血便	肠道下段出血，如痔疮、肛裂、直肠癌等
柏油样	上消化道出血
灰白色	阻塞性黄疸
细条状	直肠癌
绿色粪便	消化不良

考点20★★　隐血试验

正常为阴性。阳性见于消化性溃疡活动期、胃癌、钩虫病、消化道炎症、出血性疾病等。消化道癌症呈持续阳性，消化性溃疡呈间断阳性。

考点21★　渗出液与漏出液的鉴别要点

渗出液与漏出液鉴别的基本规律：

1. 从总体而言，漏出液都是"<、阴性"，渗出液都是">、阳性"。

2. 例外——葡萄糖，渗出液低于正常血糖水平（为什么？因为被细菌消耗了）。

	漏出液	渗出液
原因	非炎症所致	炎症、肿瘤或物理、化学刺激
外观	淡黄、浆液性	不定，可为黄色、脓性、血性、乳糜性
透明度	透明或微混	多混浊
比重	<1.015	>1.018
凝固	不自凝	能自凝
黏蛋白定性	阴性	阳性
蛋白质定量	25g/L以下	30g/L以上
葡萄糖定量	与血糖相近	常低于血糖水平
细胞计数	常$<100\times10^6$/L	常$>500\times10^6$/L
细胞分类	以淋巴细胞为主	不同病因，分别以中性粒细胞或淋巴细胞为主
细菌检查	阴性	可找到病原菌
乳酸脱氢酶	<200U/L	>200U/L

考点22★ 常见中枢神经系统疾病的脑脊液特点

	压力(mmH$_2$O)	外观	细胞数(×10^6/L)及分类	蛋白质定性	葡萄糖(mmol/L)	细菌
正常	侧卧位80~180	无色透明	0~8个,多为淋巴细胞	阴性	2.5~4.5	无
化脓性脑膜炎	显著增高	混浊,脓性,可有脓块	显著增加,中性粒细胞为主	+++以上	明显减少甚至消失	有致病菌
结核性脑膜炎	增高	微浊,毛玻璃样,静置后有薄膜形成	增加,以淋巴细胞为主	++	减少	抗酸染色可找到结核杆菌
病毒性脑膜炎	稍增高	清晰或微浊	增加,以淋巴细胞为主	+	正常	无

第四单元 心电图诊断

考点1★★★ 心电图各波段的意义

每个心动周期在心电图上可表现为四个波(P波、QRS波群、T波和U波)、三个段(PR段、ST段和TP段)、两个间期(PR间期和QT间期)和一个J点(即QRS波群终末部与ST段起始部的交接点)。

P波：为心房除极波，反映左、右心房除极过程中的电位和时间变化。

PR段：是电激动过程在房室交界区以及希氏束、室内传导系统所产生的微弱电位变化，一般呈零电位，显示为等电位线（基线）。

PR间期：自P波的起点至QRS波群的起点，反映激动从窦房结发出后经心房、房室交界、房室束、束支及浦肯野纤维网传到心室肌所需要的时间。

QRS波群：为左、右心室除极的波，反映左、右心室除极过程中的电位和时间变化。

ST段：从QRS波群终点至T波起点的一段平线，反映心室早期缓慢复极的电位和时间变化。

T波：为心室复极波，反映心室晚期快速复极的电位和时间变化。

QT间期：从QRS波群的起点至T波终点，代表左、右心室除极与复极全过程的时间。

U波：为T波后的一个小波，产生机制未明。

考点2★★ 心电图各波段正常范围及变化的临床意义

1. P波 正常P波在多数导联呈钝圆形，有时可有切迹，但切迹双峰之间的距离<0.04s。窦性P波在aVR导联倒置，Ⅰ、Ⅱ、aVF、V_3~V_6导联直立，其余导联（Ⅲ、aVL、V_1、V_2）可直立、低平、双向或倒置。正常P波的时间≤0.11s；电压在肢导联<0.25mV，胸导联<0.2mV。

2. PR间期 正常成年PR间期为0.12~0.20s。

3. QRS波群

（1）时间 正常成人QRS波群时间为0.06~0.10s，V_1导联VAT<0.03s，V_5导联VAT<0.05s。QRS波群时间或VAT延长，见于心室肥大、心室内传导阻滞及预激综

合征。

（2）形态与电压　如果6个肢体导联中，每个QRS波群中向上及向下波电压的绝对值之和都小于0.5mV或/和每个胸导联QRS波群中向上及向下波电压的绝对值之和都小于1.0mV，称为低电压，多见于肺气肿、心包积液、全身水肿、心肌梗死、心肌病、黏液性水肿、缩窄性心包炎等，也见于少数正常人。个别导联的QRS波群振幅很小，无病理意义。

（3）Q波　<u>正常人除aVR导联可呈QS或Qr型外，其他导联Q波的振幅不得超过同导联R波的1/4，时间<0.04s。</u>正常情况下，V_1、V_2导联不应有q波，但可呈QS型，V_3导联极少有q波。<u>超过正常范围的Q波称为异常Q波，常见于心肌梗死。</u>

4. ST段　正常情况下，ST段表现为一等电位线。<u>在任何导联，ST段下移不应超过0.05mV；ST段抬高在V_1~V_3导联不超过0.3mV，其他导联均不应超过0.1mV。</u>

考点3★★　心房、心室肥大

1. 心房肥大的心电图表现　记忆关键：<u>心电图上反映心房的是P波，时间反应左心房，振幅反映右心房。</u>

（1）右心房肥大　P波尖，电压≥0.25mV，Ⅱ、Ⅲ、aVF突出。

（2）左心房肥大　P波增宽，时间>0.11s，双峰间距≥0.04s，以Ⅰ、Ⅱ、aVL导联上最为显著。

2. 心室肥大　记忆关键：<u>心室在心电图上主要表现为R波，V_1在右，V_5在左。</u>

（1）左心室肥大　①QRS波群电压增高，R_{V_5}或R_{V_6}>2.5mV；R_{V_5}或$R_{V_6}+S_{V_1}$>3.5mV（女性）或>4.0mV（男性）。②心电轴左偏。③QRS波群时间延长到0.10~0.11s，V_5导联VAT>0.05s。④ST-T改变，以R波为主

的导联中，ST段下移≥0.05mV，T波低平、双向或倒置。

左室肥大常见于高血压心脏病、二尖瓣关闭不全、主动脉瓣病变、心肌病等。

（2）右心室肥大 ①QRS波群形态改变，$V_1R/S>1$，$V_5R/S<1$，V_1或V_3R的QRS波群呈RS、rSR′、R或qR型。②心电轴右偏，重症可>+110；V_1导联VAT>0.03s。③$R_{V_1}+S_{V_5}>1.2mV$，aVR导联的R/Q或R/S>1，$R_{aVR}>0.5mV$。④V_1或V_3R等右胸导联ST-T下移>0.05mV，T波低平、双向或倒置。

右室肥大常见于慢性肺源性心脏病、风心病二尖瓣狭窄、先天性心脏病等。

考点4★★★ 心肌梗死及心肌缺血

1. 基本图形

（1）缺血型T波改变 缺血发生于心内膜面，T波高而直立；若发生于心外膜面，出现对称性T波倒置。

（2）损伤型ST段改变 面向损伤心肌的导联出现ST段明显抬高，可形成单相曲线。

（3）坏死型Q波出现 面向坏死区的导联出现异常Q波（宽度≥0.04s，深度≥1/4R）R波振幅降低甚至消失而呈QS波。

2. 心肌梗死的图形演变及分期

（1）进展期 心肌梗死数分钟后出现T波高耸，ST段斜行上移或弓背向上抬高，时间在6小时以内。

（2）急性期 心肌梗死后6小时至7天。ST段逐渐升高呈弓背型，并可与T波融合成单向曲线，此时可出现异常Q波，继而ST段逐渐下降至等电位线，直立的T波开始倒置，并逐渐加深。此期坏死型Q波、损伤型ST段抬高及缺血性T波倒置可同时并存。

（3）愈合期 心肌梗死后7~28天，抬高的ST段基本恢复至基线,坏死型 Q 波持续存在,缺血型 T 波由倒置较深逐渐变浅。

(4) 陈旧期 急性心肌梗死后数月或数年。ST 段和 T 波不再变化,常遗留下坏死的 Q 波,常持续存在终生,亦可能逐渐缩小。

3. 心肌梗死的定位诊断

部位	特征性 ECG 改变导联	对应性改变导联
前间壁	$V_1 \sim V_3$	
前壁	$V_3 \sim V_5$	
广泛前壁	$V_1 \sim V_6$	
下壁	Ⅱ、Ⅲ、aVF	Ⅰ、aVF
右室	$V_3R \sim V_6R$	多伴下壁梗死

第五单元 影像诊断

考点 1★★ MRI 诊断的临床应用

MRI 高度的软组织分辨能力,不用对比剂就能清楚显示心脏、血管、体内腔道、肌肉、韧带以及脏器之间的关系等,是颅脑、体内脏器、脊髓、骨与关节软骨、肌肉、滑膜、韧带等部位病变的首选检查方法。

考点 2★★★ 呼吸系统常见病的影像学表现

1. 慢性支气管炎 X 线表现:肺纹理增多、增粗、扭曲,肺纹理伸展至肺野外带。

2. 支气管扩张症 确诊主要靠胸部 CT 检查,尤其是高分辨力 CT(HRCT)。柱状扩张时可见"轨道征"或"戒指征";囊状扩张时可见葡萄串样改变;扩张的支气管腔内充满黏液栓时,可见"指状征"。

3. 大叶性肺炎 X线表现：

（1）实变期 均匀性密度增高的片状阴影，病变范围呈肺段性或大叶性分布，在大片密实阴影中常可见到透亮的含气支气管影，即支气管充气征。

（2）消散期 实变区密度逐渐减退，表现为散在性的斑片状影，大小不等，继而可见到增粗的肺纹理，最后可完全恢复正常。

4. 肺结核

（1）原发型肺结核（Ⅰ型） 表现为原发综合征及胸内淋巴结结核。①原发综合征：是由肺内原发灶、淋巴管炎及淋巴结炎三者组成的哑铃状双极现象。②胸内淋巴结结核：表现为肺门和/或纵隔淋巴结肿大而突向肺野。

（2）血行播散型肺结核（Ⅱ型）

1）急性粟粒型肺结核：大小一致、密度均等、均匀分布的粟粒样阴影。

2）亚急性或慢性血行播散型肺结核：X线可见以两上、中肺野为主的大小不一、密度不同、分布不均的多种性质（渗出、增殖、钙化、纤维化、空洞等）病灶。

（3）继发性肺结核 包括浸润型肺结核（成人最常见）、慢性纤维空洞型肺结核。病变多在肺尖和锁骨下区开始，X线可见渗出、增殖、播散、纤维和空洞等多种性质的病灶同时存在。慢性纤维空洞型肺结核X线主要表现为两肺上部多发厚壁的慢性纤维病变及空洞，周围有广泛的纤维索条影及散在的新老病灶，常伴有明显的胸膜肥厚，病变的肺因纤维化而萎缩，出现肺不张征象，上叶萎缩使肺门影向上移位，下肺野血管纹理牵引向上及下肺叶的代偿性肺气肿，使膈肌下降、平坦，肺纹理被拉长呈垂柳状。

考点3★★★ 消化系统疾病影像学检查及常见疾病的影像学表现

1. 食管静脉曲张 X线钡剂造影可见：食管中下段黏膜皱襞明显增宽、迂曲，呈蚯蚓状或串珠状充盈缺损，管壁边缘呈锯齿状。

2. 食管癌 X线钡剂造影可见：①正常皱襞消失、中断、破坏，表面杂乱不规则。②管腔狭窄。③腔内充盈缺损。④不规则的龛影，早期较浅小，较大者表现为长径与食管长轴一致的长形龛影。⑤受累食管呈局限性僵硬。

3. 消化性溃疡

（1）胃溃疡 上消化道钡剂造影可见：直接征象：龛影，多见于胃小弯；龛影口周围有一圈黏膜水肿造成的透明带，这种黏膜水肿带是良性溃疡的特征性表现。胃溃疡引起的功能性改变包括：①痉挛性改变。②分泌增加。③胃蠕动增强或减弱。

（2）十二指肠溃疡 溃疡易造成球部变形，多见于球部。球部龛影或球部变形是十二指肠溃疡的直接征象。间接征象：①激惹征。②幽门痉挛，开放延迟。③胃分泌增多和胃张力及蠕动方面的改变。④球部固定压痛。

4. 胃癌 上消化道钡剂造影可见：①充盈缺损。②胃腔狭窄，胃壁僵硬。③龛影：多见于溃疡型癌，龛影形状不规则。④黏膜皱襞破坏、消失或中断。⑤肿瘤区蠕动消失。

5. 胃肠道穿孔 最多见于胃或十二指肠穿孔，立位X线透视或腹部平片可见两侧膈下有弧形或半月形透亮气体影。

6. 肠梗阻 典型X线表现为梗阻上段肠管扩张，积气、积液，立位或侧位水平位摄片可见肠管扩张，呈阶梯状气液平面。梗阻以下的肠管闭合，无气体或仅有少量气体。

考点4★★ 泌尿系结石影像学表现

约90%的肾、输尿管、膀胱结石可由X线平片显示，称为阳性结石；疑为肾或输尿管结石时，首选腹部平片检查；必要时，选用CT。

肾结石X线征象：发生于单侧或双侧，可单个或多个，主要位于肾盂或肾盏内。阳性结石X线平片可见圆形、卵圆形或桑葚状致密影，密度高而均匀或浓淡不等，或呈分层状。阴性结石平片不能显影，造影可见肾盂内圆形或卵圆形密度减低影或充盈缺损，还可引起肾盂、肾盏积水扩张等。

内 科 学
(师承或确有专长人员不测试)

第一单元 呼吸系统疾病

考点1★★ 慢性阻塞性肺疾病的临床表现

1. 症状 ①慢性咳嗽。②咳痰。③气短及呼吸困难为COPD的典型症状,多表现为呼气性呼吸困难。

2. 体征 早期可无异常体征,随着疾病的进展出现桶状胸,呼吸变浅,频率增快,双肺语颤减弱,叩诊呈过清音,心浊音界缩小,肺下界和肝浊音界下移,呼吸音减弱,呼气延长,部分患者可闻及湿啰音和(或)散在的干啰音。

考点2★★ 慢性阻塞性肺疾病的诊断

COPD的诊断主要依据长期吸烟等高危因素史,结合临床症状、体征及肺功能检查结果等综合确定。不完全可逆的气流受限是COPD诊断的必备条件,吸入支气管扩张剂后,$FEV_1/FVC<70\%$,即可诊断,并根据$FEV_1\%$预计值下降的程度进行气流阻塞严重程度的分级。

GOLD1级(轻度):$FEV_1/FVC<70\%$,$FEV_1\%\geqslant80\%$预计值。

GOLD2级(中度):$FEV_1/FVC<70\%$,$80\%>FEV_1\%\geqslant50\%$预计值。

GOLD3级（重度）：$FEV_1/FVC<70\%$，$50\%>FEV_1\%\geq30\%$预计值。

GOLD4级（极重度）：$FEV_1/FVC<70\%$，$FEV_1\%<30\%$预计值。

考点3★　慢性肺源性心脏病的病因与发病机制

1. 病因　慢性支气管-肺疾病（COPD）是最常见病因。

2. 发病机制

（1）肺动脉高压形成　长期缺氧与高碳酸血症是导致肺血管收缩继而形成肺动脉高压的主要机制。

（2）右心功能的改变　肺动脉高压早期，右心室发生代偿。随着病情进展，肺动脉压持续显著升高，右心室功能失代偿，排血量下降，右心室收缩终末期残余血量增加，舒张末期压增高，发生右心衰竭。

考点4★★　慢性肺源性心脏病的临床表现

1. 肺、心功能代偿期（缓解期）

（1）肺部原发疾病表现　①长期慢性咳嗽、咳痰或喘息病史，逐渐出现乏力、呼吸困难，活动后心悸、气促加重。②肺气肿体征。③肺部听诊常有干、湿啰音。

（2）肺动脉高压和右心室肥大体征　①<u>肺动脉瓣区第二心音亢进（提示肺动脉高压）</u>。②三尖瓣区出现收缩期杂音，剑突下触及心脏收缩期搏动。③可出现颈静脉充盈，肝淤血肿大等。

2. 肺、心功能失代偿期（急性加重期）　多由急性呼吸道感染所诱发。除上述症状加重外，相继出现呼吸衰竭和心力衰竭（<u>以右心衰竭为主</u>）。

考点5★★　慢性肺源性心脏病的并发症

①肺性脑病为慢性肺心病首要死亡原因。②酸碱平衡失调及电解质紊乱为最常见的并发症，以呼酸常见。③心律失常。④休克。⑤消化道出血。⑥其他，如功能性肾衰竭、弥漫性血管内凝血等。

考点6★★★　慢性肺源性心脏病的诊断

在慢性呼吸系统疾病的基础上，一旦发现有肺动脉高压、右心室肥大的体征或右心功能不全的征象，同时排除其他引起右心病变的心脏病，即可诊断本病。若出现呼吸困难、颈静脉怒张、发绀或神经精神症状，为肺心病呼吸衰竭表现；如出现下肢或全身水肿、腹胀、肝区疼痛，提示右心衰竭，为急性加重期的主要诊断依据。

考点7★★★　慢性肺源性心脏病的治疗

急性加重期治疗：

（1）控制感染为治疗慢性肺心病的关键措施。

（2）改善呼吸功能，纠正呼吸衰竭。

（3）控制心力衰竭。

（4）控制心律失常。

（5）短期应用糖皮质激素，有利于纠正呼吸衰竭和心力衰竭。

（6）抗凝治疗。

（7）并发症的处理。

考点8★★　支气管哮喘的临床表现

典型表现为发作性伴哮鸣音的呼气性呼吸困难。非典型的支气管哮喘可以发作性胸闷或顽固性咳嗽为惟一的临床表现，无喘息症状，可称之为"咳嗽变异性哮喘"。

考点9★★ 支气管哮喘的诊断

1. 反复发作的喘息、气急、胸闷或咳嗽,多与接触变应原、冷空气、物理及化学性刺激、病毒性上呼吸道感染、运动等有关。

2. 发作时在双肺可闻及散在或弥漫性、以呼气象为主的哮鸣音,呼气相延长。

3. 上述症状可经治疗缓解或自行缓解。

4. 除外其他疾病所引起的喘息、气急、胸闷和咳嗽。

5. 临床表现不典型者(如无明显喘息或体征)应有下列3项中至少1项阳性:①支气管激发试验阳性。②支气管舒张试验阳性。③昼夜PEF变异率≥20%。

考点10★★ 支气管哮喘的治疗

1. 药物治疗 药物治疗主要有:①β_2受体激动剂是缓解哮喘症状的首选药物。②糖皮质激素是控制哮喘最有效的药物。

2. 危重哮喘的处理

(1) 氧疗与辅助通气。

(2) 解痉平喘。

(3) 纠正水、电解质及酸碱平衡紊乱。①补液。②纠正酸中毒。③纠正电解质紊乱。

(4) 控制感染。

(5) 应用糖皮质激素。

考点11★★ 肺炎链球菌肺炎的诊断

1. 症状与体征 起病急,寒战,高热,胸痛,咯铁锈色痰。肺实变时有患侧呼吸运动减弱、触觉语颤增强、叩诊呈浊音、听诊呼吸音减低或消失,并可出现支气管呼吸音。

2. X线检查 早期仅见肺纹理增粗、紊乱。肺实变期呈肺叶、肺段分布的密度均匀阴影,并在实变阴影中可见支气管气道征,肋膈角可有少量胸腔积液征。

3. 确诊有赖于病原菌检查

考点 12★★ 肺炎链球菌肺炎的治疗

首选青霉素 G。

考点 13★ 原发性支气管肺癌的病理和分类

1. 解剖学分类

（1）中央型肺癌 生长在段支气管以上,位于肺门附近者,约占肺癌的 3/4,以鳞状上皮细胞癌和小细胞肺癌较为常见。

（2）周围型肺癌 生长在段支气管及其分支以下者,约占肺癌的 1/4,以腺癌较常见。

2. 组织学分类

（1）非小细胞肺癌 包括鳞状上皮细胞癌、腺癌、大细胞癌和其他（腺磷癌、类癌等）。

（2）小细胞肺癌 在原发性肺癌中恶性程度最高,较早多已转移到肺门和纵隔淋巴结。

考点 14★★★ 原发性支气管肺癌的临床表现

1. 由原发癌肿引起的症状 ①咳嗽,为常见的早期症状,多呈刺激性干咳,或有少量黏液痰。②咯血。③胸闷、气急。④局限性喘鸣。⑤发热。⑥体重下降。

2. 肺外胸内扩散症状 位于肺尖部的肺癌称肺上沟瘤（Pancoast 癌）,常压迫颈交感神经引起同侧瞳孔缩小、眼睑下垂、眼球内陷、额部少汗等 Horner 综合征。

考点 15★★ 原发性支气管肺癌的实验室检查及其他检查

胸部 X 线检查为常规检查方法。纤维支气管镜检查是确诊肺癌的重要方法。

考点 16★★★　原发性支气管肺癌的诊断

早期诊断极为重要。影像学、细胞学和病理学检查是肺癌诊断的<u>必要手段</u>。

对40岁以上长期大量或过度吸烟患者有下列情况者应注意肺癌的可能：①刺激性咳嗽持续2~3周，治疗无效。②原有慢性呼吸道疾病，咳嗽性质改变者。③持续痰中带血而无其他原因可解释者。④反复发作的同一部位的肺炎，特别是段性肺炎。⑤原因不明的肺脓肿，无中毒症状，无大量脓痰，抗感染治疗效果不显著。⑥原因不明的四肢关节疼痛及杵状指。⑦X线显示的局限性肺气肿或段、叶性肺不张，孤立性圆形病灶和单侧性肺门阴影增大者。⑧原有肺结核病灶已稳定，而形态或性质发生改变者。⑨无中毒症状的胸腔积液，尤其呈血性、进行性增加者。

考点 17★　原发性支气管肺癌的治疗

手术治疗是非小细胞肺癌的主要治疗方法，鳞癌比腺癌和大细胞癌术后效果好。小细胞肺癌对化疗最敏感，鳞癌次之，腺癌最差。放疗对小细胞肺癌效果较好，其次为鳞癌和腺癌。

考点 18★★　慢性呼吸衰竭的分类

呼吸衰竭按血气分析分为两类：

1. Ⅰ型　缺氧而<u>无二氧化碳潴留</u>，即 $PaO_2 < 60mmHg$，$PaCO_2$ 正常或降低。

2. Ⅱ型　<u>缺氧伴二氧化碳潴留</u>，即 $PaO_2 < 60mmHg$，$PaCO_2 > 50mmHg$。

考点 19★★　慢性呼吸衰竭的临床表现

1. 原发病表现

2. 缺氧表现　①呼吸困难是最早出现的症状。②<u>发</u>

绀是缺氧严重的表现。③精神神经症状（肺性脑病是首要死因）。④心律失常。⑤上消化道出血、黄疸。⑥蛋白尿、氮质血症。

3. 二氧化碳潴留表现 ①睡眠习惯改变，严重时有二氧化碳麻痹的表现。②早期血压升高，严重者血压下降甚至休克。

考点20★★ 慢性呼吸衰竭的诊断要点

1. 有慢性支气管-肺疾患导致呼吸功能障碍的原发疾病史。

2. 有缺氧和二氧化碳潴留的临床表现。

3. 动脉血气分析 $PaO_2 < 60mmHg$，或伴有 $PaCO_2 > 50mmHg$，即可确立诊断。

考点21★★ 慢性呼吸衰竭的治疗

1. 保持气道通畅 是治疗呼吸衰竭的首要措施：①祛痰药。②支气管扩张剂。③人工气道。

2. 氧疗 COPD是导致慢性呼吸衰竭的最常见病因，以Ⅱ型呼吸衰竭为主。氧疗原则为低浓度持续给氧，吸入氧浓度低于35%。

3. 增加通气量 是解除二氧化碳潴留的主要治疗措施。包括：①呼吸兴奋剂。②机械通气。

4. 纠正酸碱失衡和电解质紊乱

5. 防治感染 有效预防呼吸衰竭发生的关键措施是防治呼吸道感染。

6. 治疗并发症 包括肺性脑病和上消化道出血。

第二单元　循环系统疾病

考点1★　心力衰竭的NYHA心功能分级

Ⅰ级　患者有心脏病但活动不受限制。

Ⅱ级　心脏病患者的体力活动受到轻度限制，休息时无自觉症状，但日常活动即出现疲乏、心悸、呼吸困难或心绞痛发作等。

Ⅲ级　心脏病患者的体力活动明显受限，低于日常活动即可出现上述症状。

Ⅳ级　心脏病患者不能从事任何体力活动。休息时即有心力衰竭的症状，体力活动后显著加重。

考点2★★★　慢性心力衰竭的临床表现

1. 左心衰竭　以肺淤血及心排血量降低表现为主。肺淤血的表现：①劳力性呼吸困难。②端坐呼吸。③夜间阵发性呼吸困难。④急性肺水肿：是呼吸困难最严重的状态。

2. 右心衰竭　以体循环淤血的表现为主。

（1）颈静脉体征　颈静脉搏动增强、充盈、怒张，肝颈静脉反流征阳性。

（2）肝脏肿大　肝脏因淤血肿大伴压痛。

（3）水肿　身体低垂部位可有压陷性水肿，多由脚踝部开始，逐渐向上进展，午后加重。

（4）心脏体征　可出现三尖瓣关闭不全的反流性杂音。

（5）发绀

考点3★★　慢性心力衰竭的实验室及其他检查

1. 常规实验室检查　包括血液一般检查、尿常规、血液生化等。

2. 血浆脑钠肽（BNP）检测及 N 端前脑钠肽（NT-ProBNP） 有助于心衰的诊断及判断预后。BNP<100pg/mL，不支持心衰诊断，BNP>400pg/mL，支持心衰诊断。NT-ProBNP<300pg/mL 为正常，可排除心衰，心衰治疗后 NT-ProBNP<200pg/mL 提示预后良好。

3. 胸部 X 线 主要改变有：①心影增大。②肺纹理增粗。

4. 超声心动图 是诊断心力衰竭最有价值的方法。

考点4★★★ 慢性心力衰竭的药物治疗

1. 利尿剂 应长期维持，水肿消退后，应以最小剂量无限期使用。

2. RAAS 抑制剂的应用

（1）血管紧张素转换酶抑制剂（ACEI） 阻断心肌、小血管重塑，以达到维持心肌功能、延缓心力衰竭进展的治疗效果。

（2）血管紧张素Ⅱ受体拮抗剂（ARB）

（3）醛固酮受体拮抗剂 对抑制心血管重构，改善慢性心力衰竭的远期预后有较好的作用。

3. β受体阻滞剂的应用 可对抗交感神经激活，阻断心肌重塑，长期应用达到延缓病情进展、减少复发和降低猝死的治疗目的。

4. 洋地黄类药物 适应证：在利尿剂、ACEI 和 β受体阻滞剂治疗过程中，持续有心力衰竭症状的患者，可考虑加用地高辛。如同时伴有心房颤动则更应使用洋地黄制剂。

<u>洋地黄中毒及其处理：</u>①低血钾、肾功能不全以及与其他药物的相互作用都是引起洋地黄中毒的因素。②洋地黄中毒最重要的毒性反应是出现各类心律失常及加重心力

衰竭,还可出现胃肠道反应,如恶心、呕吐,以及中枢性神经的症状,如视力模糊、黄视、倦怠等。③发生洋地黄中毒时应立即停药,并进行对症处理。

考点5★ 急性心力衰竭的临床表现

急性心力衰竭以急性肺水肿表现为主。突发严重的呼吸困难,呼吸频率达每分钟30~40次。强迫坐位,面色灰白,发绀,大汗淋漓,烦躁不安。频繁咳嗽,咳粉红色泡沫样痰。听诊两肺布满湿啰音和哮鸣音。危重患者可因脑缺氧而致意识模糊甚至昏迷。

考点6★★ 过早搏动的心电图诊断

1. 房性过早搏动 ①提前出现的P′波与窦性P波形态各异;P′R间期≥0.12秒。②提前出现的QRS波群形态通常正常。③代偿间歇常不完全。

2. 房室交界性过早搏动 ①提前出现的室上性QRS波群,其前面无相关的P波。②若有逆行P′波,可在QRS波群之前、之中(可消失)或之后。③QRS波群形态多正常。④代偿间歇多完全。

3. 室性过早搏动 ①提前出现的QRS波群前无相关P波。②提前出现的QRS波群宽大畸形,时限>0.12秒,T波方向与QRS波群主波方向相反。③代偿间歇完全。

考点7★★ 阵发性心动过速的心电图诊断

1. 房性心动过速

(1) 自律性房性心动过速 ①房率多<200次/分。②P波形态与窦性者不同,在Ⅱ、Ⅲ、aVF导联通常直立。③常合并二度Ⅰ型或Ⅱ型房室传导阻滞,P波之间的等电位线仍存在。④发作开始时心率逐渐加速;QRS形态、时限多与窦性相同。

(2) 折返性房性心动过速 ①房率多在150~200次/

分,较为规则。②P波形态与窦性不同。③PR间期常延长,发生房室传导阻滞时不能终止发作。④心电生理检查可确诊。

(3) **紊乱性房性心动过速** 通常有3种或3种以上形态各异的P波,PR间期各不相同,心房率在100~130次/分。部分P波因过早发生而不能下传,此时心室率不规则,常进一步发展为房颤。

2. 与房室交界区相关的折返性心动过速 ①心率多在150~250次/分,节律绝对规则。②逆行P波可埋藏于QRS波群内或位于其终末部分,不能辨认,P波与QRS波群关系恒定。③QRS波群正常,伴室内差异性传导或束支传导阻滞时,QRS波群增宽畸形。④可有继发性ST-T改变。⑤发作突然,常由一个房早触发,下传的PR间期显著延长,随之引起心动过速。

3. 室性心动过速 ①出现3个或3个以上连续室性早搏。②心室率在100~250次/分,节律可略不规则。③QRS波群宽大畸形,时限>0.12秒,ST-T波方向与QRS波群主波方向相反。④P波、QRS波群间无固定关系,形成房室分离。⑤可出现心室夺获与室性融合波,为室性心动过速的特征性表现。

考点8★★★ 心房颤动的心电图诊断

①P波消失,代之以大小不等、形状不同、节律完全不规则的房颤波(f波),频率为350~600次/分。②心室率绝对不规则,心室率通常在100~160次/分。③QRS波群形态正常,伴室内差异性传导时则增宽变形。

考点9★★ 心脏骤停的诊断

1. 心脏骤停的临床过程 一般分为4期:<u>前驱期、终末事件期、心脏骤停和生物学死亡。</u>

2. 心脏骤停的判断要点

（1）主要依据　①突然意识丧失。②心音或大动脉（颈动脉、股动脉）搏动消失。③心电图呈现心室颤动、室性自主心律（即心肌电-机械分离）或心室停搏（心电完全消失而呈一条直线或偶有 P 波）。在上述 3 条主要诊断依据中，以心电图的诊断最为可靠，但临床很难做到。为争取时间，单凭第 2 条就可以决定开始实施心肺复苏（CPR）。

（2）次要依据　①双侧瞳孔散大、固定、对光反射消失。②自主呼吸完全消失，或先呈叹息或点头状呼吸，随后自主呼吸消失。③口唇、甲床等末梢部位出现紫绀。

考点 10★★　初级心肺复苏

心肺复苏操作指南中强调，基础生命支持（BLS）最重要，应按照 CAB 顺序进行。

1. 基础工作　评估环境、快速判断与呼救、请求寻找并找到 AED、记录事件发生时间。

2. 胸外心脏按压　是建立人工循环的主要方法。胸外心脏按压与人工呼吸的比例为 30∶2，按压间断时间不超过 5 秒。

3. 除颤　除颤是最好的复律方法。

4. 清除口腔异物

5. 畅通气道

6. 人工呼吸

7. 再评估　快速完成 5 个周期 CPR 后，立即进行大动脉、自主呼吸判断，以明确是否继续 CPR。

有效心脏复苏指征为：①患者皮肤色泽改善。②瞳孔回缩。③出现自主呼吸。④意识恢复。

考点 11★★　高级心肺复苏

心室颤动的处理：①电击除颤。②室颤/室速持续复发者，继续 CPR，气管插管，开放静脉通道。③肾上腺素静脉注射。④电击除颤最大到 360J。⑤室颤/室速持续或复发可药物治疗，如利多卡因或胺碘酮静脉注射。⑥每次用药 30~60 秒后除颤，除颤能量不超过 360J。

考点 12★ 心脏搏动恢复后处理

防治脑缺氧和脑水肿。脑复苏是心肺复苏能否成功的关键。

考点 13★★★ 二尖瓣狭窄

二尖瓣狭窄病因 风湿热为主要病因，好发于 20~40 岁青壮年女性。

二尖瓣狭窄的临床表现和并发症：

1. 症状 ①呼吸困难，为最常见的早期症状。②咳嗽咳痰。③咯血。④声嘶、吞咽困难。

2. 体征 ①视诊："二尖瓣面容"。②叩诊：心脏外形呈梨形，即"二尖瓣型心"。③听诊：心尖区可闻及低调的隆隆样舒张中晚期杂音，局限、不传导，是最重要的体征，具有诊断价值。④触诊：心尖区可触及舒张期震颤。

3. 并发症 ①心房颤动。②急性肺水肿。③血栓栓塞。④右心衰竭，为主要的死亡原因。⑤感染性心内膜炎。⑥肺部感染。

考点 14★ 主动脉瓣关闭不全

风湿性主动脉瓣关闭不全多与狭窄并存。

主动脉瓣关闭不全的临床表现：

1. 症状 轻、中度患者常无症状，严重反流时出现明显的主动脉瓣关闭不全及周围血管征的表现，常有头部搏动感、心悸及心前区不适。晚期发生左心衰，终末期可出现右心衰。

2. 体征 包括心脏体征及周围血管征阳性。

①视诊：心尖搏动呈高动力型，范围扩大并向左下移位。②触诊：心尖搏动呈抬举样，范围扩大并向左下移位。③叩诊：心浊音界向左下扩大，呈靴形心。④听诊：S_1 减弱，A_2 减弱或消失；胸骨左缘 2~3 肋间及主动脉瓣区闻及与 S_2 同时开始的高调、递减型舒张早期叹气样杂音，向主动脉瓣区及心尖部传导，坐位前倾及深呼气时明显；严重主动脉瓣关闭不全时，可在心尖部闻及舒张中晚期隆隆样杂音，称为 Austin-Flint 杂音。⑤周围血管征：收缩压增高，舒张压减低，脉压差增大；随心脏搏动的点头征，颈动脉和桡动脉可触及水冲脉，可见毛细血管搏动征，股动脉可闻及枪击音和 Duroziez 双重杂音。

考点 15★ 原发性高血压的并发症

1. 靶器官损害并发症 高血压性心脏病与冠心病，脑血管并发症（最常见），肾脏相关病变，视网膜动脉硬化，主动脉夹层。

2. 高血压急症 血压突然和显著升高，常超过 180/120mmHg，同时伴有进行性心、脑、肾等重要靶器官功能不全的表现。包括高血压脑病、高血压危象等。

3. 高血压亚急症 与高血压急症的主要区别是有无新近发生的急性进行性靶器官损害。

考点 16★★★ 原发性高血压的诊断

类别	收缩压（mmHg）		舒张压（mmHg）
正常血压	<120	和	<80
正常高值	120~139	和/或	80~89
高血压	≥140	和/或	≥90
1级（轻度）	140~159	和/或	90~99

续表

类别	收缩压（mmHg）		舒张压（mmHg）
2级（中度）	160~179	和/或	100~109
3级（重度）	≥180	和/或	≥110
单纯收缩期高血压	≥140	和	<90

考点17★★　原发性高血压的治疗

1. 血压控制目标　一般患者应将血压降至140/90mmHg以下；65岁及以上的老年人的收缩压应控制在150mmHg以下，如能耐受还可进一步降低；伴有慢性肾脏疾病、糖尿病，或病情稳定的冠心病、脑血管病的高血压患者，治疗应个体化，一般可以将血压降至130/80mmHg以下。

2. 常用降压药物分类

（1）利尿剂

（2）β受体阻滞剂　用于轻、中度高血压，尤其是静息心率较快（>80次/分）或合并心绞痛及心肌梗死后患者。

（3）钙通道阻滞剂（CCB）　可用于各种程度高血压，尤其老年人高血压或合并稳定型心绞痛时。

（4）血管紧张素转换酶抑制剂（ACEI）　特别适用于伴有心力衰竭、心肌梗死后、糖耐量异常或糖尿病肾病的高血压患者。

（5）血管紧张素Ⅱ受体拮抗剂（ARB）

（6）$α_1$受体阻滞剂　一般不作为高血压治疗的首选药，适用于伴高脂血症或前列腺肥大的患者，也可用于难治性高血压患者的治疗。

3. 降压治疗方案

（1）无并发症患者可以单独或者联合使用噻嗪类利

尿剂、β受体阻滞剂、CCB、ACEI和ARB，治疗应从小剂量开始，逐步递增剂量。

（2）2级高血压在治疗开始时就应采用两种降压药物联合治疗，有利于血压在相对较短的时间内达到目标值，减少不良反应。合理的降压药联合治疗方案：利尿剂与ACEI或ARB；二氢吡啶类钙拮抗剂与β受体阻滞剂；钙拮抗剂与ACEI或ARB等。

(3) <u>三种降压药合理的联合治疗方案，除有禁忌证外必须包含利尿剂。</u>

考点18★★　心绞痛的诊断

根据发作的特点和体征，含服硝酸甘油后可短时间内缓解，结合年龄和存在冠心病危险因素，除外其他因素所致心绞痛，一般可诊断。必要时选择冠脉造影以明确诊断。

<u>典型心绞痛症状：</u>①部位：在胸骨体上段或中段以后，可放射至肩、左臂内侧，甚至达无名指和小指。②性质：常为压迫感、紧缩感、压榨感，多伴有濒死感。③诱因：发作常由劳累、情绪激动所诱发。④持续时间：历时短暂，一般为3~5分钟，很少超过15分钟。⑤缓解方法：<u>去除诱因和（或）舌下含服硝酸甘油可迅速缓解。</u>

考点19★　心绞痛的治疗

发作时<u>立刻休息</u>。治疗较重的发作，可使用作用较快的硝酸酯制剂，如<u>硝酸甘油、硝酸异山梨酯</u>。

考点20★★★　急性心肌梗死的诊断

根据有冠心病危险因素的相关病史、典型的临床表现、典型的心电图改变以及血清肌钙蛋白和心肌酶的改变，一般可确立诊断。

1. 疼痛　<u>疼痛为最早出现和最突出的症状</u>。疼痛部位和性质与心绞痛相似,程度更剧烈,持续时间更长,多无明显诱因,休息和含服硝酸甘油多不能缓解。

2. 血心肌坏死标记物 ①<u>肌红蛋白</u>:起病后 2 小时内升高,12 小时内达高峰,24~48 小时内恢复正常。②<u>肌钙蛋白</u>:起病 3~4 小时后升高,肌钙蛋白 I (cTnI) 11~24 小时达高峰,7~10 天降至正常,<u>肌钙蛋白 T (cTnT)</u> 于 24~48 小时达高峰,10~14 天降正常。③<u>肌酸激酶同工酶 CK-MB</u>:增高的程度能较准确地反映梗死的范围,其高峰出现时间是否提前有助于判断溶栓治疗是否成功。

3. 心电图检查

(1) 特征性改变　面向梗死部位的导联上可出现:①宽而深的 Q 波(病理性 Q 波),反映心肌坏死。②ST 段抬高,反映心肌损伤。③T 波倒置,反映心肌缺血。

(2) 心肌梗死的心电图定位诊断

梗死部位	特征性 ECG 改变导联	对应性改变导联
前间壁	V_1、V_2、V_3	
局限前壁	V_3、V_4、V_5	
前侧壁	I、II、aVL、V_5、V_6、V_7	
广泛前壁	$V_1 \sim V_6$	
下壁(膈面)	II、III、aVF	I、aVL
下间壁	II、III、aVF	I、aVL
下侧壁	II、III、aVF、V_5、V_6、V_7	I、aVL
高侧壁	I、aVL、"高"$V_4 \sim V_6$	II、III、aVF
正后壁	$V_7 \sim V_8$	$V_1 \sim V_3$ 导致 R 波增高
右室	$V_3R \sim V_7R$,多伴下壁梗死	

考点 21★★★　急性心肌梗死的治疗

1. 监护和一般治疗

2. 解除疼痛　哌替啶肌注或吗啡皮下注射；硝酸甘油或硝酸异山梨酯舌下含服或静脉滴注。

3. 再灌注治疗　起病 3~6 小时最迟在 12 小时内，使闭塞的冠状动脉再通，心肌得到再灌注。常用溶栓药物：尿激酶、链激酶、重组组织型纤维蛋白溶酶原激活剂。

4. 消除心律失常　室颤尽快采用电复律，室早或室速立即静脉注射利多卡因。室性心律失常反复可用<u>胺碘酮</u>治疗。

5. 控制休克　心排血量低或周围血管显著收缩以致四肢厥冷并有发绀时，可用<u>血管扩张剂</u>。常用硝普钠或硝酸甘油静脉滴注，直至左室充盈压下降。

<u>6. 治疗心力衰竭</u>　主要是治疗急性左心衰竭，以<u>吗啡（或哌替啶）和利尿剂</u>为主。梗死发生后 24 小时内宜尽量避免使用洋地黄制剂。右心室梗死的患者应慎用<u>利尿剂</u>。

7. 恢复期处理　避免过重体力劳动或精神过度紧张。

8. 并发症的处理　并发栓塞时，用抗凝疗法。

9. 非 ST 段抬高性心肌梗死的处理　不宜溶栓治疗。低危险组以阿司匹林和肝素尤其是低分子量肝素治疗为主；中危险组和高危险组则以介入治疗为首选。

第三单元　消化系统疾病

考点 1★★　慢性胃炎的诊断

<u>胃镜检查是诊断慢性胃炎最可靠的方法。</u>

慢性胃炎的常见胃镜表现为：①非萎缩性胃炎：黏膜

红斑,粗糙不平,出血点/斑。②萎缩性胃炎:黏膜苍白或灰白色,呈颗粒状,可透见黏膜下血管,皱襞细小。

考点2★★ 消化性溃疡的病因

幽门螺杆菌感染是消化性溃疡的主要病因。

考点3★★★ 消化性溃疡的临床表现

上腹部疼痛是本病的主要症状。疼痛呈慢性、反复周期性发作,尤以 DU 明显。疼痛位于上腹部,呈节律性并与进食相关,DU 患者饥饿时疼痛,多在餐后 2~4 小时左右出现,进食后缓解,部分患者有午夜痛;GU 患者疼痛不甚规则,常在餐后 1 小时内发生,至下次餐前自行消失。腹痛的性质为钝痛、灼痛、胀痛或饥饿痛。疼痛剧烈且突然发生或加重,由上腹部迅速向全腹弥漫,应疑诊为急性胃穿孔。

考点4★★★ 消化性溃疡的并发症

①出血:消化性溃疡是上消化道出血最常见的原因。②穿孔。③幽门梗阻。④癌变。

考点5★★★ 消化性溃疡的诊断

根据患者有慢性、周期性、节律性上腹痛病史,可初步诊断为消化性溃疡。但确诊需要依靠 X 线钡餐检查或胃镜检查。

1. 胃镜检查及黏膜活检 是诊断消化性溃疡最有价值的检查方法。活动期:病灶多呈圆形或椭圆形,溃疡基底部覆有白色或黄白色厚苔,周围黏膜充血、水肿。

2. X 线钡餐检查 龛影是直接征象,对溃疡有确诊意义。局部压痛、十二指肠球部激惹及变形、胃大弯侧痉挛性切迹均为间接征象。

考点 6★★ 消化性溃疡的药物治疗

1. 根除 HP 的治疗 根除 HP 可降低溃疡的复发率，使溃疡痊愈。对 HP 相关性溃疡，均应抗 HP 治疗。根除 HP 方案有：①三联疗法：一种质子泵抑制剂（PPI）或一种胶体铋剂联合克拉霉素、阿莫西林、甲硝唑（或替硝唑）3 种抗菌药物中的 2 种。②四联疗法：以铋剂为主的三联疗法加一种 PPI 组成。疗程为 10~14 天。三联疗法根治失败后，停用甲硝唑，改用呋喃唑酮或改用 PPI、铋剂联合两种抗生素的四联疗法。

2. 抑制胃酸分泌 碱性药；抗胃酸分泌药。

3. 保护胃黏膜药 硫糖铝、枸橼酸铋钾、米索前列醇。

考点 7★ 胃癌的实验室检查及其他检查

1. 血液检查 呈低色素性贫血，血沉增快，血清癌胚抗原（CEA）阳性。

2. 粪便隐血试验 常持续阳性，可作为胃癌筛查的首选方法。

3. X 线钡餐检查 X 线征象有充盈缺损、癌性龛影、皮革胃及胃潴留等表现。

4. 胃镜检查 是诊断早期胃癌最重要的手段。

5. 超声内镜检查 能清晰观察肿瘤的浸润范围与深度，了解有无周围转移。

考点 8★★★ 胃癌的诊断

主要依赖内镜及活组织检查。为提高诊断率，凡年龄在 40 岁以上，出现不明原因的上腹部不适、食欲不振、体重明显减轻者，应警惕胃癌的可能性；尤其是原有上腹痛而近期疼痛性质及节律发生改变者，或经积极治疗而病情继续发展者，宜及早进行检查，以便早期发现。

考点 9★　溃疡性结肠炎的诊断

①慢性或反复发作性腹泻、脓血黏液便、腹痛，伴不同程度全身症状。②多次粪检无病原体发现。③内镜检查及 X 线钡剂灌肠显示结肠炎病变等。

考点 10★★　溃疡性结肠炎的药物治疗

1. 氨基水杨酸制剂　常用柳氮磺吡啶（SASP），适用于轻、中型患者及重型经糖皮质激素治疗病情缓解者。

2. 糖皮质激素　适用于重型或暴发型，以及柳氮磺吡啶治疗无效的轻型、中型患者，常用泼尼松口服。

3. 免疫抑制剂　上述两类药物治疗无效者可试用环孢素，大多数患者可取得暂时缓解而避免急症手术。

考点 11★★　肝硬化的临床表现

1. 代偿期　症状轻微，表现为乏力、食欲减退、腹部不适、恶心、上腹部隐痛、轻微腹泻等。上述症状多呈间歇性。肝轻度肿大，质地偏硬，无或轻度压痛，脾轻或中度肿大。肝功能检查多数正常或轻度异常。

2. 失代偿期　主要表现为肝功能减退和门静脉高压症两方面，同时可有全身多系统的症状。

（1）肝功能减退的临床表现　①全身症状：消瘦、纳减、乏力、精神萎靡、夜盲、浮肿、舌炎、不规则低热等。②消化道症状：上腹部饱胀不适、恶心呕吐、易腹泻。③出血倾向和贫血。④内分泌失调：肝掌、蜘蛛痣。

（2）门静脉高压症的表现　①脾脏肿大。②侧支循环建立和开放。

（3）腹水　是肝硬化失代偿期最突出的体征之一。

考点 12★★　肝硬化的并发症

①急性上消化道出血，是肝硬化患者最常见的并发症

和主要死因。②肝性脑病是晚期肝硬化最严重的并发症，也是最常见的死亡原因之一。③原发性肝癌。④感染。⑤肝肾综合征。⑥肝肺综合征。⑦其他，门脉高压性胃病、电解质和酸碱平衡紊乱、门静脉血栓形成等。

考点13★★ 肝硬化的实验室检查及其他检查

1. 腹水检查 一般为漏出液，如并发自发性腹膜炎，则透明度降低，比重增高，白细胞及中性粒细胞增多，利凡他试验阳性。

2. 肝穿刺活检 是确诊代偿期肝硬化的惟一方法。若见有假小叶形成，可确诊。

考点14★★★ 肝硬化的诊断

早期肝硬化的诊断较为困难，对于病毒性肝炎、长期饮酒等患者，必须严密随访观察，必要时进行肝活检以早期诊断。

失代偿期肝硬化诊断依据：①有病毒性肝炎、长期大量饮酒等可导致肝硬化的有关病史。②有肝功能减退或门静脉高压的临床表现。③有血清白蛋白下降、血清胆红素升高及凝血酶原时间延长等。④B超或CT提示肝硬化改变，内镜检查证实食管胃底静脉曲张。⑤肝活组织检查见假小叶形成是诊断本病的金标准。

考点15★★ 原发性肝癌的临床表现

1. 症状 ①肝区疼痛：最常见，呈持续性胀痛或隐痛。②消化系统症状：食欲减退最常见。③转移病灶症状。④全身症状：进行性消瘦、乏力、发热。⑤伴癌综合征：主要表现为自发性低血糖症、红细胞增多症、高钙血症、高脂血症、类癌综合征等。

2. 体征 ①进行性肝肿大是特征性体征之一。②晚期出现黄疸。③脾肿大多见于合并肝硬化与门静脉高压病例。④原有腹水者可表现为腹水迅速增加且具有难治性，腹水一般是漏出液。

考点16★★　原发性肝癌的实验室检查及其他检查

1. 甲胎蛋白（AFP）　是当前诊断肝细胞癌最特异的标志物。检测血清AFP，有助于原发性肝癌的早期诊断。诊断标准为：①AFP>500μg/L持续4周。②AFP由低浓度逐渐升高不降。③AFP在200μg/L以上的中等水平持续8周。AFP浓度通常与肝癌大小呈正相关。

2. 肝动脉造影　是目前诊断小肝癌的最佳方法。

3. 肝组织活检或细胞学检查　是目前获得2cm直径以下小肝癌确诊的有效方法。

考点17★★★　原发性肝癌的诊断

原发性肝癌及对普查发现的亚临床肝癌的诊断标准（非入侵性）：①具有两种典型影像学表现，病灶>2cm。②一项典型的影像学表现，病灶>2cm，AFP≥400μg/L。

组织学诊断标准：病灶≤2cm时需进行肝穿刺活检以明确诊断。

考点18★★　原发性肝癌的治疗

肝切除术是治疗肝癌最有效的方法。

介入性治疗已成为肝癌治疗的主要方法。

考点19★　急性胰腺炎的病因

胆石症及胆道感染等是急性胰腺炎的主要病因。

考点20★★　急性胰腺炎的临床表现

根据病情严重程度，分为轻症（MAP）、中度重症（MSAP）、重症（SAP）和危重（CAP）急性胰腺炎。

症状：①腹痛，为本病主要和首发症状。②恶心、呕吐。③发热。④休克。⑤其他,可伴有肺不张、胸腔积液,部分患者血糖升高。

<u>体征</u>:SAP 上腹疼痛明显,伴腹肌紧张及反跳痛。可出现胸水、腹水征。若脐周皮肤出现青紫,称 <u>Cullen 征</u>;两腰部皮肤呈暗灰蓝色,称 <u>Grey-Turner 征</u>。

考点 21★　急性胰腺炎的实验室检查及其他检查

1. 标志物检测

(1) *血清淀粉酶*　<u>超过正常值上限 3 倍(>500 苏氏单位/L)即可确诊急性胰腺炎</u>,但血清淀粉酶水平的高低与病情严重程度不一定平行。

(2) *血清脂肪酶*　对延迟就诊的患者有诊断价值,且特异性高。

2. 血糖　暂时性升高,持久的空腹血糖超过 10mmol/L 反映胰腺坏死,提示预后不良。

3. 腹部 CT　根据影像学改变进行分级,对诊断和鉴别诊断、评估严重程度,特别是对鉴别 MAP 和 SAP,以及附近器官是否受累具有重要价值。增强 CT 是诊断胰腺坏死的最佳方法。

考点 22★★　急性胰腺炎的诊断

作为急腹症之一,应在患者就诊后 48 小时内明确诊断。确诊应具备下列 3 条中的任意 2 条:①急性、持续性中上腹痛。②血淀粉酶或脂肪酶超过正常值上限 3 倍。③急性胰腺炎的典型影像学改变。

考点 23★　急性胰腺炎的治疗

治疗的关键是明确并去除病因,控制炎症。

1. 减少胰液分泌,抑制胰酶活性。禁食、抑制胃酸分泌、应用生长抑素等。

2. 防治感染。

3. 营养支持。在肠蠕动未恢复前，应予肠外营养。
4. 急诊内镜以及外科手术治疗。不主张过早手术治疗。

第四单元 泌尿系统疾病

考点1★ 慢性肾小球肾炎的诊断

凡存在慢性肾炎的临床表现，如血尿、蛋白尿、水肿和高血压者，均应疑诊慢性肾炎。但确诊前需排除继发性肾小球疾病，如系统性红斑狼疮、糖尿病、高血压肾病等。诊断困难时，应进行肾穿刺行病理学检查。

考点2★★ 尿路感染的病因和发病机制

1. 病因 最常见的是革兰阴性杆菌，其中大肠埃希菌占80%~90%。

2. 感染途径 ①上行感染，最主要。②血行感染。③淋巴道感染。④直接感染。

考点3★★ 尿路感染的临床表现

1. 膀胱炎 属下尿路感染。常见于年轻女性，主要表现为膀胱刺激征，即尿频、尿急、尿痛，尿液常混浊，并有异味，偶可有血尿。一般无明显的全身感染症状，但少数患者可有腰痛、低热。血白细胞计数常不增高。占尿路感染的60%以上。

2. 急性肾盂肾炎 常发生于育龄妇女，临床表现有：

（1）泌尿系统症状 膀胱刺激征、腰痛和（或）下腹部痛，多为钝痛、酸痛。查体可见肋脊角及输尿管点压痛、肾区压痛和叩击痛。

（2）全身感染症状 寒战、发热、头痛、恶心、呕吐、食欲不振等，常伴有血白细胞计数升高和血沉增快。

3. 慢性肾盂肾炎 全身及泌尿系统局部表现均可不典型,半数以上患者有急性肾盂肾炎病史,后出现程度不同的低热、间歇性尿频、排尿不适、腰部酸痛等,晚期肾小管功能受损表现为夜尿增多、低比重尿等。

4. 无症状细菌尿 患者可长期无症状,尿常规检查可无明显异常,但尿培养有真性菌尿,也可在病程中出现急性尿路感染症状。

考点4★★★ 尿路感染的诊断

1. 确诊典型的尿路感染 应有尿路刺激征、感染的全身症状,以及输尿管压痛、肾区叩击痛等体征,结合尿液改变和尿液细菌学检查,即可确诊。<u>无论有无典型临床表现,凡有真性细菌尿,均可诊断为尿路感染。</u>无症状性细菌尿,只要先后2次细菌培养均为同一菌种的真性菌尿,即可诊断。

2. 上尿路感染 有全身、局部症状和体征,伴有以下表现即可诊断:①膀胱冲洗后尿培养阳性。②尿沉渣镜检见白细胞管型,除外间质性肾炎、狼疮性肾炎等。③NAG、β_2-MG升高。④尿渗透压降低。

3. 慢性肾盂肾炎 诊断要点:①反复发作的尿路感染史。②影像学显示肾外形凹凸不平且双肾大小不等,或静脉肾盂造影见肾盂肾盏变形、缩窄。③合并持续性肾小管功能损害。

考点5★★ 慢性肾衰竭的诊断与病情评估

原有慢性肾脏病史,出现厌食、恶心、呕吐、腹泻、头痛、意识障碍,肾功能检查有不同程度的减退时,应考虑CRF。对只因一些常见的内科症状,如乏力、厌食、恶心、贫血、高血压等就诊的患者,要排除本病的可能。

<u>由于GFR较Ccr更能反映肾功能变化,故现按GFR</u>

进行分期,慢性肾衰竭是慢性肾脏病的中后期,包括4~5期。慢性肾脏病按GRF的分期:

分期	特征	GFR(mL/min·1.73m^2)
1	肾损伤GFR正常或增加	≥90
2	肾损伤GFR轻度下降	60~89
3a	GFR轻到中度下降	45~59
3b	GFR中到重度下降	30~44
4	GFR重度下降	15~29
5	肾衰竭	<15或透析

考点6★ **慢性肾衰竭的治疗**

一般经饮食疗法、药物治疗等无效,肾衰竭继续发展,每日尿量<1000mL者,应进行透析治疗,指征是:①血肌酐≥707.2μmol/L。②尿素氮≥28.6mmol/L。③高钾血症。④代谢性酸中毒。⑤尿毒症症状。⑥水潴留(浮肿、血压升高、高容量性心力衰竭)。⑦并发贫血(红细胞比容<15%)、心包炎、高血压、消化道出血、肾性骨病、尿毒症脑病。

第五单元 血液系统疾病

考点1★★ **缺铁性贫血的诊断**

1. 贫血为小细胞低色素性贫血。
2. 有缺铁的证据。
(1)贮铁耗尽 ①血清铁蛋白<12μg/L。②骨髓铁染色显示骨髓小粒可染铁消失。
(2)缺铁性红细胞生成 血清铁<8.9μmol/L,总铁结合力>64.4μmol/L,转铁蛋白饱和度<15%;FEP/Hb

4.5μg/gHb。

上述实验室指标中以骨髓可染铁及血清铁蛋白测定最有诊断意义。

3. 有明确的缺铁病因和临床表现。

4. 铁剂治疗试验也是确定本病的方法之一。缺铁性贫血患者服用铁剂后,短时期网织红细胞计数明显升高,常于5~10天到达高峰,平均0.06~0.08,以后又下降,随后血红蛋白上升。

考点2★★ 缺铁性贫血的治疗

口服铁剂是治疗缺铁性贫血的首选方法。

常用药:硫酸亚铁片,一般2个月恢复正常,仍需继续用药3~6个月。

考点3★★ 再生障碍性贫血的病因

约半数以上的再障患者原因不明,称为先天性(遗传性)再障。能查明原因者称为后天性(获得性)再障。其发病与下列因素有关:①药物及化学物质是获得性再障的首位病因。②电离辐射。③感染。

考点4★★ 再生障碍性贫血的临床表现

1. 重型再障 起病急,进展快,病情重。

(1) 贫血 苍白、乏力、头昏、心悸和气短等症状进行性加重。

(2) 感染 多数患者有发热,发热可以是首发症状,以呼吸道感染为最常见的原因。

(3) 出血 最常见于皮肤黏膜等。

2. 非重型再障 起病进展缓慢。贫血呈慢性过程,主要表现为皮肤黏膜苍白,活动后心悸、乏力等。贫血、感染和出血的程度较重型再障轻,也较易控制。

考点 5★★ 再生障碍性贫血的诊断标准

典型再障的诊断标准:

1. 全血细胞减少,网织红细胞百分数<0.01,淋巴细胞比例增高。

2. 一般无肝、脾肿大。

3. 骨髓多部位增生减低,造血细胞减少,非造血细胞比例增高,骨髓小粒空虚。骨髓活检可见造血组织均匀减少。

4. 能除外引起全血细胞减少的其他疾病。

5. 一般抗贫血治疗无效。

考点 6★★ 再生障碍性贫血的治疗

雄激素为治疗非重型再障的首选药物。免疫抑制剂抗胸腺细胞球蛋白(ATG)以及抗淋巴细胞球蛋白(ALG)是治疗重型再障的主要药物。

考点 7★ 白血病的分类

1. 根据白血病细胞的成熟程度和自然病程,将白血病分为急性和慢性两大类。

2. 根据主要受累的细胞系列可将白血病分为不同的类型。

(1) 急性白血病分型 ①急性淋巴细胞白血病(简称急淋,ALL)。②急性髓细胞白血病(简称急粒,AML)。

(2) 慢性白血病分型 ①慢性髓细胞白血病(简称慢粒,CML)。②慢性淋巴细胞白血病(简称慢淋,CLL)。③少见类型的白血病,如毛细胞白血病(HCL)、幼淋巴细胞白血病(PLL)等。

考点 8★★★ 急性白血病的实验室检查及其他检查

1. 血象 贫血及血小板减少极常见。

2. 骨髓象 是确诊白血病的主要依据。多数病例骨髓增生明显活跃或极度活跃，原始细胞等于或超过全部骨髓有核细胞的30%。正常造血细胞严重受抑制，正常幼红细胞及巨核细胞减少。

3. 细胞化学染色 有助于急性白血病的分类鉴别。

4. 免疫学检查 细胞遗传学检查有助于白血病的诊断分型及治疗监测。

考点9★★ 急性白血病的诊断

临床有发热（感染）、出血、贫血等症状，体检有淋巴结、肝脾肿大及胸骨压痛，外周血片有原始细胞，骨髓细胞形态学及细胞化学染色显示其某一系列原始细胞≥30%即可诊断。

考点10★★ 慢性髓细胞白血病的临床表现

起病缓慢，早期多无临床症状。可有低热、出汗及消瘦等代谢亢进表现，患者常伴有左上腹坠痛或食后饱胀感。脾脏肿大是本病的主要体征。约半数患者有肝大。部分患者有胸骨中下段压痛。

考点11★★ 慢性髓细胞白血病的实验室检查

1. 血液一般检查 白细胞计数明显增多为CML特征，可高达（100~800）×10^9/L。白细胞分类可见到各发育阶段的粒系细胞。血象的多样化为CML的特点。

2. 骨髓象 骨髓中有核细胞显著增多，以粒系为主，主要为中、晚幼粒细胞及杆状核细胞。

3. 中性粒细胞碱性磷酸酶（NAP）测定 多数CML患者NAP缺如或降低。该指标有助于区别类白血病反应及其他骨髓增生性疾病。

4. 细胞遗传学检查 可检出Ph染色体、BCR-ABL融合基因等。

考点 12 ★★　慢性髓细胞白血病的诊断

对于不明原因持续性外周血白细胞明显升高者,均应进行肝脾检查及骨髓检查。一般根据典型血象及骨髓象改变、脾肿大等不难作出诊断。对早期诊断困难或不典型的患者,应进行 Ph 染色体、BCR-ABL 融合基因检查。

考点 13 ★★　原发免疫性血小板减少症的临床表现

1. 急性型　常见于儿童,男女发病率相近。颅内出血是主要的死亡原因。

(1) 起病方式　通常在发病前 1~2 周有上呼吸道感染史,特别是病毒感染史。起病急骤,部分有畏寒、寒战、发热。

(2) 出血　皮肤、黏膜出血以鼻出血、牙龈出血、口腔黏膜出血常见。当血小板 $<20\times10^9/L$ 时,可出现内脏出血。

(3) 其他　出血量过大,可出现程度不等的贫血、血压降低,甚至失血性休克。

2. 慢性型　较常见,多见于青年女性。起病缓慢,出血症状较轻。

(1) 起病方式　隐匿,多在常规查血时偶然发现。

(2) 出血倾向　多数较轻而局限,但易反复发生。表现为皮肤、黏膜出血,严重内脏出血较少见,女性患者多以月经过多为主要表现。持续发作者,血小板往往多年持续减少;反复发作者,每次持续数周或数月。

(3) 其他　长期月经过多可出现失血性贫血。病程半年以上者,可有轻度脾肿大。

考点 14 ★★★　原发免疫性血小板减少症的诊断

1. 广泛出血累及皮肤、黏膜及内脏。
2. 多次检查血小板计数减少。

3. 脾脏不肿大或轻度肿大。

4. 骨髓巨核细胞正常或增多,有成熟障碍。

5. 具备下列 5 项中任何 1 项。①泼尼松治疗有效。②切脾治疗有效。③PAIg 阳性。④PAC$_3$ 阳性。⑤血小板寿命测定缩短。

6. 排除继发性血小板减少症。

考点 15★★ 原发免疫性血小板减少症的治疗

<u>糖皮质激素为治疗本病之首选药物。</u>适用于急性和慢性型发作期。脾切除是慢性型患者治疗的重要方法。

考点 16★ 骨髓增生异常综合征的临床表现

几乎所有 MDS 患者均有贫血症状,表现为乏力、疲倦、活动后心悸气短,半数以上的患者有中性粒细胞减少,由于同时存在中性粒细胞功能低下,故患者容易发生各种感染,40%~60%的患者有血小板减少,随着疾病进展可出现进行性血小板减少。

考点 17★★ 骨髓增生异常综合征的实验室检查

1. 血象和骨髓象检查 持续性全血细胞减少,一系减少少见。多为红细胞减少,Hb<100g/L,中性粒细胞<$1.8×10^9$/L,血小板<$100×10^9$/L。骨髓增生度多在活跃以上。<u>多数患者出现两系以上病态造血。</u>

2. 细胞遗传学检查 40%~70%的患者有克隆性染色体核型异常,多为缺失性改变。

3. 病理检查 骨髓病理活检可了解骨髓内细胞增生程度、巨核细胞数量、骨髓纤维化程度等重要信息。

考点 18★★ 骨髓增生异常综合征的诊断

本病诊断尚无"金标准",目前仍以排除法进行诊断。根据患者血细胞减少和相应的症状,以及病态造血、细胞遗传学异常、病理学改变等，诊断不难确立。<u>虽然病态造血是本病的特征，但有病态造血不等于就是 MDS，应进行鉴别诊断。</u>

第六单元 内分泌与代谢疾病

考点 1★★ 甲状腺功能亢进症的临床表现

1. 甲状腺毒症表现

（1）高代谢综合征　表现为怕热多汗、皮肤暖湿、低热、多食善饥、体重锐减和疲乏无力。

（2）精神、神经系统　神经过敏、多言好动、烦躁易怒、失眠不安等。

（3）心血管系统　①心动过速。②第一心音亢进，心尖区常有 2/6 级以下收缩期杂音。③心律失常，以心房颤动、房性早搏等多见。④心脏肥大和心力衰竭。⑤收缩压上升，舒张压下降，脉压增大，可见周围血管征。

（4）消化系统　常有食欲亢进、稀便、排便次数增加。

（5）肌无力和肌萎缩

（6）其他　女性患者出现<u>月经减少或闭经</u>。男性患者出现阳痿。

2. 甲状腺肿大　双侧甲状腺多呈弥漫、对称性肿大，多质软，随吞咽而上下移动；无压痛；<u>左右叶上下极可有震颤和血管杂音</u>。

3. 眼征　有 25%~50% 的患者伴有眼征，按病变程度可分为单纯性和浸润性突眼两类。

（1）单纯性突眼　①<u>轻度突眼</u>。②<u>瞬目减少，炯炯发亮（Stellwag 征）</u>。③<u>上睑挛缩，睑裂增宽</u>。④<u>双眼向下看时上眼睑不能随眼球下落，显现白色巩膜（VonGraefe</u>

征)。⑤向上看时前额皮肤不能皱起（Joffroy征）。⑥两眼看近物时眼球辐辏不良（Mobius征）。

(2) 浸润性突眼

考点2★★★　甲状腺功能亢进症的实验室及其他检查

1. 血清甲状腺激素测定

(1) TT_3和TT_4　TT_3较TT_4更能反映本病的程度与预后。

(2) FT_3和FT_4　是诊断甲亢的首选指标。

2. TSH测定　是反映甲状腺功能最敏感的指标。

3. 甲状腺自身抗体测定　确定甲亢病因、诊断GD的指标之一。

4. 甲状腺摄^{131}I率　主要用于甲状腺毒症病因鉴别。

考点3★★　甲状腺功能亢进症的诊断

①高代谢症状和体征。②甲状腺肿大。③血清TT_3、FT_3、TT_4、FT_4增高，TSH减低。具备以上3项诊断即可成立。

考点4★★　甲状腺功能亢进症的治疗

1. 甲状腺功能亢进的治疗　治疗药物通常分为硫脲类和咪唑类两类。

<u>适应证：</u>①病情轻、中度患者。②甲状腺呈轻、中度肿大者。③年龄<20岁。④孕妇、年迈体弱或合并严重心、肝、肾等疾病而不宜手术者。⑤术前准备和^{131}I治疗前的准备。⑥术后复发而不宜用^{131}I治疗者。

2. 甲状腺危象的治疗　首选丙基硫氧嘧啶。

考点5★★　糖尿病的并发症

1. 急性并发症　①糖尿病酮症酸中毒。②高渗高血糖综合征。③乳酸性酸中毒。

2. 慢性并发症

（1）大血管病变　动脉粥样硬化者患病率较高，引起冠心病、脑血管病等。

（2）微血管病变　是糖尿病的特异性并发症。①<u>糖尿病肾病</u>是<u>TIDM 的主要死因</u>。②<u>糖尿病性视网膜病变</u>。③<u>糖尿病心肌病</u>。

（3）神经系统并发症　①<u>中枢神经系统并发症</u>，缺血性脑卒中、脑老化加速及老年性痴呆等。②<u>周围神经病变</u>，最常见为对称性，下肢重。③<u>自主神经病变</u>。

（4）糖尿病足

（5）其他　眼部及皮肤并发症。

考点6★★★　糖尿病的实验室检查

糖化血红蛋白 A_1（$GHbA_1$）测定：可反映取血前 8~12 周的平均血糖状况，是监测糖尿病病情的重要指标。

<u>血浆胰岛素、C 肽测定</u>：反映基础和葡萄糖介导的胰岛素释放功能。

考点7★★　糖尿病的诊断

诊断：DM、IFG 和 IGT 的诊断标准（1999，WHO）[mmol/L（mg/dL）]

糖尿病（DM）	FPG≥7.0（≥126），或者 OGTT 2hPG 或随机血糖*≥11.1（≥200）
空腹血糖受损（IFG）**	FPG≥6.1（≥110）且<7.0（<126）且 OGTT 2hPG<7.8（<140）
糖耐量减低（IGT）**	FPG<7.0（<126）且 OGTT 2hPG≥7.8（≥140）且<11.1（<200）

注：*随机指餐后任何时间。

　　**注意随机血糖不能用于诊断 IFG 和 IGT。

对无症状的患者而言，必须有两次血糖异常才能作出诊断。

IFG 或 IGT 的诊断应根据 3 个月内的 2 次 OGTT 结果,用其平均值来判断。

考点8★★★ 口服降糖药物治疗

1. 促胰岛素分泌剂

(1) 磺脲类（SUs） 常用格列吡嗪、格列齐特的控释片,早餐前半小时服用。

适应证:作为单药治疗主要用于新诊断的 T2DM 非肥胖患者、用饮食和运动治疗血糖控制不理想时。年龄超过 40 岁,病程短于 5 年,空腹血糖低于 10mmol/L 时效果较好。

不良反应:以低血糖反应为主。

(2) 格列奈类 为快速作用的胰岛素促分泌剂,主要用于控制餐后高血糖。适合 2 型糖尿病早期餐后高血糖阶段或以餐后高血糖为主的老年患者。常用瑞格列奈或那格列奈。可单独使用或与二甲双胍、胰岛素增敏剂联用。

2. 双胍类（BG） 单独用药极少引起低血糖,常用二甲双胍,治疗 T2DM 伴有体重减轻、血脂谱改善、纤溶系统活性增加、血小板聚集性降低等,被认为可能有助于延缓或改善糖尿病血管并发症。

适应证:①2 型糖尿病患者,尤其是无明显消瘦以及伴血脂异常、高血压或高胰岛素血症的患者,作为一线用药。②1 型糖尿病,与胰岛素联合应用可能减少胰岛素用量和血糖波动。

3. α-葡萄糖苷酶抑制剂 降低餐后高血糖,应在进食第一口食物后服用。为 T2DM 第一线药物,尤其适用于空腹血糖正常而餐后血糖升高者。T1DM 患者在胰岛素治疗基础上加用有助于降低餐后高血糖。常用阿卡波糖或伏格列波糖。

4. 噻唑烷二酮 增强胰岛素在外周组织的敏感性,减轻胰岛素抵抗。对心血管系统和肾脏有潜在的保护作用。可单独或与其他降糖药物合用治疗 T2DM 患者,<u>尤其是肥胖、胰岛素抵抗明显者</u>。常用罗格列酮或吡格列酮口服。

考点9★★　血脂异常的临床表现

主要表现为黄色瘤、早发性角膜环以及脂血症眼底改变,以<u>黄色瘤</u>较为常见。更多的临床表现是血脂异常导致的各种动脉粥样硬化性心血管疾病(ASCVD)的临床表现,也是患者就诊的主要原因。

考点10★　血脂异常的药物治疗

1. 主要降低胆固醇的药物

(1)他汀类　<u>是目前首选的降胆固醇药物</u>。常用药物有阿托伐他汀、瑞舒伐他汀等。

(2)肠道胆固醇吸收抑制剂　常用依折麦布。

(3)胆酸螯合剂　常用考来烯胺。

(4)普罗布考

2. 主要降低甘油三酯的药物

(1)贝特类　常用药物有非诺贝特、吉非贝齐和苯扎贝特等。

(2)烟酸类　常用烟酸缓释片等。

(3)高纯度鱼油制剂

考点11★★　高尿酸血症与痛风的临床表现

1. 无症状期　仅有一过性或持续性高尿酸血症。

2. 急性发作期　表现为急性关节炎,<u>多是首发症状</u>。多在午夜剧痛而惊醒,呈刀割样。<u>单侧第一跖趾关节疼痛最常见</u>。受累关节局部红肿、热痛,压痛明显,功能受限。发作多于数天或两周内自行缓解。

3. 痛风石　是痛风的特征性表现,典型部位在耳郭。

4. 肾脏病变　表现为痛风性肾病及尿酸性肾石病、

急性肾衰等。

5. 眼部病变 睑缘炎、眼睑皮下组织痛风石等。

考点12★★ 高尿酸血症与痛风的诊断

1. 高尿酸血症 日常嘌呤饮食状态下,非同日2次空腹血尿酸水平超过420μmol/L,即可诊断。

2. 痛风 在高尿酸血症基础上,出现特征性关节炎表现,尿路结石或肾绞痛发作,即应考虑痛风,如在滑囊液及痛风石中找到尿酸盐结晶即可确诊。

考点13★ 高尿酸血症与痛风的药物治疗

1. 高尿酸血症的治疗

(1) 促尿酸排泄药 用于肾功能良好的患者。常用药物有苯溴马隆。

(2) 抑制尿酸生成药物 ①别嘌醇。②非布司他。

(3) 碱性药物 常用碳酸氢钠片口服。

(4) 新型降尿酸药

2. 痛风的治疗

(1) 急性发作期的治疗 尽早(24h以内)使用非甾体消炎药、秋水仙碱和糖皮质激素。

(2) 发作间歇期和慢性期的治疗 从小剂量开始应用降尿酸药,逐渐加量,调整至最小有效剂量长期甚至终身维持。应将血尿酸水平稳定控制在360μmol/L以下。

第七单元 结缔组织病

考点1★★ 类风湿关节炎的临床表现

1. 关节表现

(1) 晨僵 一般持续1小时以上。晨僵持续时间和关节炎症的程度呈正比,常被作为观察本病活动指标之一。

(2)关节痛与压痛　是出现最早的表现。最常出现在小关节,多呈对称性、持续性。

(3)关节肿胀　呈对称性。

(4)关节畸形

(5)关节功能障碍　分为4级:①Ⅰ级:能照常进行日常生活和工作。②Ⅱ级:能进行一般的日常生活和某种职业工作,但参与其他项目活动受限。③Ⅲ级:可进行一般的日常生活,但参与某种职业工作或其他项目活动受限。④Ⅳ级:日常生活的自理和参与工作的能力均受限。

(6)特殊关节表现

2. 关节外表现

(1)类风湿结节　较常见的关节外表现,常提示疾病处于活动阶段。

(2)类风湿血管炎

(3)肺脏受累表现　很常见,男性多于女性,可为首发症状。肺间质病变为最常见的肺病变。

(4)心脏受累表现　心包炎最常见

(5)神经系统表现　神经受压是主要原因。

(6)血液系统表现　正细胞正色素性贫血。活动期常有血小板增多。

(7)Felty综合征　类风湿关节炎患者伴有脾大、中性粒细胞减少等表现。

(8)干燥综合征

考点2★★　类风湿关节炎的实验室检查

1. 类风湿因子(RF)滴度与疾病的活动性和严重性成正比。

2. 抗环瓜氨酸肽(CCP)抗体对RA的诊断敏感性和特异性高,有助于早期诊断,尤其是RF阳性、临床症状不典型的患者。

考点3★★★ 类风湿关节炎的诊断

按美国风湿病学会1987年修订的分类标准,共7项:①晨僵持续至少1小时(≥6周)。②3个或3个以上关节肿(≥6周)。③腕关节或掌指关节或近端指间关节肿(≥6周)。④对称性关节肿(≥6周)。⑤类风湿皮下结节。⑥手和腕关节的X线片有关节端骨质疏松和关节间隙狭窄。⑦类风湿因子阳性(该滴度在正常者阳性率<5%)。上述7项中,符合4项即可诊断。

考点4★★ 类风湿关节炎的治疗

1. 非甾体抗炎药 有效缓解症状,但不能控制病情进展,应与改善病情抗风湿药联用。常用塞来昔布、美洛昔康和双氯芬酸。

2. 改善病情的抗风湿药 起效缓慢,对疼痛的缓解作用较差,有改善和延缓病情进展的作用。确诊的RA患者均应使用此类药物,一般首选甲氨蝶呤(MTX)并作为联合治疗的基本药物。

3. 糖皮质激素 具有良好的抗炎作用,可迅速而明显地缓解关节炎症状,改善关节功能。但不能根治本病,停药后症状多复发。

第八单元 神经系统疾病

考点1★ 短暂性脑缺血发作的病因

主要为动脉粥样硬化。

考点2★ 短暂性脑缺血发作的临床表现

1. 椎-基底动脉系统TIA 多见,且易反复发作,持续时间较短。常见症状有发作性眩晕,常伴有恶心、呕吐,多数患者出现眼球震颤。

2. 颈内动脉系统 TIA 较少见,但易引起完全性脑卒中。

考点3★★ 短暂性脑缺血发作的诊断

因绝大多数患者就诊时发作已缓解,因此诊断主要依据病史,中老年患者突然出现一过性局限性神经功能缺失的症状和体征,持续时间短暂,24小时内症状和体征消失,急诊CT或MRI检查未发现与症状相关的病灶,即可诊断TIA。进一步全面检查,寻找可能的病因、潜在病理状态和卒中的危险因素。

考点4★★★ 脑梗死的临床表现

1. 一般表现

(1) 脑血栓形成 常在安静或睡眠中发病,起病较缓,症状在数小时或1~2小时内发展达高峰。多数患者无头痛、呕吐、昏迷等全脑症状,少数起病即有昏迷、抽搐,多为脑干梗死。

(2) 脑栓塞 以青壮年多见,多在活动中发病,无明显前驱症状,病情可在数秒钟达高峰,且局灶性神经缺失症状与栓塞动脉的供血区的功能相对应,具有明显的症状和体征,呈完全性卒中。多数患者有获得栓子来源的基本原发病病史,如心脏瓣膜病、心房颤动、长骨骨折、感染性心内膜炎等。

2. 临床分型

(1) 完全性卒中 发病后神经功能缺失症状较重、较完全,常有完全性瘫痪及昏迷,于数小时内(<6小时)达到高峰。

(2) 进展性卒中 发病后神经功能缺失症状在48小

时内逐渐进展或呈阶梯式加重。

(3) 可逆性缺血性神经功能缺失

考点5★★★　脑梗死的诊断

1. 脑血栓形成　①中年以上,有动脉硬化、高血压、糖尿病等病史,常有短暂性脑缺血发作病史。②静息状态下或睡眠中发病,迅速出现局限性神经缺失症状,并持续24小时以上。神经系统症状和体征可用某一血管综合征解释。③意识常清楚或轻度障碍,多无脑膜刺激征。④脑部CT、MRI检查可显示梗死部位和范围,并可排除脑出血、肿瘤和炎症性疾病。

2. 脑栓塞　①有冠心病心肌梗死、心脏瓣膜病、心房颤动等病史。②体力活动中骤然起病,迅速出现局限性神经缺失症状,症状在数秒钟到数分钟达到高峰,并持续24小时以上。神经系统症状和体征可用某一血管综合征解释。③④诊断要点同脑血栓形成。

考点6★★　脑出血的临床表现

以50岁以上的高血压患者多见,男性发病多于女性,通常在情绪激动和过度用力时急性起病。发病时血压明显升高,突然出现剧烈头痛、头晕、呕吐、意识障碍和神经缺失症状,常在数分数至数小时内达高峰。壳核出血(内囊外侧型),可出现典型的"三偏征",即对侧偏瘫、对侧偏身感觉障碍和对侧同向偏盲。

考点7★★★　脑出血的诊断

1. 50岁以上,有长期高血压病史,尤其有血压控制不良的病史,在活动或情绪激动时突然发病。

2. 突然出现剧烈头痛、呕吐,快速出现意识障碍和偏瘫、失语等局灶性神经缺失症状,病程发展迅速。

3. CT检查可见脑内高密度区。

第九单元 常见急危重症

考点1★★ 休克的病因与分类

原因	分类	常见原发病
低血容量	失血性休克	消化道大出血、异位妊娠破裂、产后大出血、动脉瘤及血管畸形破裂等
	失液性休克	严重烧伤、急性腹膜炎、肠梗阻、严重呕吐及腹泻等
	创伤性休克	严重骨折、挤压伤、大手术等
心泵功能障碍	心源性休克	急性心肌梗死、肺栓塞、急性重症心肌炎、严重二尖瓣狭窄伴心动过速、严重心律失常等
	心脏压塞性休克	大量心包积液、心包内出血、张力性气胸
血管功能失常	感染性休克	脓毒症、重症肺炎、中毒性菌痢、化脓性胆管炎、创面感染、流行性脑脊髓膜炎、流行性出血热等
	过敏性休克	药物、食物、异种蛋白等过敏
	神经源性休克	创伤、剧痛、脊髓损伤、麻醉、神经节阻滞剂、大量放胸腹水等
	细胞性休克	氰化物、杀虫剂、生物素中毒、缺氧、低血糖等

考点2★★　休克的诊断

1. 诊断要点　①有诱发休克的诱因。②意识障碍。③脉搏细速>100次/分或不能触及。④四肢湿冷,胸骨部位皮肤指压征,皮肤花纹,黏膜苍白或发绀,尿量<30mL/h。⑤收缩压<80mmHg。⑥脉压差<20mmHg。⑦高血压患者收缩压较基础血压下降30%以上。符合第①条及②③④条中的两项和⑤⑥⑦条中的1项即可诊断。

2. 分期诊断　临床上按照休克的发展经过及病情轻重,分为3期:

指标	休克早期	休克期	休克晚期
神志	清楚、不安	淡漠	模糊、昏迷
口渴	有	较重	严重
肤色	苍白	苍白、发绀	花斑样、青紫
肢温	正常或湿冷	发凉	冰冷
血压	正常、脉压小	收缩压低、脉压更小	血压更低或测不出
脉搏	增快、有力	更快	细速或摸不清
呼吸	深快	浅快	表浅、不规则
压甲	1秒恢复	迟缓	更迟缓
颈静脉	充盈	塌陷	空虚
尿量	正常	少尿	少尿或无尿

考点3★★　抗休克治疗

1. 补充血容量　除心源性休克外,补充血容量是提高心输出量和改善组织灌流的根本措施。输液强调及时和尽早。血容量扩充剂分胶体液与晶体液两种。晶体液常用平衡盐液、0.9%氯化钠溶液;胶体液包括全血、血浆、白蛋白、代血浆、右旋糖酐等。

补液量充分的指标为:①收缩压正常或接近正常,脉压>30mmHg。②CVP 升高>12cmH$_2$O。③尿量≥30mL/h。④临床症状好转,如神志恢复,皮肤、黏膜红润温暖等。

2. 纠正电解质与酸碱平衡失调 代谢性酸中毒多因低灌注造成缺氧导致乳酸堆积、排出减少,往往在扩容和氧疗后纠正。严重酸中毒常用 5%碳酸氢钠、11.2%乳酸钠等纠正。

3. 应用血管活性药

(1) 拟肾上腺素类 ①多巴胺。②多巴酚丁胺:常用于心源性休克。③异丙肾上腺素。④肾上腺素:用于过敏性休克,禁用于心源性休克。⑤去甲肾上腺素:用于极度低血压或感染性休克。⑥间羟胺:常用于升压治疗。

(2) 肾上腺素能α受体阻滞剂 ①酚妥拉明:常用于心血管急症。②酚苄明:常用于出血性、创伤性和感染性休克。

(3) 莨菪类(抗胆碱类) 包括阿托品、东莨菪碱和654-2(山莨菪碱)等,主要用于感染性休克。

(4) 其他 ①硝普钠:用于急性心梗合并心源性休克。②氯丙嗪:用于感染性、创伤性休克。③血管紧张素胺:升压作用强而短暂。④糖皮质激素:用于感染性休克、过敏性休克和急性心梗合并心源性休克者。

4. 维护脏器功能 主要提高脏器灌注,改善细胞代谢:①增强心肌收缩。②维护呼吸功能。③维护肾功能。④防治脑水肿。⑤DIC 的治疗。

考点4★★★ 上消化道出血的病情评估

<u>估计出血量:</u>

1. 成人每天消化道出血达 5~10mL,粪便隐血试验阳性。

2. 每天出血量>50mL,出现黑便。

3. 胃内积血量达 250~300mL,可引起呕血。

4. 一次性出血量>400mL,可引起全身症状,如烦躁、心悸、头晕、出汗等。

5. 数小时内出血量>1000mL(循环血容量的 20%),可出现周围循环衰竭表现。

6. 数小时内出血量>1500mL(循环血容量的 30%),发生失代偿性休克。

根据收缩压可估计失血量,血压降至 90~100mmHg 时,失血量约为循环血容量的 20%;血压降至 60~80mmHg 时,失血量约为循环血容量的 30%;血压降至 40~50mmHg 时,失血量大于循环血容量的 40%。提示严重大出血的征象是:收缩压<80mmHg 或较基础压降低>25%;心率>120 次/分,血红蛋白<70g/L。

考点5★★ 紧急输血指征

1. 患者改变体位时出现晕厥、血压下降和心率加快。

2. 收缩压<90mmHg(或较基础压下降>25%)。

3. 血红蛋白<70g/L,或红细胞比容<25%。

考点6★★ 急性有机磷杀虫药中毒的病因与中毒机制

有机磷杀虫药进入人体后,以其磷酸根与胆碱酯酶的活性部分紧密结合,形成稳定的磷酰化胆碱酯酶,使胆碱酯酶失去水解乙酰胆碱的能力,从而导致体内胆碱能神经末梢释放的乙酰胆碱蓄积过多,作用于胆碱能受体,使其先过度兴奋,而后抑制,最终衰竭,从而产生一系列中毒症状,严重时可因昏迷、呼吸衰竭而发生死亡。

考点7★★ 急性有机磷杀虫药中毒的临床表现

1. 毒蕈碱样症状(M 样症状) 为最早的表现。

(1)腺体分泌增加 表现为流泪、流涎、大汗、呼吸道分泌物增多，严重时导致发绀、呼吸困难、肺水肿。

（2）**平滑肌痉挛** 表现为恶心、呕吐、腹痛、腹泻、大小便失禁等。

（3）**心脏抑制** 表现为心动过缓。

（4）**瞳孔括约肌收缩** 表现为瞳孔缩小呈针尖样。

2. 烟碱样症状（N 样症状） 见于中、重度中毒。面部、四肢甚至全身肌肉颤动，严重时出现肌肉强直性痉挛、抽搐，表现为牙关紧闭、颈项强直，伴有脉搏加速、血压升高、心律失常等，随后出现肌力减退、瘫痪，严重时因呼吸肌麻痹而出现周围性呼吸衰竭，部分患者出现意识障碍。

3. 中枢神经系统症状 头痛、头昏、行走不稳、共济失调等，病情严重者可出现烦躁、抽搐，甚至发生脑水肿，进入昏迷状态。

考点8★★★ 急性有机磷杀虫药中毒的诊断

1. 病史 有机磷杀虫药接触史，多在接触后 0.5~12 小时内出现中毒症状，多不超过 24 小时。

2. 临床特点 呼出气、呕吐物有刺激性蒜臭味，以出现毒蕈碱样症状、烟碱样症状及中枢神经系统症状为临床特点。

3. 辅助检查 测定全血胆碱酯酶活力<70%，为诊断有机磷杀虫药中毒的特异性指标，常作为判断中毒程度、估计预后、评价疗效的重要依据。

考点9★★ 急性有机磷杀虫药中毒的治疗

1. 一般处理

2. 清除毒物 敌百虫中毒禁用 2%碳酸氢钠洗胃，内吸磷、对硫磷、甲拌磷、乐果等禁用高锰酸钾溶液洗胃。深昏迷患者禁用硫酸镁导泻，禁用油类导泻。洗胃后予硫酸镁或硫酸钠经胃管或口服导泻。

3. 应用特效解毒药物 抗胆碱能药物，阿托品。胆碱酯酶复能剂，常用的药物有碘解磷定和氯解磷定。

4. 对症治疗

考点10★★ 急性酒精中毒的临床表现

1. 兴奋期 早期出现头痛、乏力、欣快、兴奋、言语增多、喜怒无常等，面色潮红或苍白，呼出气带酒味。

2. 共济失调期 出现动作不协调，步态不稳，动作笨拙，言语含糊不清，可伴有眼球震颤、复视、躁动、精神错乱等表现，伴恶心、呕吐、肝区疼痛等。

3. 昏迷期 病情进一步加重，表现为昏睡，面色苍白，皮肤湿冷，口唇紫绀，瞳孔散大，体温下降，脉搏细弱，严重者发生呼吸、循环功能衰竭而死亡。患者呼出气及呕吐物有浓烈酒味。酒精因抑制肝脏糖原异生，引起低血糖，可加重昏迷。

考点11★★ 急性酒精中毒的诊断

有一次性大量饮酒或含酒精饮料史，患者呼出气及呕吐物有浓烈酒味，结合临床表现与血清酒精浓度测定，诊断并不困难。血清中有乙醇且含量明显增加，为诊断的重要依据。动脉血气分析显示代谢性酸中毒，血生化检测出现血糖降低、低血钾、低血镁、低血钙等有助于诊断。应注意与其他急性中毒、糖尿病酮症酸中毒等相鉴别。

考点12★ 急性酒精中毒的治疗

1. 兴奋期及共济失调期 多无需特殊处理。

2. 昏迷期

（1）一般处理 防止发生窒息。

（2）促进酒精排出体外 可予以催吐（禁用阿扑吗啡），必要时用1%碳酸氢钠洗胃。

(3) 促进酒精氧化 50%葡萄糖加普通胰岛素静脉注射,肌内注射维生素 B_1、维生素 B_6 及烟酸。可同时给予大剂量维生素 C。

(4) 应用纳洛酮 对意识障碍有催醒作用,并能降低血中酒精浓度。

(5) 对症治疗

传染病学

第一单元 传染病学总论

考点1★★ 感染过程的表现形式

1. 病原体被清除 病原体在入侵部位即被消灭,或从鼻咽部、肠道、尿道及汗腺等通道排出体外,不出现病理损害和疾病的临床表现。

2. 隐性感染 又称亚临床感染,指病原体只引起特异性免疫应答,不引起或只引起轻微的组织损伤,无临床症状,只有通过免疫学检查发现。

3. 显性感染 又称临床感染,感染后不但引起机体免疫应答,还导致组织损伤,引起病理改变和临床表现。

4. 病原携带状态 病原体侵入机体后,存在于机体的一定部位,并生长、繁殖,虽可有轻度的病理损害,但不出现疾病的临床症状,能排出病原体。包括带病毒者、带菌者和带虫者。

5. 潜伏性感染 指病原体侵入人体某些部位后,机体免疫系统将病原体局限化,但又不能清除病原体,机体免疫功能下降时潜伏的病原体才引起显性感染。

一般来说,隐性感染最多见,病原携带状态次之,显性感染比率最低,但最易识别。

考点2★★ 感染过程中病原体的作用

病原体侵入人体能否发病,取决于<u>病原体的致病作用、宿主的免疫功能和外环境</u>三个因素。病原体的致病能力与下列因素有关:<u>侵袭力</u>;<u>毒力</u>;<u>数量</u>;<u>变异性</u>。

考点3★★★ 流行过程的基本条件

1. 传染源 是指体内有病原体生长、繁殖并能排出体外的人和动物。

包括:①患者。②隐性感染者。③病原携带者。④受感染的动物。

2. 传播途径 病原体离开传染源,到达另一个易感者所经过的途径称为传播途径。

包括:①消化道传播。②呼吸道传播。③虫媒传播。④接触传播。⑤<u>血液和体液传播</u>。⑥<u>土壤传播</u>。⑦<u>母婴传播</u>。⑧<u>医源性感染</u>。

3. 易感人群 人群易感性是指人群对某种传染病病原体的易感程度或免疫水平。对某一传染病<u>缺乏特异性免疫力的人</u>称为易感者。

考点4★★★ 传染病的基本特征

1. 病原体 每一种传染病都是由特异性病原体所引起的,<u>病原学检查是传染病的确诊依据。</u>

2. 传染性 <u>传染性是传染病与非传染性疾病的最主要区别</u>。传染病病人有传染性的时期称为传染期。每种传染病都有相对固定的传染期,是确定传染病患者隔离期的主要依据。

3. 流行病学特征 主要指传染病的<u>流行性、季节性和地方性,</u>还包括在不同人群(年龄、性别、职业等)中的分布特点。

4. 感染后免疫

考点5★　流行病学资料

包括：①地区分布：如某些传染病有地区局限性。②时间分布：不少传染病有较强的季节性和周期性。③人群分布：许多传染病的发生与年龄、性别、职业有密切关系。此外，了解传染病的接触史、预防接种史，也有助于建立诊断。

考点6★　传染病的治疗原则

即治疗、护理与隔离、消毒并重，一般治疗、对症治疗与特效治疗结合。

考点7★★★　管理传染源

要求对患者做到早发现，早诊断，早报告，早隔离，早治疗。

《中华人民共和国传染病防治法》将传染病分为甲、乙、丙三类，实行分类管理。甲类为强制管理传染病，包括鼠疫和霍乱，乙类为严格管理传染病，丙类属监测管理传染病。

考点8★　切断传播途径

对于各种传染病，尤其是消化道传染病、虫媒传染病和寄生虫病，切断传播途径通常是起主导作用的预防措施。其主要措施包括隔离和消毒。

考点9★　保护易感人群

1. 提高非特异性免疫力　改善营养、锻炼身体等。在流行期间应避免同易感人群接触，必要时可进行潜伏期预防性服药。

2. 提高特异性免疫力　接种疫苗、菌苗、类毒素等可提高人群的主动性特异性免疫，接种抗毒素、丙种球蛋白或高效价免疫球蛋白可使机体获得被动特异性免疫。儿童计划免疫对传染病预防起关键性的作用。

第二单元 病毒感染

考点1★★ 病毒性肝炎的病原学

病毒性肝炎按病原学分类，目前有甲型、乙型、丙型、丁型和戊型肝炎。乙型肝炎病毒（HBV）为 DNA 病毒（亦称 Dane 颗粒），其他四种都为 RNA 病毒。

考点2★★★ 病毒性肝炎的流行病学

	传染源	传播途径	流行特征
甲型肝炎	急性期患者和亚临床感染者	粪-口途径	冬春季为发病高峰，在托幼机构、小学及部队中发病率较高
乙型肝炎	急、慢性患者及病毒携带者	①输血及血制品以及使用污染的注射器或针刺器具等传播。②母婴传播。③性接触传播。④日常生活密切接触传播	男性多于女性，有家庭聚集现象，婴幼儿感染多见
丙型肝炎			多见于成人，尤以输血与使用血制品者、静脉药瘾者、血液透析者、肾移植者、同性恋者等为多见
丁型肝炎			我国属 HDV 低地方性流行区

续表

	传染源	传播途径	流行特征
戊型肝炎	急性期患者和亚临床感染者	粪-口途径	青壮年为主，男性多于女性

考点3★ 病毒性肝炎的潜伏期

各型肝炎潜伏期不同，甲型肝炎为2~6周（平均为4周），乙型肝炎为4~24周（平均为3个月），丙型肝炎为2~26周（平均为7.4周），丁型肝炎为4~20周，戊型肝炎为2~9周（平均为6周）。

考点4★★★ 病毒性肝炎的临床表现

1. 急性肝炎

（1）急性黄疸型肝炎

1）黄疸前期：突出症状为全身乏力及食欲不振、恶心、呕吐、腹胀、便溏等消化系统症状。本期末尿色逐渐加深，似浓茶色；肝功能检查示ALT、AST升高；体征可有右上腹叩击痛。本期持续数日至2周，平均1周。

2）黄疸期：首先出现巩膜黄染，尚有肝大、触痛及肝区叩击痛，脾可轻度肿大。本期持续2~6周。

3）恢复期：黄疸消退，症状消失，本期约需数周至4个月，平均1个月。

（2）急性无黄疸型肝炎 主要表现为乏力，食欲不振，腹胀，肝区疼痛，有的患者可有恶心、呕吐、便溏或低热。体征可有肝大、压痛、脾也可轻度增大。

2. 慢性肝炎

（1）轻度 临床症状、体征轻微或缺如，肝功能指

标仅1或2项轻度异常

(2) 中度 症状、体征、实验室检查居于轻度和重度之间。

(3) 重度 有明显或持续的肝炎症状,如乏力、食欲不振、腹胀、尿黄、便溏等,有肝病面容、肝掌、蜘蛛痣、脾大等体征,且无门脉高压表现者。

3. 重型肝炎(肝衰竭) 重型肝炎表现为一系列肝衰竭综合征:极度乏力,严重消化道症状,神经、精神症状,有明显出血现象,凝血酶原时间显著延长(INR>1.5)及 PTA<40%。黄疸进行性加深,胆红素大于正常值10倍,可见扑翼样震颤及病理反射,肝浊音界进行性缩小,胆酶分离,血氨升高等。

(1) 急性重型肝炎(急性肝衰竭) 又称暴发型肝炎,特征是起病急,发病2周内出现以Ⅱ度以上肝性脑病为特征的肝衰竭综合征。病死率高,病程不超过3周。

(2) 慢加急性(亚急性)重型肝炎 是在慢性肝病基础上出现的急性或亚急性肝功能失代偿,又称慢加急性(亚急性)肝衰竭。

(3) 慢性重型肝炎(慢性肝衰竭) 是在肝硬化基础上,肝功能进行性减退导致的以腹水或门脉高压、凝血功能障碍和肝性脑病等为主要表现的慢性肝功能失代偿。

考点5★★★ 病毒性肝炎的病原学检查

1. 甲型肝炎(HAV) 抗-HAV IgM,出现较早,是新近感染的证据,为 HAV 早期诊断最常用而简便的可靠指标。

2. 乙型肝炎(HBV) HBsAg/抗-HBs,HBeAg/抗-HBe,HBcAg/抗-HBc,HBV DNA。

(1) HBsAg 是感染 HBV 后最早出现的血清学标志,也是现症感染指标之一。

（2）抗-HBs 是感染 HBV 后产生的惟一保护性抗体。

（3）HBcAg 血液中一般无游离的 HBcAg，若血清 HBcAg 阳性表示血液内含有 HBV，传染性强，HBV 复制活跃。

（4）抗-HBc 为感染 HBV 后最早出现的抗体，是 HBV 感染的标志。可能为现症感染或既往感染。高滴度的抗-HBc IgM 阳性或抗-HBc IgM 阳性而抗-HBc IgG 阴性为 HBV 急性或近期感染的标志。

（5）HBeAg 和抗-HBe HBeAg 是病毒复制活跃、传染性强的标志，而抗-HBe 的出现预示着病毒复制减少或终止，传染性减弱。

（6）HBV DNA 是 HBV 存在和复制最可靠的直接证据。

3. 丙型肝炎（HCV）

（1）抗-HCV 一般认为抗-HCV 是感染的标志。

（2）HCV RNA 可用于 HCV 感染的早期诊断及疗效评估。

考点6★ 病毒性肝炎的诊断

1. 淤胆型肝炎 起病类似急性黄疸型肝炎，黄疸持续时间长，症状轻，有肝内梗阻的表现。

2. 肝炎肝硬化 多有慢性肝炎病史。有乏力、腹胀、尿少、肝掌、蜘蛛痣、脾大、腹水、双下肢水肿、胃底-食管下段静脉曲张、白蛋白下降、A/G 倒置等肝功能受损和门脉高压表现。

考点7★★★ 慢性肝炎的抗病毒治疗

1. 慢性乙型肝炎 目前常用抗 HBV 药物为干扰素和核苷类似物。其中干扰素（IFN-α），包括普通干扰素和长效干扰素（聚乙二醇化干扰素）。普通干扰素可皮下或肌内注射，疗程半年到1年。长效干扰素每周1次，疗程1年。多数认为长效干扰素效果优于普通干扰素。

2. 丙型肝炎

（1）最新发布的中国指南将泛基因型DAA作为治疗丙肝的首选方案。

类别	NS5A 抑制剂	NS5B 聚合酶核苷类似物抑制剂	NS5B 聚合酶核苷类似物抑制剂/NS5A 抑制剂	NS3/4A 蛋白酶抑制剂/NS5A 抑制剂
药品	达拉他韦	索磷布韦	索磷布韦+维帕他韦	格卡瑞韦+哌仑他韦

（2）干扰素+利巴韦林（PR）。

考点8★★ 病毒性肝炎的预防

1. 甲型肝炎 甲肝减毒活疫苗及灭活疫苗均有较好的预防效果。

2. 乙型肝炎

（1）乙肝免疫球蛋白（HBIG） 主要用于阻断HBV的母婴传播及意外暴露的被动免疫，应在出生后或暴露后的24小时内（时间越早越好）注射。

（2）乙肝疫苗 主要用于新生儿和高危人群的乙肝预防，对HBsAg阳性产妇所生婴儿，与乙肝免疫球蛋白联合使用可提高保护率。

考点9★ 流行性感冒的病原学

根据病毒NP和M1抗原性的不同，流感病毒分为甲（A）、乙（B）、丙（C）三型。甲型流感病毒根据HA和NA的抗原性不同分为若干亚型，人类流感主要与H1、

H2、H3 和 N1、N2 亚型有关。

考点 10★★　流行性感冒的流行病学

1. 传染源　主要为流感患者和隐性感染者。潜伏期即有传染性，发病 3 日内传染性最强。

2. 传播途径　经呼吸道-空气飞沫传播，也可通过直接接触或病毒污染物品间接接触传播。

3. 易感人群　普遍易感，感染后获得对同亚型病毒免疫力，但维持时间短，各型及亚型之间无交叉免疫。

4. 流行特征　流感在流行病学上最显著的特点为：突然暴发，迅速蔓延，波及面广，具有一定的季节性，一般流行 6~8 周后会自然停止，流行过后人群获得一定的免疫力。多发于冬春季。

甲型流感常引起暴发流行；乙型流感呈局部流行或散发，亦可大流行；丙型以散发为主。

考点 11★★　流行性感冒的临床表现

潜伏期通常为 1~3 日。起病多急骤，主要以全身中毒症状为主，呼吸道症状轻微或不明显。发热通常持续 3~4 日。

1. 单纯型流感　最常见，骤起畏寒、发热，体温可达 39℃~40℃，头痛、全身酸痛、咽干、乏力及食欲减退等全身症状明显；咳嗽、流涕、鼻塞、咽痛等呼吸道症状较轻；少数患者有恶心、呕吐、腹痛、腹泻等消化道症状。

2. 肺炎型流感　较少见，多发生在 2 岁以下的小儿、老人、孕妇或原有慢性基础疾病者。

特点是在发病后 24 小时内出现高热、烦躁、呼吸困难、咳血痰和明显发绀，可进行性加重，抗菌治疗无效，可因呼吸循环衰竭在 5~10 日内死亡。

考点 12★★ 流行性感冒的治疗

1. 治疗原则

（1）隔离患者　流行期间对公共场所加强通风和空气消毒。

（2）早期治疗　起病 1~2 日内应用抗流感病毒药物治疗。

（3）加强支持治疗和防治并发症　卧床休息，多饮水，饮食要易于消化。密切观察和监测并发症，抗菌药物仅在有继发细菌感染时才考虑应用。

（4）合理应用对症治疗药物　应用解热药、缓解鼻黏膜充血药物、止咳祛痰药物等对症治疗。儿童忌用阿司匹林制剂，以免诱发致命的雷耶（Reye）综合征。

2. 抗流感病毒药物治疗

（1）离子通道 M2 阻滞剂　只对甲型流感病毒有效。金刚烷胺和甲基金刚烷胺可阻断病毒吸附于宿主细胞，抑制病毒复制，早期应用可减少病毒的排毒量，缩短排毒期。

（2）神经氨酸酶抑制剂　奥司他韦是目前最为理想的抗病毒药物，能特异性抑制甲、乙型流感病毒的神经氨酸酶，从而抑制病毒的释放。

考点 13★ 流行性感冒的预防

1. 控制传染源　早发现、早报告、早隔离、早治疗，隔离时间为 1 周或热退后 2 日。

2. 切断传播途径

3. 保护易感人群

（1）接种流感疫苗　在流感好发季节，给易感的高危人群和医务人员接种疫苗。

（2）应用抗流感病毒药物预防　明确或怀疑某部门

流感暴发时,对所有非流感患者和未进行疫苗接种的医务人员给予金刚烷胺、金刚乙胺或奥司他韦进行预防性治疗。

考点 14★★ 人感染高致病性禽流感的病原学

目前感染人类的禽流感病毒亚型主要有 H5N1、H9N2 和 H7N7、H7N2、H7N3 等。其中感染 H5N1 亚型者病情重,死亡率高。

考点 15★★★ 人感染高致病性禽流感的流行病学

1. 传染源 主要为患禽流感或携带禽流感病毒的鸡、鸭、鹅等禽类,特别是鸡(野禽在自然传播中发挥了重要作用)。

2. 传播途径 主要经呼吸道传播。目前尚无人与人之间直接传播的确切证据。

3. 易感人群 人对禽流感病毒不易感。12 岁以下的儿童病情较重。

4. 发病季节 禽流感一年四季均可发生,但冬、春季节多暴发流行。

考点 16★★ 人感染高致病性禽流感的临床表现

潜伏期一般为 1~7 日,通常为 2~4 日。急性起病,早期表现类似流感,主要为发热,体温大多持续在 39℃ 以上,可伴有眼结膜炎、流涕、鼻塞、咳嗽、咽痛、头痛和全身不适。部分患者可有恶心、腹痛、腹泻、稀水样便等消化道症状。重症患者可出现肺炎、急性呼吸窘迫综合征(ARDS)、肺出血、胸腔积液、全血细胞减少、肾衰竭、休克及雷耶(Reye)综合征等多种并发症。体征可见眼结膜轻度充血,咽部充血,肺部可有干啰音,半数患者有肺实变体征。

考点 17 ★★★　人感染高致病性禽流感的诊断

根据流行病学资料、临床症状和病原分离而确诊。

1. 医学观察病例　1周内有流行病学接触史者，出现流感样症状，对其进行7日医学观察。

2. 疑似病例　有流行病学史和临床表现，患者呼吸道分泌物标本采用甲型流感病毒和H5型单克隆抗体抗原检测阳性者。

3. 临床诊断病例　被诊断为疑似病例，且与其有共同暴露史的人被诊断为确诊病例者。

4. 确诊病例　临床诊断病例呼吸道分泌物标本中分离出特定病毒或采用RT-PCR检测到禽流感病毒基因，且发病初期和恢复期双份血清抗禽流感病毒抗体滴度4倍或以上升高。

考点 18 ★★　艾滋病的病原学

引起艾滋病（AIDS）的病原体是人免疫缺陷病毒（HIV），为RNA病毒，主要感染CD_4^+T细胞。

考点 19 ★★　艾滋病的流行病学

1. 传染源　艾滋病患者和无症状HIV感染者都是传染源，尤其后者。

2. 传播途径　①性接触传播是主要传播途径。②血源传播。③母婴传播。

3. 易感人群　普遍易感。静脉注射吸毒者、性工作者、同性恋、性乱者、血友病病人、多次接受输血或血制品者是感染的高危人群。

4. 流行特征　提出"90-90-90策略"，即90%的患者被检出，诊断的患者90%接受规范的HAART，治疗的患者90%达到病毒被抑制。

考点 20★★★ 艾滋病的临床表现

1. 急性 HIV 感染期 感染后平均 2~4 周有临床症状，<u>以发热最为常见，可伴有头痛、咽痛、恶心、呕吐、腹泻、皮疹、关节痛、淋巴结肿大以及神经系统症状。</u>

2. 无症状感染期 临床无明显症状，但血中可<u>检出病毒及抗体</u>，<u>有传染性</u>。持续时间一般为<u>6~8年</u>，短可数月，长可达 15 年。

3. 艾滋病期 为感染 HIV 后的最终阶段。此期主要表现为持续 1 个月以上的发热、盗汗、腹泻，体重减轻 10%以上，部分患者可表现为精神神经症状，还可出现<u>持续性全身淋巴结肿大</u>。此期可并发各系统的各种机会性感染（<u>卡氏肺孢子菌肺炎最为常见</u>）和恶性肿瘤（<u>卡波西肉瘤最为常见</u>）。

考点 21★★★ 艾滋病的诊断

1. 急性感染期 有流行病学史和相关临床表现，结合实验室 HIV 抗体由阴性转为阳性即可诊断，或仅实验室检查 HIV 抗体由阴性转为阳性即可诊断。

2. 无症状感染期 有流行病学史，HIV 抗体阳性，或仅实验室检查 HIV 抗体阳性即可诊断。

3. 艾滋病期 有流行病学史，实验室检查 HIV 抗体阳性，加下述各项中的任何一项即可诊断：①原因不明的不规则发热，体温高于 38℃持续 1 个月以上。②慢性腹泻（每日>3 次）持续 1 个月以上。③体重在 6 个月内下降 10%以上。④反复发作的口腔念珠菌感染。⑤反复发作的单纯疱疹病毒、带状疱疹病毒感染。⑥卡氏肺孢子菌肺炎。⑦反复发生的细菌性肺炎。⑧活动性结核或非结核分枝杆菌病。⑨深部真菌感染。⑩中枢神经系统占位性病变。⑪中青年人出现痴呆。⑫活动性巨细胞病毒感染。⑬弓形体病。⑭马尔尼菲青霉菌感染。⑮反复发生的败血症。⑯皮肤黏膜或内脏的卡波西肉瘤、淋巴瘤。另外,CD_4^+T 淋巴细胞计数<200/μL 也可帮助诊断。

考点22★ 流行性出血热的病原学

流行性出血热(EHF)病毒属汉坦病毒属(HV),为 RNA 病毒。

考点23★★★ 流行性出血热的流行病学

1. 传染源 啮齿类动物鼠(黑线姬鼠、褐家鼠等)为主要的传染源。

2. 传播途径 病毒能通过宿主动物的血及唾液、尿、便等排出体外。其传播途径有:①呼吸道传播。②消化道传播。③接触传播。④母婴传播。⑤虫媒传播。

3. 易感人群 人群普遍易感,感染后可获持久免疫。

4. 流行特征 ①地区性。我国疫情最重,好发于海拔500米以下的农业区。②季节性。为全年散发,但有明显季节高峰。其季节性与鼠类繁殖、活动有关。③人群分布。各年龄组均可发病,以青壮年为主。

考点24★★★ 流行性出血热的临床表现

潜伏期为4~46天,一般为1~2周。

典型五期经过:发热期、低血压休克期、少尿期、多尿期与恢复期。非典型和轻型病例可出现越期或不典型表现,而重症患者则可出现发热期、休克期和少尿期之间的重叠。

发热期：起病急骤，发热39℃以上，稽留热和弛张热多见；热程多为3~7日	全身中毒症状	头痛、腰痛和眼眶痛，称为"三痛"
	毛细血管损害	颜面、颈、胸等部位潮红称为"三红"，呈酒醉貌。黏膜充血见于眼结膜、口腔软腭和咽部。皮肤出血多见于腋下和胸背部，条索状、抓痕样或点状瘀斑
	肾脏损害	蛋白尿、血尿和少尿倾向

考点25★★★ 流行性出血热的治疗

以综合疗法为主。其原则是"三早一少"，即早发现、早休息、早治疗及少搬动，把好休克、出血、肾衰竭和继发感染四关。

1. 发热期

（1）抗病毒　3日内可予利巴韦林。

（2）减轻外渗　早期卧床休息。可予芦丁、维生素C等降低血管通透性。

（3）改善中毒症状　高热以物理降温为主，慎用发汗退热药；中毒症状重者可予5~10mg地塞米松，静脉注射。

（4）预防DIC　给予低分子右旋糖酐静滴，以降低血黏度。

2. 低血压休克期　主要是抗休克，力争稳定血压，预防重要脏器衰竭。

（1）补充血容量　宜早期、快速和适量。争取4小时内血压稳定。常用低分子右旋糖酐、甘露醇、血浆和白蛋白。

(2) 纠正酸中毒 主要用5%碳酸氢钠。

(3) 使用血管活性药 经补液、纠酸后，血压仍不稳定者，可应用血管活性药物，如多巴胺等。

(4) 应用糖皮质激素 地塞米松。

(5) 强心

3. 少尿期 治疗以稳定机体内环境，促进利尿，导泻和透析治疗为主。

(1) 稳定内环境平衡 严格限制入液量，每日入量以前1日出量加500~700mL为宜，必要时加用适量胰岛素。维持水、电解质和酸碱平衡。

(2) 促进利尿 少尿初期可酌用20%甘露醇，用后利尿效果明显可重复应用1次，常用利尿剂如呋塞米，从小量开始，可逐渐加至每次100~300mg。

(3) 导泻和放血疗法 常用甘露醇。出现高血容量综合征者可紧急放血。

(4) 透析疗法 常用腹膜透析和血液透析，以血液透析效果更佳。

4. 多尿期

(1) 维持水与电解质平衡（首要） 补充水分以口服为主，给予半流质和富含钾的食物。

(2) 防治继发感染

考点26★ 狂犬病的流行病学

1. 传染源 带狂犬病病毒的动物是主要传染源，主要是狗，其次为猫、猪、牛、马等家畜和狼。

2. 传播途径 本病主要通过被患病动物咬伤传播。黏膜和皮肤也是病毒的重要侵入门户。

考点27★★ 狂犬病的发病机制与病理

1. 发病机制 狂犬病病毒经皮肤或黏膜破损处进入

机体后，对神经组织有很强的亲和力，沿末梢神经和神经周围间隙的体液进入与咬伤部位相当的背根节和脊髓段，然后沿脊髓上行至脑，并在脑组织中繁殖。

2. 病理变化 主要为急性弥漫性脑脊髓炎，镜下可见到嗜酸性包涵体，即内基小体（Negri body），是本病特异且具有诊断价值的病变。

考点28★★ 狂犬病的临床表现

潜伏期长短不一，短的5日，最长可达10年以上，一般1~3个月。

（1）前驱期 咽喉紧缩感。本期持续2~4日。

（2）兴奋期 恐水是本病的特殊症状，典型表现在饮水、见水、听流水声或谈及饮水时，可引起严重咽喉肌痉挛。患者渴极而怕饮水，饮而不能下咽，常伴有声嘶和脱水。怕风亦是本病常见的症状。多在发作中死于呼吸或循环衰竭。本期持续1~3日。

（3）麻痹期 出现弛缓性瘫痪，尤以肢体软瘫为多见。多因呼吸麻痹和循环衰竭而死亡。本期持续6~18小时。

考点29★ 狂犬病的诊断

确诊有赖于病原学检测或尸检发现脑组织内基小体。

考点30★★ 狂犬病的预防

1. 伤口处理 在咬伤的当时，先局部挤压、针刺使其尽量出血，再用20%肥皂水充分冲洗伤口，后用5%碘酊反复涂拭。伤口一般不予缝合或包扎，以便排血引流。如有抗狂犬病免疫球蛋白或免疫血清，则在伤口底部和周围行局部浸润注射。此外，要注意预防破伤风及细菌感染。

2. 疫苗接种 可用于暴露后预防，也可用于暴露前预防。凡是被犬咬伤或被其他动物咬伤、抓伤者，或医务人员的皮肤破损处被狂犬病患者唾液沾染时，均需行暴露后预防接种。暴露前预防主要用于高危人群，即兽医、山洞探险者、从事狂犬病病毒的研究人员和动物管理人员。国内主要采用VERO细胞疫苗和地鼠肾细胞疫苗。

考点31★　流行性乙型脑炎的病原学

乙型脑炎病毒（arbovirus）属虫媒病毒乙组的黄病毒科，核心为单股正链RNA。

考点32★★　流行性乙型脑炎的流行病学

1. 传染源　猪为本病主要传染源。检测猪的乙脑病毒感染率可预测当年在人群中的流行趋势。

2. 传播途径　乙脑主要通过蚊虫叮咬而传播，国内主要为三带喙库蚊。

3. 易感人群　普遍易感。多为隐性感染，感染后可获得持久的免疫力。母亲传递的抗体对婴儿有保护作用。

4. 流行特征　东南亚和西太平洋地区是乙脑的主要流行区。发病人群以10岁以下儿童为主，尤以2~6岁儿童发病率为高。呈高度散发性，家庭成员中多人同时发病少见。

考点33★★★　流行性乙型脑炎的临床表现

1. 初期　头痛是乙脑最常见和最早出现的症状。

2. 极期　高热、抽搐和呼吸衰竭是乙脑极期的严重表现。

3. 恢复期　经积极治疗后大多数患者可于6个月内恢复。

4. 后遗症期　癫痫后遗症可持续终生。

5. 临床分型　流行期间以轻型和普通型多见。

（1）轻型　体温39℃以下，神志始终清楚。

(2) 普通型 体温39℃~40℃，嗜睡或浅昏迷。

(3) 重型 体温40℃以上，昏迷，反复或持续性抽搐。

(4) 极重型（暴发型） 起病急骤，体温于1~2日内升至40℃以上，常反复或持续性抽搐，深度昏迷，迅速出现脑疝及中枢性呼吸衰竭等。多于3~5日内死亡，幸存者多有严重后遗症。

考点34★★ 流行性乙型脑炎的诊断

1. 流行病学资料 严格的季节性（7~9月），10岁以下儿童多见，近年来成人病例有增加趋势。

2. 临床特征 起病急、高热、头痛、呕吐、意识障碍、抽搐、病理征及脑膜刺激征阳性等。

3. 实验室检查 外周血白细胞及中性粒细胞均增高；脑脊液压力高，细胞数轻度增高，蛋白稍高，糖及氯化物正常；血清特异性IgM或脑脊液抗原检测阳性可作出早期诊断。

第三单元 细菌感染

考点1★★ 流行性脑脊髓膜炎的病原学

脑膜炎奈瑟菌属奈瑟菌属，是革兰染色阴性双球菌。

考点2★★ 流行性脑脊髓膜炎的流行病学

1. 传染源 带菌者和患者为传染源。

2. 传播途径 主要经呼吸道（飞沫）传播。

3. 易感人群 人群普遍易感，6个月至2岁婴幼儿发病率最高。

4. 流行特征 冬春季发病较多。

考点3★★★　流行性脑脊髓膜炎的临床表现

1. 普通型　占全部病例的90%以上。

（1）前驱期（上呼吸道感染期）　此期传染性最强。

（2）败血症期　此期重要的体征是皮疹。常于1~2天内发展为脑膜炎期。

（3）脑膜炎期　此期高热及毒血症持续，中枢神经系统症状加重，患者头痛欲裂，喷射性呕吐，血压增高，脉搏减慢，烦躁或谵妄，脑膜刺激征阳性。严重者可出现呼吸或循环衰竭。持续2~5日。

（4）恢复期　体温下降至正常，症状好转。

2. 暴发型　多见于儿童，起病更急，病情凶险，如抢救不及时常于24小时内危及生命。分为：

（1）休克型

（2）脑膜脑炎型

（3）混合型

3. 轻型

4. 慢性型

考点4★★★　流行性脑脊髓膜炎的实验室检查

1. 血象　白细胞计数多在20×10^9/L，中性粒细胞比例80%~90%。

2. 脑脊液检查　此为明确诊断的重要方法。初起或休克型患者脑脊液多无改变。其他型可见脑脊液外观混浊，压力升高，白细胞明显增高，蛋白质增高，糖明显降低，氯化物降低。

3. 细菌学检查

（1）涂片　脑脊液沉淀物或皮肤瘀点涂片染色，可见革兰染色阴性双球菌。此为早期诊断本病的重要方法。

(2) **细菌培养** 脑脊液、血液、瘀斑组织液、骨髓等进行病原菌培养,阳性可确诊。应在使用抗菌药物前采集标本。

4. 血清学检查 检测特异性抗原及抗体,较细菌培养阳性率高,特异性强。其中特异性抗原检测主要用于早期诊断,阳性率90%以上。

5. 分子生物学检查

考点5★★ 流行性脑脊髓膜炎的诊断

1. 流行病学资料 冬春季发病。

2. 临床表现 突起高热,头痛,呕吐,皮肤黏膜瘀点或瘀斑,脑膜刺激征阳性等。

3. 实验室检查 白细胞及中性粒细胞明显升高,脑脊液呈化脓性改变,尤其是细菌培养阳性及流脑特异性血清免疫检测阳性为诊断的主要依据。

考点6★★ 流行性脑脊髓膜炎的治疗

青霉素为首选药物。一旦高度怀疑流脑应在30分钟内给予抗菌治疗。

考点7★★★ 伤寒的病原学

伤寒杆菌,属于D群沙门菌,革兰染色阴性。含有菌体"O"、鞭毛"H"、表面Vi抗原。检测血清"O"抗原和"H"抗原相应的抗体即肥达反应,有助于诊断。Vi抗原主要用于调查伤寒带菌者。伤寒杆菌释放内毒素,起重要致病作用。伤寒杆菌在自然环境中生命力较强,对光、热、干燥抵抗力较弱。

考点8★ 伤寒的流行病学

1. 传染源 患者和带菌者为惟一传染源。

2. 传播途径 经粪-口途径传播。

考点9★★★ 伤寒的临床表现

1. 典型伤寒

（1）初期（侵袭期） 病程第1周，起病缓慢。发热是最早出现的症状。

（2）极期 病程第2~3周。持续性高热，体温39℃~40℃，呈稽留热型；特殊的中毒面容；相对缓脉或重脉；玫瑰疹（7~14日出现）；肝脾大。此期易并发肠出血及肠穿孔。

（3）缓解期

（4）恢复期

2. 不典型伤寒

（1）轻型 一般症状较轻，体温多在38℃左右，病程短，1~2周即可痊愈。

（2）暴发型 起病急，中毒症状重，可有超高热或体温不升，血压降低，常并发中毒性心肌炎、肠麻痹、休克等，预后凶险。

（3）迁延型 起病与典型伤寒相似，由于人体免疫功能低下，发热持续不退，热程可达5周以上。

（4）逍遥型 毒血症状轻微，部分患者可因肠出血或肠穿孔而就医始被发现。

3. 复发与再燃

复发：进入恢复期后，体温正常1~3周后，发热等临床症状再度出现。

再燃：病程进入缓解期，体温开始下降，但未达到正常时，又再度升高。

4. 并发症 常见的并发症有肠出血、肠穿孔等。

考点10★★ 伤寒的实验室检查

1. 肥达反应（伤寒血清凝集反应） 测定患者血清

中相应抗体的凝集效价，对伤寒有<u>辅助诊断价值</u>。常在病程第1周末出现阳性，第3~4周阳性率可达90%，其效价随病程的演变而递增，<u>第4~5周达高峰，至恢复期应有4倍以上升高</u>。

2. 病原学检查 细菌培养是确诊伤寒的<u>主要手段</u>。

（1）**血培养** <u>病程第1周阳性率最高</u>，可达80%~90%，以后逐渐下降。

（2）**骨髓培养** 较血培养阳性率更高，可达90%，<u>其阳性率受病程及使用抗菌药物的影响较小，已开始抗菌治疗者仍可获阳性结果</u>。

（3）**粪便培养** <u>整个病程中均可阳性</u>，第3~4周阳性率最高。粪便培养阳性表示大便排菌，有传染性，除外慢性胆囊带菌者，对伤寒有诊断意义。

（4）**尿培养** 病程第3~4周阳性率约25%。

考点 11★★★　伤寒的诊断

1. 临床依据 持续性发热1周以上、特殊中毒面容、相对缓脉、玫瑰疹、肝脾大等典型表现，出现肠出血和肠穿孔等并发症，均可高度提示伤寒的可能。

2. 实验室依据 血或骨髓培养阳性有确诊意义。肥达反应阳性有辅助诊断意义。外周血白细胞<u>减少</u>，嗜酸性粒细胞<u>减少或消失</u>。

考点 12★★　伤寒的病原治疗

1. 氟喹诺酮类 <u>首选</u>。

2. 头孢菌素类 第三代头孢菌素在体外对伤寒杆菌有强大抗菌活性，体内分布广，胆汁浓度高，不良反应少，<u>适用于孕妇、儿童等</u>。

考点 13★　伤寒的预防

1. 控制传染源 及时隔离并治疗患者，<u>体温恢复正常15日后，连续大便培养2次（每周1次）阴性方可解除隔离。

2. 切断传播途径 是预防伤寒的关键。搞好"三管一灭"（管理饮食、水源、粪便，消灭苍蝇），养成良好的个人卫生习惯。

3. 保护易感人群 对高危人群可进行预防接种。

考点 14★★ 细菌性痢疾的病原学

痢疾杆菌属肠杆菌科志贺菌属，为革兰阴性杆菌，有菌毛。痢疾杆菌分为四群：A群（痢疾志贺菌群）、B群（福氏志贺菌群）、C群（鲍氏志贺菌群）和D群（宋内志贺菌群）。痢疾志贺菌感染病情较重，福氏志贺菌感染易转为慢性，宋内志贺菌感染病情较轻。

宋内志贺菌抵抗力最强，福氏志贺菌次之，痢疾志贺菌最弱。

痢疾志贺菌产生外毒素的能力最强。

考点 15★★ 细菌性痢疾的流行病学

1. 传染源 主要是急、慢性菌痢患者及带菌者。

2. 传播途径 粪-口途径传播。

3. 人群易感性 人群普遍易感，病后可获得一定的免疫力，持续时间短，且不同菌群及血清型之间无交叉免疫，故易复发或重复感染。

考点 16★★ 细菌性痢疾的发病机制与病理

志贺菌经口进入体内，在结肠黏膜上皮细胞和固有层中繁殖、释放毒素，引起炎症反应和小血管循环障碍。主要致病物质是内毒素。病变主要部位为乙状结肠和直肠。

考点 17★★★　细菌性痢疾的临床表现

1. 典型菌痢　黏液或脓血样便，伴里急后重。

2. 中毒型菌痢

（1）多见于 2~7 岁儿童。

（2）特点为起病急骤，突起畏寒、高热，病势凶险，全身中毒症状重，可有烦躁或嗜睡、昏迷等，数小时内迅速出现循环衰竭或呼吸衰竭。肠道症状常不明显或缺如。

（3）可分以下 3 型：①休克型（周围循环衰竭型），以感染性休克为主。②脑型（呼吸衰竭型），以中枢神经系统表现为主。③混合型。

3. 重型菌痢

（1）多见于年老、体弱和营养不良的患者。

（2）特点为急起发热，腹泻每天 30 次以上，为稀水脓血便，偶尔排出片状假膜，甚至大便失禁，腹痛、里急后重明显。后期可出现严重腹胀及中毒性肠麻痹，常伴呕吐，严重失水可引起外周循环衰竭。

考点 18★★★　细菌性痢疾的诊断

1. 流行病学资料　夏秋季进食不洁食物或与菌痢患者有接触史。

2. 临床表现

（1）急性期有发热、腹痛、腹泻、里急后重及黏液或脓血便。

（2）慢性菌痢患者有急性菌痢史，病程超过 2 个月。

（3）中毒型菌痢以儿童多见。起病时肠道症状轻微或无，常需盐水灌肠或肛拭子取便行粪便检查方可诊断。

3. 实验室检查　粪便镜检有大量白细胞（≥15 个/高倍视野）或脓细胞，可见红细胞；确诊需粪便培养志贺菌阳性。

考点 19★★★　细菌性痢疾的治疗

1. 急性细菌性痢疾　病因治疗首选氟喹诺酮类。

2. 中毒型细菌性痢疾

（1）对症治疗　降温止惊，采取物理降温，惊厥者地西泮肌注。脑型要减轻脑水肿，给予甘露醇。

（2）抗菌治疗　宜采用静脉给药。可选氟喹诺酮或三代头孢。

考点 20★★　霍乱的病原学

霍乱是由霍乱弧菌引起的烈性肠道传染病。为我国甲类传染病，属国际检疫传染病。霍乱弧菌属弧菌科弧菌属，革兰染色阴性，无芽孢，菌体有一较长之鞭毛，运动极活跃。目前我国流行的霍乱弧菌以埃尔托生物型、小川型为主。

考点 21★　霍乱的流行病学

1. 传染源　患者和带菌者是传染源。

2. 传播途径　经粪-口途径传播。

3. 易感人群　普遍易感。

4. 流行特征　以沿海地带为主；夏秋季高发。

考点 22★★　霍乱的发病机制与病理

1. 发病机制

（1）霍乱弧菌进入肠道，产生外毒素——霍乱肠毒素，是霍乱的主要致病物质。

（2）霍乱肠毒素与宿主肠黏膜上皮细胞受体结合，刺激细胞过度分泌水、氯化物和碳酸盐等，形成霍乱特征性的剧烈水样腹泻。腹泻导致的失水使胆汁分泌减少，所以腹泻物呈"米泔水"样。

2. 病理　本病病理特点主要是严重脱水导致的一系列

功能性改变,而组织器官器质性损害轻微。

考点23★★★　霍乱的临床表现

1. 泻吐期　多以剧烈腹泻开始,迅速成为黄色水样便或米泔水样便。呕吐多在腹泻数次后出现,呈喷射状。

2. 脱水期　由于严重而频繁的泻吐,大量水及电解质丧失,患者可迅速出现脱水、循环衰竭。表现为烦躁不安,表情淡漠,声音嘶哑,眼窝下陷,口唇干燥,皮肤弹性差或消失,脉搏细数等。如钠盐大量丢失可出现肌肉痉挛,以腹直肌、腓肠肌最为明显。此期一般为数小时至1~2天。

3. 恢复期　脱水纠正后,多数症状迅速消失。少数患者有反应性发热,一般持续1~3天后自行消退。

考点24★★　霍乱的诊断

具有下列三项之一者可诊断为霍乱:

(1)有腹泻症状,粪便培养霍乱弧菌阳性者。

(2)在流行期间的疫区内有腹泻症状,做双份血清抗体效价测定,如血清凝集试验呈4倍以上或杀弧菌抗体呈8倍以上增长者。

(3)在疫源检查中,首次粪便培养阳性,前5天内有腹泻症状者。

考点25★★★　霍乱的治疗

1. 补液疗法　及时足量补液是治疗的关键。补液原则是早期、快速、足量,先盐后糖,先快后慢,纠酸补钙,见尿补钾,最初24小时总入量按临床分型的轻、中、重分别给3000~4000mL、4000~8000mL、8000~12000mL。

2. 抗菌治疗　常用药物为氟喹诺酮类,如多西环素、环丙沙星等,连服3日,也可采用四环素、氨苄西林、红霉素或阿奇霉素、复方磺胺甲噁唑等。

考点 26★★★ 霍乱的预防

按甲类传染病隔离治疗至症状消失。停用抗菌药物后大便培养每日 1 次，连续 3 次阴性，方可解除隔离。密切接触者应严密检疫 5 日。

考点 27★★ 结核病的病原学

人结核分枝杆菌为人类结核病的病原体，而免疫接种常用的卡介苗则来源于牛结核分枝杆菌。

考点 28★★ 结核病的流行病学

1. 传染源 开放性肺结核患者的排菌是结核传播的主要来源。

2. 传播途径 ①呼吸道传播，主要为患者与健康人之间经空气传播。②消化道传播。③垂直传播。④其他，经皮肤伤口感染和上呼吸道直接接种。②③④均罕见。

3. 易感人群 社会经济落后地区高发。免疫抑制状态患者尤其好发结核病。

4. 流行特征 艾滋病与结核病共感染以及耐药结核病是目前威胁全球结核病防控的两大主要问题。高耐药率是我国结核病难以控制的原因之一。

考点 29★ 结核病的发病机制和病理

由 T 细胞介导的细胞免疫对结核病发病、演变及转归产生决定性影响。迟发性变态反应则是宿主对结核分枝杆菌形成免疫应答的标志。

基本病变包括：①渗出型病变。②增生型病变。当病灶内菌量少而致敏淋巴细胞数量多，则形成结核病的特征性病变——结核节。③干酪样坏死。为病变进展的表现。上述三种病变可相互转化、交错存在，很少独立存在。

考点30★★ 结核病的临床表现

1. 肺结核的症状和体征

（1）全身症状　发热为肺结核最常见的全身中毒性症状，多数为长期低热。

（2）呼吸系统症状　咳嗽轻微，干咳或仅有少量黏液痰。有空洞形成时痰量增加，若伴继发感染，则痰呈脓性。1/3~1/2患者可有咯血。严重者可并发肺心病和心肺功能不全。

（3）体征　取决于病变性质、部位、范围或程度。

2. 肺外结核的临床类型和表现　结核病是一个全身性疾病，肺结核是结核病的主要类型。肾结核起病隐匿，不易发现，多见于成年人，儿童少见。女性生殖系统结核则可在出现不明原因的月经异常、不孕等情况下发现。结核性脑膜炎则可表现为头痛、喷射性呕吐、意识障碍等中枢神经系统感染症状。

考点31★★ 结核病的实验室检查与其他检查

1. 细菌学检查　痰结核分枝杆菌检查是确诊肺结核最特异性的方法。

（1）涂片抗酸染色镜检　快速简便。抗酸杆菌阳性则肺结核诊断基本成立。

（2）细菌培养　敏感性和特异性均高于涂片检查，涂片阴性或诊断有疑时培养尤其重要。

（3）分子生物学检测

2. 影像学检查

（1）原发型肺结核　典型表现为肺内原发灶、淋巴管炎和肿大的肺门或纵隔淋巴结组成的哑铃状病灶。

（2）急性血行播散型肺结核　散布于两肺野、分布较均匀、密度和大小相近的粟粒状阴影。

胸部CT有助于发现隐蔽区病灶和孤性结节的鉴别诊断。X线检查对于诊断肠道、泌尿系统、生殖系统、骨关节结核亦具重要价值。

3. 结核菌素试验（TST） 在接种卡介苗的人群中无结核感染亦可出现PPD皮试阳性，特异性低。

4. 特异性结核抗原 比结核菌素试验有更高的敏感性与特异性，可以反映机体是否存在结核感染，亦可辅助诊断潜伏性结核感染或活动性结核感染。

考点32★★ 结核病的诊断

确诊病例包括干酪样坏死、仅培养阳性肺结核和仅病理学提示为结核病变者三类。

其中涂阳肺结核病例需符合下列三项之一：①2份痰标本直接涂片抗酸杆菌镜检阳性。②1份痰标本直接涂片抗酸杆菌镜检阳性加肺部影像学检查符合活动性肺结核影像学表现。③1份痰标本直接涂片抗酸杆菌镜检阳性加1份痰标本结核分枝杆菌培养阳性。

培养阳性肺结核需同时符合下列两项：①痰涂片阴性。②肺部影像学检查符合活动性结核影像学表现加1份痰标本结核分枝杆菌培养阳性。

考点33★★ 布鲁菌病的病原学

布鲁菌属是一组革兰阴性短小杆菌，至少包括6个种19个生物型。其中牛种、猪种、羊种、犬种对人类致病。布鲁菌包含的脂多糖在致病中起重要作用。

考点34★★ 布鲁菌病的流行病学

1. 传染源 与人类有关的传染源主要是羊、牛及猪，其次是犬、鹿、马、骆驼等。布鲁菌病首先在染菌动物间传播，造成带菌或发病，然后波及人类。

2. 传播途径 ①皮肤及黏膜接触传染。②消化道传染。③呼吸道传染。④其他，如苍蝇携带、蚊虫叮咬也可传播本病。人与人之间罕有传播。

3. 易感人群 人群普遍易感。疫区居民可因隐性感染而获免疫。

4. 流行特征 该病为全球性疾病，发病高峰位于春夏之间，与动物产仔季节有关。我国以牛种菌和羊种菌为主要的病原体。变化趋势体现为由牧区向半牧半农区甚至农区转变，聚集暴发向散在发病转变。

考点 35★ 布鲁菌病的发病机制与病理

内毒素在病理损伤、临床症状方面起着重要作用。

本病的病理变化极为广泛，以单核-吞噬细胞系统最为常见。在急性期常有弥漫性细胞增生，慢性期则可出现多细胞组成的肉芽肿。

考点 36★★ 布鲁菌病的临床表现

该病最常局限在骨、关节、中枢神经系统，表现为相应的临床症状和体征。

1. 急性感染 多缓慢起病，主要症状为发热、多汗、乏力、肌肉和关节疼痛、睾丸肿痛等。仅有 5%~20% 的患者出现典型波状热。急性感染病程多在 6 个月以内。

2. 慢性感染 可由急性期发展而来，也可直接表现为慢性。临床表现一类是全身性非特异性症状，类似神经症和慢性疲劳综合征；另一类是器质性损害，其中以骨骼-肌肉系统最为常见，如大关节损害、肌腱挛缩等。神经系统病变以及泌尿生殖系统病变也可见到。

考点 37★★ 布鲁菌病的实验室检查

1. 病原学检查 取血液、骨髓、组织、脑脊液等进行细菌培养，急性期培养阳性率高。

2. 免疫学检查

（1）平板凝集试验　用于初筛。

（2）试管凝集试验（SAT）　滴度为 1：100（++）及以上。

（3）酶联免疫吸附试验（ELISA）　1：320 为阳性，可分别定量检测特异性抗体水平，灵敏性和特异性均较好。

考点 38★★　布鲁菌病的诊断

急性感染可通过流行病学史、临床表现和实验室检查诊断。①流行病学接触史。有传染源密切接触史或疫区生活接触史。②具有该病临床症状和体征并排除其他疑似疾病。③实验室检查。病原分离、试管凝集试验、ELISA 等检查阳性。

<u>凡具备①、②项和第③项中的任何一项检查阳性即可确诊为布鲁菌病</u>。慢性感染者和局灶性感染者诊断有时相当困难，<u>获得细菌培养结果最为可靠。</u>

考点 39★★　布鲁菌病的治疗

1. 病原治疗　应选择能进入细胞内的抗菌药物，原则为<u>早期、联合、规律、适量、全程</u>，必要时延长疗程，防止复发和慢性化，减少并发症的发生。

（1）成人及 8 岁以上儿童　<u>首选多西环素联合利福平，或多西环素联合链霉素。</u>

（2）8 岁以下儿童　利福平联合复方新诺明或利福平联合氨基糖苷类药物。

（3）孕妇　利福平联合复方新诺明。妊娠 12 周内选用三代头孢菌素类药物联合复方新诺明治疗。含潜在风险，需权衡利弊。

（4）并发症　一般可考虑应用三联或三联以上药物

治疗，并需适当延长疗程。

2. 脱敏治疗 多在慢性感染时选用。

考点40★ 布鲁菌病的预防

做好高危职业人群的劳动防护和菌苗接种。对流行区家畜普遍进行菌苗接种可防止本病流行。必要时可用药物预防。

第四单元 消毒与隔离

考点1★★ 消毒的种类

1. 疫源地消毒 指对有传染源存在的地区进行消毒。

（1）随时消毒 对传染源的排泄物、分泌物及其污染过的物品进行及时性消毒处理。

（2）终末消毒 传染源离开疫源地，对其原居地点进行的最后一次彻底消毒，以期完全杀灭和清除患者所播散遗留的病原体。

2. 预防性消毒 在未发现传染源情况下，对可能被病原体污染的物品、场所和人体进行的消毒措施。如公共场所消毒、运输工具消毒、饮水及餐具消毒、饭前便后洗手均属之。医护人员手的消毒及手术室消毒，免疫缺陷患者如骨髓移植患者预防性隔离及消毒措施亦为预防性消毒。

考点2★★ 隔离的概念

把传染期内的患者或病原携带者置于不能传染给他人的条件之下，防止病原体向外扩散，便于管理、消毒和治疗。

考点3★★　隔离的期限

传染病患者的隔离期限是根据传染病的最长传染期而确定的，同时尚应根据临床表现和微生物检验结果来决定是否可以解除隔离。

考点4★　医院感染的概念

1. 广义概念　是指任何人员在医院活动期间遭受病原体侵袭而引起的感染。

2. 狭义概念　医院感染的对象主要是住院患者和医院工作人员。

考点5★★★　医院感染的诊断标准

1. 无明显潜伏期的感染，规定入院48小时后发生的感染为医院感染；有明确潜伏期的感染，自入院起超过平均潜伏期后发生的感染为医院感染。

2. 本次感染直接与上次住院有关。

3. 在原有感染基础上出现其他部位新的感染（除外脓毒血症迁徙灶），或在原感染已知病原体基础上又分离出新的病原体（排除污染和原来的混合感染）的感染。

4. 新生儿在分娩过程中和产后获得的感染。

5. 由于诊疗措施激活的潜在性感染，如疱疹病毒、结核杆菌等的感染。

6. 医务人员在医院工作期间获得的感染。

考点6★★　临床常见的医院感染

严重影响患者医疗安全，有措施可以控制的常见医院感染主要包括四种：①中心导管相关血液感染。②呼吸机相关肺炎。③尿管相关尿路感染。④手术部位感染。

医学人文

医学伦理学

第一单元　医学伦理学与医学目的、医学模式

考点1★★　道德的概念

1. 道德的基础是经济基础。道德的评价标准是善恶。
2. 影响道德标准的是社会舆论、内心信念、传统习俗。
3. 道德的作用是调节人与人的关系,调节人与自然的关系。

考点2★　医学伦理学的概念和医学道德的作用

1. 医学伦理学　是应用伦理学的理论、方法研究医学活动中的道德的科学,医学伦理学的主要目的是为医疗实践及其相关领域的活动,提供价值标准和行为规范。

2. 医学道德意义　是医务人员处理与患者、与社会关系的原则和规范,医务人员的道德品质对人民健康和医疗质量具有保障作用,对医疗卫生事业具有促进作用,对社会文明具有推动作用。

考点3★★★　医学伦理学的研究对象

医学伦理学的研究对象为医学领域中的医学道德现象和医学道德关系。

1. 医学道德现象 包括医德意识现象、医德规范现象和医德活动现象。

2. 医学道德关系 医务人员与患者（包括患者的家属）的关系；医务人员相互之间的关系；医务人员与社会之间的关系；医务人员与医学科学发展之间的关系。

考点4★★ 医学模式的类型

①神灵主义医学模式。②自然哲学医学模式。③机械论医学模式。④生物医学模式。⑤生物-心理-社会医学模式：既要考虑生物学因素，又要重视心理、社会因素的影响。

考点5★★ 医学目的

"救死扶伤""克服疾病""延长生命""避免死亡"。

第二单元 中国医学的道德传统

考点★★★ 中国医学的道德传统

1. 中国古代医学家的道德境界

（1）张仲景 汉代著名医学家，以"救人活命"为己任，用高超的医术为百姓解除痛苦，他反对"孜孜汲汲，惟名利是务"的不良风气，救治病人不分贵贱贫富，"上以疗君亲之疾，下以救贫贱之厄"。

（2）孙思邈 唐代著名医学家，在《备急千金要方》中，他设专篇论述医德与医术的关系，对医生在为患者诊治疾病中的道德要求作出了详细说明，如"论大医习业""论大医精诚"提出的医德原则和医德规范成为中国传统医德的重要内容。

2. 中国现代医学家的道德境界

（1）张孝骞　被尊为"医圣""协和"泰斗、"湘雅"轩辕，他对患者极为负责，以诊治疑难病证闻名内科学界。他说："每一个病例都是一个研究课题。"他将"戒、慎、恐、惧"作为自己的座右铭，教导学生："我们诊治病人就要有'如临深渊，如履薄冰'的态度。"

（2）林巧稚　著名妇产科专家。不论患者是高级干部还是贫苦农民，都同样认真，同样负责。她一生没有结婚，却亲自接生了50000多个婴儿，被尊称为"万婴之母"。

3. 中国当代医学家的道德境界

（1）屠呦呦　获得共和国勋章、诺贝尔生理学或医学奖等许多殊荣，为人类健康事业作出了巨大贡献，解决了青蒿素药物治疗疟疾中出现的耐药难题，并探索出了青蒿素药物新的适应证。

（2）钟南山　我国"公共卫生事件应急体系建设的重要推动者"，2003年初春，他亲临一线，直接面对"非典"患者，率先摸索出一套有效防治"非典"的方案，为广东卫生行政部门及时制定救治方案提供了决策依据，让广东成为全球"非典"患者治愈率最高、死亡率最低的地区之一，这一方案被世界卫生组织认为对全世界抗击"非典"有指导意义，成为通用的救治方案。

第三单元　医学伦理学的理论基础

考点1★★★　医学伦理学的理论基础

医学伦理学的理论基础是<u>生命论、人道论、美德论、功利论、道义论</u>。

考点2★★★ 生命神圣论、生命质量论、生命价值论的概念

1. 生命神圣论 指人的生命是至高无上的,神圣不可侵犯的。

2. 生命质量论

(1) 生命质量的标准,有主要质量(个体的身体或智力状态),根本质量(生命的意义和目的,与其他人在社会和道德上的相互作用)和操作质量(如智商,用来测知智能方面的质量)。

(2) 生命质量论有利于提高人口素质,有利于控制人口增长,有利于人类自我认识的飞跃,为医务人员对某些不同生命质量的病人,采取相应的治疗原则、方法和手段提供了理论依据,对于合理、公正地分配卫生资源也具有十分重要的意义。

3. 生命价值论 指以人所具有的内在价值和外在价值的统一来判断、衡量人的生命意义的一种理论。生命的内在价值,即生命本身的质量(体力和智力),它是生命价值判断的基础和前提。生命的外在价值,主要是指某一生命对他人和社会的贡献,是生命价值的前提和基础。

考点3★★★ 医学人道主义的核心内容

尊重病人的生命、人格、权利。

考点4★★★ 医德品质的内容

仁慈、诚挚、公正、严谨、奉献。

考点5★★ 医学道义论

强调医务人员的责任和义务。尊重病人,理解病人的疾苦,为病人提供及时有效的诊治是医务人员应承担的社会道义。

第四单元 医学道德的规范体系

考点1★★ 公正原则的内容

在医疗服务中一视同仁，公平、正直地对待每一位患者，公正分配医疗卫生资源，公正对待患者，有利于患者心理平衡，有利于医患关系和谐，有利于提高医疗效果，有利于社会公正环境的形成。

考点2★★ 尊重原则的内容

尊重患者的人格；尊重患者的自主决定权；尊重患者的隐私权，尊重患者家属。

考点3★★★ 无伤原则的内容

从患者的利益出发，为患者提供最佳的诊治、护理，努力避免对患者造成不应有的伤害。不做过度检查，不做过度治疗。

考点4★★ 医学道德规范的含义

是医务人员在各种医学活动中应遵守的行为准则，是医学道德基本原则的具体体现。

考点5★★★ 医学道德规范的内容

①救死扶伤，忠于医业。②钻研医术，精益求精。③一视同仁，平等待患。④慎言守密，礼貌待人。⑤廉洁奉公，遵纪守法。⑥互学互尊，团结协作。

考点6★★★ 医学道德范畴的含义

主要包括权利与义务、情感与良心、审慎与保密、荣誉与幸福等。

考点7★★ 患者的权利

患者权利包括:平等享有医疗的权利,获得自己所患疾病真实情况、共同参与诊断和医疗方案的制订和实施等知情同意的权利,监督医疗过程的权利,有要求对个人隐私保密的权利,拒绝治疗、拒绝参加临床试验的权利。

考点8★★ 医务人员的权利

医务人员的权利是以履行义务为前提的,在有利于患者疾病诊治的前提下,医务人员的权利具有一定的自主性。自主性包括:有权对患者的疾病做出判断,采取必要的治疗措施,有权根据病情的需要开具诊断证明,有权要求患者或患者家属配合诊治。在特殊情况下,医师还享有干涉权,如患者的自主选择意向违背社会利益、他人利益、其自身根本利益时,医师可干涉患者的权利,使患者的自主选择无效。

考点9★★ 医务人员的义务

医务人员的义务和责任是一致的,包括:为患者诊治疾病,尽最大的努力为患者服务,为患者解除躯体痛苦和精神上的痛苦,向患者、患者家属说明病情、诊断、治疗和预后,面对疫情和重大自然灾害,进入疫区、灾区抢救伤员,保护群众健康。

考点10★★ 医学道德情感的含义、内容

1. 含义 医学道德情感是医务人员对患者、对医疗卫生工作的职业态度和内心体验,是建立在对患者的生命和健康高度负责基础上的。特点:医学职业的特殊性、理智性、纯洁性。

2. 内容 ①同情感。②责任感。③事业感。

考点 11 ★★★　医学道德良心的含义及作用

1. 含义　医学道德良心是医务人员在履行医德义务的过程中形成的道德责任感和自我评价能力。

2. 作用　①良心在行为前的选择作用。②良心在行为进行过程中的监督作用。③良心在行为后的评价作用。

考点 12 ★★　医学道德审慎的含义、道德要求

1. 含义　是指医务人员在行为之前的周密思考和在行为过程中的谨慎认真态度。

2. 道德要求　医务人员在医疗实践的各个环节，应自觉地做到认真负责、谨慎小心、兢兢业业、一丝不苟，不断提高业务水平，在技术上做到精益求精。

考点 13 ★★　医学道德保密的道德要求

保密的道德要求　询问病史、查体从诊断疾病的需要出发，不有意询问患者的隐私，对在诊疗中知晓的患者隐私，为患者保守秘密，对于某些可能给患者带来沉重精神打击的诊断和预后，积极与患者家属、亲友配合，避免泄露患者的危重病情。

第五单元　处理与患者关系的道德要求

考点 1 ★★★　医患关系的模式

主动-被动型，指导-合作型，共同参与型。

考点 2 ★　影响医患关系的主要因素

影响医患关系的因素主要存在于医务人员、患者及其家属、管理和社会等方面。

考点3★　与患者沟通的原则、方法

1. 与患者沟通的原则　尊重原则、自律原则、科学原则。

2. 与患者沟通的方法　①认真、仔细地倾听。②有针对性地说明。③在沟通中深入分析、及时判断。

考点4★★★　医患冲突的防范

1. 理解患者、患者家属的紧张焦虑心情，避免误解。
2. 发现矛盾，及时沟通化解。
3. 出现纠纷，尽快向上级和有关部门报告，有效处置。

第六单元　处理医务人员之间关系的道德要求

考点1★　正确处理医务人员之间关系的意义

1. 有利于提高医疗服务水平　现代医疗服务是一个系统，各个岗位上的医务人员互相配合、共同努力才能完成诊断、治疗等工作。良好的医务人员之间关系可以提高诊断、治疗水平，医务人员之间关系不和谐会贻误患者疾病的诊治，甚至造成不可挽回的后果。

2. 有利于医务人员成才　青年医务人员职业素养、知识技能的提高离不开高年资医务人员的悉心指导，传帮带。

考点2★★　处理医务人员之间关系的道德原则

互相尊重、互相支持、互相监督、互相学习。

第七单元 临床诊疗的道德要求

考点1★★★ 临床诊疗道德的原则

1. 最优化原则 是指在诊治过程中以最小的代价获得最大效果的原则。内容为：安全无害，痛苦最小、耗费最少、疗效最佳。最优化原则是最普通、最基本的治疗原则。

2. 知情同意原则 知情同意是指患者或者家属有权知晓患者的病情，并对医务人员采取的防治措施决定取舍的自主权，知情同意原则是临床诊疗工作中处理医患关系的基本伦理准则之一。

3. 保密原则 是指医务人员在防病治病中应当保守医疗秘密，不得随意泄露病人的疾病情况等个人隐私，以防对病人造成不必要的伤害。

4. 生命价值原则 尊重人的生命并且要尊重生命的价值，生命价值原则是医疗行为选择的重要伦理依据。

考点2★ 中医四诊的道德要求

1. 安神定志 为了排除医生主观因素的干扰，中医诊断疾病非常强调安神定志。

2. 实事求是 要求医生忠实反映症状的客观真实性，辨证是以症状为依据的，通过四诊所得的症状是否客观，将直接影响到辨证的正确与否，进而影响到治疗的正确与否。

考点3★ 体格检查的道德要求

1. 全面系统，认真细致。
2. 关心体贴，减少痛苦。

3. 尊重病人，心正无私。

考点4★ 辅助检查的道德要求

1. 目的明确，诊治需要。
2. 知情同意，尽职尽责。
3. 综合分析，切忌片面。
4. 密切联系，加强协作。

考点5★ 诊治急症病人的道德要求

1. 诊治急症患者，随机性强，时间性强，协作性强。
2. 争分夺秒，全力抢救，及时与家属沟通，敢于承担风险，与相关科室医务人员密切配合。

考点6★ 中医治疗的道德要求

1. 帮助患者建立对中医治疗的认知。
2. 医生要尊重患者的隐私。
3. 尽量减轻患者痛苦。
4. 确保安全。

考点7★★★ 药物治疗中的道德要求

<u>①对症下药，剂量安全。②节约费用，公正分配。③合理配伍，细致观察。</u>

考点8★ 手术治疗的道德要求

1. 手术前严格掌握手术指征，必须做到知情同意，必须认真做好术前准备。
2. 手术中要关心病人，体贴入微，态度严肃，作风严谨，精诚团结，密切协作。
3. 手术后要严密观察，精心护理，减轻患者痛苦，加速患者康复。

考点9★　心理治疗的道德要求

1. 要掌握和运用心理治疗的知识、技巧，给病人以心理支持。
2. 要以健康、稳定的心理状态去影响和帮助病人。
3. 要保守病人的秘密、隐私。

考点10★　康复治疗的道德要求

1. 理解病人，热爱康复工作。
2. 躯体康复与心理健康并重。
3. 密切合作。

考点11★　临终关怀的道德要求

1. 尊重患者的人格、权利。
2. 照护为主，缓解患者的疼痛。
3. 给患者以心理支持。
4. 给患者家属以安慰。

考点12★★★　实施人类辅助生殖技术的伦理原则

1. 有利于患者的原则。
2. 夫妻双方自愿和知情同意的原则。
3. 确保后代健康的原则。
4. 维护社会公益的原则。
5. 互盲和保密的原则。
6. 严防精子、卵子商品化的原则。
7. 伦理监督原则。

考点13★★★　人体器官移植的伦理原则

1. 知情同意原则。
2. 尊重原则。
3. 效用原则。

4. 禁止商业化原则。
5. 保密原则。
6. 伦理审查原则。

第八单元 医学研究的道德要求

考点1★★ 医学研究的基本道德要求
1. 道德准则 实事求是，真诚协作。
2. 工作作风 严肃的治学态度，严格的工作作风，严密的科学手段。

考点2★★★ 人体试验的道德原则
①知情同意原则。②维护受试者利益的原则。③医学目的原则。④伦理审查与科学审查统一原则。

第九单元 医学道德的评价与良好医德的养成

考点1★★ 医学道德评价的标准、依据和方式
1. 医学道德评价的标准 ①疗效标准。②社会标准。③科学标准。
2. 医学道德评价的依据 ①动机与效果的统一。②目的和手段的统一。
3. 医学道德评价的方式 ①社会舆论。②内心信念。③传统习俗。

考点2★ 医学道德教育的方法
1. 提高医德认识。
2. 培养医德情感。

3. 养成医德行为和习惯。

考点3★ 医学道德修养的意义

医德修养是指医务人员在医德品质、情感、意志、习惯等方面按照一定的医德原则和规范进行自我学习、自我锻炼、自我培养的过程和要达到的医德境界。医德修养通过医务人员的情操、举止、仪表、品行等表现。

考点4★ 医学道德修养的途径

医德修养是在学习医学和医疗活动中确立、巩固、提高的。

1. 以历史上的现实医疗活动优秀医师为榜样，确立医德修养。

2. 在医疗活动中不断反思自己的言行，巩固医德修养。

3. 伴随着医学的发展，在提高医疗水平的过程中提高医德修养。

第十单元　医学伦理学文献

考点1★★★ 医学伦理学国外文献

1.《赫尔辛基宣言》（涉及人类受试者医学研究的伦理准则）（2000年修订）。

2. 生命伦理学《吉汉宣言》（2000年）。

3.《国际性研究中的伦理与政策问题：发展中国家的临床试验》（2001年）。

4. 国际人类基因组组织（HUGO）伦理委员会关于人类基因组数据库的声明（2002年）。

5. 国际医学科学组织委员会《人体生物医学研究国

际道德指南》(2002 年 8 月修订)。

考点 2★★ 医学伦理学国内文献

1. 《突发公共卫生事件应急条例》(2003 年 5 月 9 日国务院 375 号令)。

2. 中华人民共和国卫生部《人类辅助生殖技术和人类精子库伦理原则》(2003 年)。

3. 中华人民共和国科技部、卫生部《人胚胎干细胞研究伦理指导原则》(2003 年)。

4. 中华人民共和国国家中医药管理局《中医药临床研究伦理审查管理规范》(2010)。

5. 中华人民共和国卫生与计划生育委员会《涉及人的生物医学研究伦理审查办法》(2016)。

卫生法规

第一单元　卫生法概述

考点1★★　卫生法的渊源

卫生法的渊源是指卫生法的各种具体表现形式。

我国卫生法的渊源主要是《宪法》、法律、卫生行政法规、地方性卫生法规、自治条例、单行条例、卫生规章、卫生标准、卫生国际条约。

《宪法》是国家的根本大法，是所有立法的依据，也是卫生法律法规的立法依据。

考点2★★★　卫生法的基本原则

1. 卫生保护原则
2. 预防为主原则
3. 公平原则
4. 保护社会健康原则
5. **患者自主原则**　是指患者经过深思熟虑就有关自己疾病的医疗问题作出合理的、理智的并负责的自我决定权，维护患者权利、尊重患者自主意识也是卫生法的基本原则之一。

第二单元 卫生法律责任

考点1★★★ 民事责任的概念及其特征

1. 卫生民事责任的概念 主要是指医疗机构、医药卫生工作人员或从事与医药卫生事业有关的机构,违反法律规定,侵害公民的健康权利时,应对受害人承担的损害赔偿责任。

2. 卫生民事责任的特征 ①主要是财产责任。②是一方当事人对另一方的责任。③是补偿当事人的损失。④在法律允许的条件下,民事责任可以由当事人协商解决。

考点2★★★ 承担民事责任的方式

《民法通则》规定承担民事责任的方式有:<u>停止侵害;排除妨碍;消除危险;返还财产;恢复原状;修理、重作、更换;赔偿损失;支付违约金;消除影响、恢复名誉;赔礼道歉。以赔偿损失为主要形式。</u>

考点3★ 卫生行政责任的概念

<u>卫生行政责任是指卫生行政法律关系主体违反卫生行政法律规范,尚未构成犯罪所应承担的法律后果。包括行政处罚和行政处分两种。</u>

考点4★★★ 卫生行政处罚的种类

行政处罚的种类有<u>警告、罚款、没收非法财物、没收违法所得、责令停产停业、暂扣或吊销有关许可证等。</u>

考点5★★★ 卫生行政处分的种类

行政处分的种类主要有警告、记过、记大过、降级、降职、撤职、留用察看、开除等形式。

考点6★ 卫生刑事责任的概念

卫生刑事责任是指违反卫生法的行为侵害了《刑法》所保护的社会关系，构成犯罪所应承担的法律后果。

考点7★★ 实现刑事责任的方式

实现刑事责任的方法即刑罚，是由人民法院代表国家，依照《刑法》的规定，剥夺犯罪人某种权益的强制方法。刑罚分主刑和附加刑。

1. 主刑的种类 管制；拘役；有期徒刑；无期徒刑；死刑。

2. 附加刑的种类 罚金；剥夺政治权利；没收财产。

第三单元 《中华人民共和国执业医师法》

考点1★★ 执业医师的概念和职责

1. 《执业医师法》所称医师，包括执业医师和执业助理医师。是指依法取得执业医师资格或者执业助理医师资格，经注册在医疗、预防、保健机构中执业的专业医务人员。

2. 医师应当具备良好的职业道德和医疗执业水平，发扬人道主义精神，履行防病治病、救死扶伤、保护人民健康的神圣职责。

考点2★★★ 执业医师资格考试的条件

具有下列条件之一的，可以参加执业医师资格考试：

1. 具有高等学校医学专业本科以上学历，在执业医师指导下，在医疗、预防、保健机构中试用期满一年的。

2. 取得执业助理医师执业证书后，具有高等学校医学专科学历，在医疗、预防、保健机构中工作满二年的。

3. 具有中等专业学校医学专业学历，在医疗、预防、保健机构中工作满五年的。

4. 以师承方式学习传统医学满三年或者经多年实践医术确有专长的，经县级以上人民政府卫生行政部门确定的传统医学专业组织或者医疗、预防、保健机构考核合格并推荐。

考点3★★★　执业助理医师资格考试的条件

1. 具有高等学校医学专科学历或者中等专业学校医学专科学历，在执业医师指导下，在医疗、预防、保健机构中试用期满一年的，可以参加执业助理医师资格考试。

2. 以师承方式学习传统医学满三年或者经多年实践医术确有专长的，经县级以上人民政府卫生行政部门确定的传统医学专业组织或者医疗、预防、保健机构考核合格并推荐。

考点4★★★　执业医师注册的条件及办理

取得医师资格的，可以向所在地县级以上人民政府卫生行政部门申请注册。

受理申请的卫生行政部门应当自收到申请之日起三十日内准予注册，并发给由国务院卫生行政部门统一印制的医师执业证书。

医疗、预防、保健机构可以为本机构中的医师集体办理注册手续。

医师经注册后，可以在医疗、预防、保健机构中按照注册的执业地点、执业类别、执业范围执业，从事相应的医疗、预防、保健业务。

未经医师注册取得执业证书，不得从事医师执业活动。

有下列情形之一的，不予注册：

1. 不具有完全民事行为能力的。

2. 因受刑事处罚,自刑罚执行完毕之日起至申请注册之日止不满二年的。

3. 受吊销医师执业证书行政处罚,自处罚决定之日起至申请注册之日止不满二年的。

4. 有国务院卫生行政部门规定不宜从事医疗、预防、保健业务的其他情形的。

考点5★★　执业医师法规定的法律责任

1. 民事责任　医师在医疗、预防、保健工作中造成事故的,依照法律或者国家有关规定处理,根据具体情况承担民事责任,给予一次性经济补偿。未经批准擅自开办医疗机构行医或者非医师行医给患者造成损害的,依法承担赔偿责任。

2. 行政责任　以不正当手段取得医师执业证书的,由发给证书的卫生行政部门吊销执业证书;对负有直接责任的主管人员和其他直接责任人员,依法给予行政处分。

未经批准擅自开办医疗机构行医或者非医师行医的,由县级以上人民政府卫生行政部门予以取缔,没收其违法所得及其药品、器械,并处十万元以下的罚款;对医师吊销其执业证书。

卫生行政部门工作人员或者医疗、预防、保健机构工作人员违反本法有关规定,弄虚作假、玩忽职守、滥用职权、徇私舞弊,尚不构成犯罪的,依法给予行政处分。

3. 刑事责任　违反相关规定,并构成犯罪的,依法追究刑事责任。

第四单元 《中华人民共和国药品管理法》

考点1★★ 药品的法定含义

<u>药品指用于预防、治疗、诊断人的疾病，有目的地调节人的生理功能并规定有适应证或者功能主治、用法和用量的物质。包括中药材、中药饮片、中成药、化学原料药及其制剂、抗生素、生化药品、放射性药品、血清、疫苗、血液制品和诊断药品等。</u>

考点2★★ 药品必须符合法定要求

1. 必须是<u>《中华人民共和国药品管理法》</u>（以下简称为《药品管理法》）明确规定的药品含义中所包括的内容。

2. 必须符合<u>《药品管理法》</u>有关规定要求。

（1）药品生产、经营的主体具有合法资质，从事药品生产活动，应当经所在地省、自治区、直辖市人民政府药品监督管理部门批准，取得《药品生产许可证》，无《药品生产许可证》的，不得生产药品，从事药品批发活动，应当经所在地省、自治区、直辖市人民政府药品监督管理部门批准，取得《药品经营许可证》，从事药品零售活动，应当经所在地县级以上地方人民政府药品监督管理部门批准，取得《药品经营许可证》，无《药品经营许可证》的，不得经营药品。

（2）在中国境内上市的药品，<u>应当经国务院药品监督管理部门批准，取得药品注册证书。</u>

（3）药品必须符合国家药品标准。国务院药品监督管理部门颁布的<u>《中华人民共和国药典》和药品标准为国家药品标准。</u>

考点3★★★ 禁止生产（包括配制）、销售假药

有下列情形之一的为假药

（1）药品所含成分与国家药品标准规定的成分不符的。

（2）以非药品冒充药品或者以他种药品冒充此种药品的。

（3）变质的药品。

（4）药品所标明的适应证或者功能主治超出规定范围。

考点4★★★ 禁止生产（包括配制）、销售劣药

有下列情形之一的药品为劣药

（1）未标明有效期或者更改有效期的。

（2）不注明或者更改生产批号的。

（3）超过有效期的。

（4）被污染的。

（5）擅自添加防腐剂、辅料的。

（6）药品成分的含量不符合国家药品标准。

（7）其他不符合药品标准规定的。

考点5★★ 特殊药品的分类

特殊管理的药品包括麻醉药品、精神药品、医疗用毒性药品、放射性药品四类，通常简称为"毒、麻、精、放"。国家对这四类药品实行特殊管理。

考点6★★★ 特殊药品的处方量

1. 麻醉药品 注射剂每张处方为<u>一次常用量</u>；控缓释制剂，每张处方不得超过 <u>7日常用量</u>；其他剂型，每张处方不得超过 3日常用量。

2. 第一类精神药品 注射剂，每张处方为一次常用

量；控缓释制剂，每张处方不得超过 7 日常用量；其他剂型，每张处方不得超过 3 日常用量。

3. 第二类精神药品　一般每张处方不得超过 7 日常用量。

为门（急）诊癌症疼痛患者和中、重度慢性疼痛患者开具的麻醉药品、第一类精神药品注射剂，每张处方不得超过 3 日常用量；控缓释制剂，每张处方不得超过 15 日常用量；其他剂型，每张处方不得超过 7 日常用量。

考点7★★　医疗机构配制制剂的相关规定

医疗机构配制的制剂，应当是本单位临床需要而市场上没有供应的品种，并须经所在地省、自治区、直辖市人民政府药品监督管理部门批准后方可配制。医疗机构配制的制剂不得在市场销售。

考点8★★★　处方的相关管理规定

1. 处方是指由注册的执业医师和执业助理医师（以下简称医师）在诊疗活动中为患者开具的、由取得药学专业技术职务任职资格的药学专业技术人员（以下简称药师）审核、调配、核对，并作为患者用药凭证的医疗文书。

2. 医师开具处方和药师调剂处方应当遵循安全、有效、经济的原则。处方药应当凭医师处方销售、调剂和使用。

3. 处方一般不得超过 7 日用量；急诊处方一般不得超过 3 日用量。

4. 药师调剂处方时必须做到"四查十对"：查处方，对科别、姓名、年龄；查药品，对药名、剂型、规格、数量；查配伍禁忌，对药品性状、用法用量；查用药合理性，对临床诊断。

第五单元 《中华人民共和国传染病防治法》

考点1★★★ 我国对传染病防治实行的方针

国家对传染病防治实行预防为主的方针,防治结合、分类管理、依靠科学、依靠群众。

考点2★★★ 法定传染病的分类

《中华人民共和国传染病防治法》将37种急、慢性传染病列为法定管理的传染病,并根据其传播方式、速度及对人类危害程度的不同,分为甲类、乙类和丙类三类。

1. 甲类传染病 是指鼠疫、霍乱。

2. 乙类传染病 是指传染性非典型肺炎、艾滋病、病毒性肝炎、脊髓灰质炎、人感染高致病性禽流感、麻疹、流行性出血热、狂犬病、流行性乙型脑炎、登革热、炭疽、细菌性和阿米巴性痢疾、肺结核、伤寒和副伤寒、流行性脑脊髓膜炎、百日咳、白喉、新生儿破伤风、猩红热、布鲁菌病、淋病、梅毒、钩端螺旋体病、血吸虫病、疟疾。

3. 丙类传染病 是指流行性感冒、流行性腮腺炎、风疹、急性出血性结膜炎、麻风病、流行性和地方性斑疹伤寒、黑热病、包虫病、丝虫病,除霍乱、细菌性和阿米巴性痢疾、伤寒和副伤寒以外的感染性腹泻病。

对乙类传染病中的传染性非典型肺炎、炭疽中的肺炭疽和人感染高致病性禽流感,采取本法所称甲类传染病的预防、控制措施。

第六单元 《突发公共卫生事件应急条例》

考点1★★★ 突发公共卫生事件的概念

突发公共卫生事件（以下简称突发事件）指突然发生，造成或者可能造成社会公众健康严重损害的重大传染病疫情、群体性不明原因疾病、重大食物和职业中毒，以及其他严重影响公众健康的事件。

考点2★★★ 突发公共卫生事件应急工作的方针与原则

突发事件应急工作，应当遵循预防为主、常备不懈的方针，贯彻统一领导、分级负责、反应及时、措施果断、依靠科学、加强合作的原则。

考点3★ 突发公共卫生事件应急报告制度与报告情形

1. 国家建立突发事件应急报告制度 国务院卫生行政主管部门制定突发事件应急报告规范，建立重大、紧急疫情信息报告系统。

2. 突发事件的报告情形和报告时限要求 突发事件监测机构、医疗卫生机构和有关单位发现有下列情形之一的，应当在2小时内向所在地县级人民政府卫生行政主管部门报告，接到报告的卫生行政主管部门应当在2小时内向本级人民政府报告，并同时向上级人民政府卫生行政主管部门和国务院卫生行政主管部门报告：①发生或者可能发生传染病暴发、流行的。②发生或者发现不明原因的群体性疾病的。③发生传染病菌种、毒种丢失的。④发生或者可能发生重大食物和职业中毒事件的。

任何单位和个人对突发事件不得隐瞒、缓报、谎报或者授意他人隐瞒、缓报、谎报。

第七单元 《医疗纠纷预防和处理条例》

考点1★ 医疗纠纷的概念

本条例所称医疗纠纷,是指医患双方因诊疗活动引发的争议。

考点2★★ 医疗纠纷的处理原则

处理医疗纠纷,应当遵循公平、公正、及时的原则,实事求是,依法处理。

考点3★★ 预防医疗纠纷的原则

国家建立医疗质量安全管理体系,深化医药卫生体制改革,规范诊疗活动,改善医疗服务,提高医疗质量,预防、减少医疗纠纷,在诊疗活动中,医患双方应当互相尊重,维护自身权益,应当遵守有关法律、法规的规定。

医疗机构及其医务人员在诊疗活动中应当以患者为中心,加强人文关怀,严格遵守医疗卫生法律、法规、规章,以及诊疗相关规范、常规,恪守职业道德。

考点4★★ 医疗纠纷的处理途径

发生医疗纠纷,医患双方可以通过下列途径解决:
1. 双方自愿协商。
2. 申请人民调解。
3. 申请行政调解。
4. 向人民法院提起诉讼。
5. 法律、法规规定的其他途径。

考点5★　医疗纠纷中患者的权利

发生医疗纠纷，医疗机构应当告知患者或者其近亲属下列事项：

1. 解决医疗纠纷的合法途径。
2. 有关病历资料、现场实物封存和启封的规定。
3. 有关病历资料查阅、复制的规定。

患者死亡的，还应当告知其近亲属有关尸检的规定。

第八单元　《中华人民共和国中医药法》

考点1★★　《中医药法》制定目的、适用范围

1. 制定目的　继承和弘扬中医药，保障和促进中医药事业发展，保护人民健康。

2. 适用范围　适用的对象范围：本法所称中医药，是包括汉族和少数民族医药在内的我国各民族医药的统称，是反映中华民族对生命、健康和疾病的认识，具有悠久历史传统和独特理论及技术方法的医药学体系。适用的时间范围：自2017年7月1日起施行。

考点2★★　发展中医药事业的原则、方针

中医药事业是我国医药卫生事业的重要组成部分，国家大力发展中医药事业，实行中西医并重的方针，建立符合中医药特点的管理制度，充分发挥中医药在我国医药卫生事业中的作用。

特别强调发展中医药事业应当遵循中医药发展规律，坚持继承和创新相结合，保持和发挥中医药特色和优势，运用现代科学技术，促进中医药理论和实践的发展，鼓励中医、西医相互学习，相互补充，协调发展，发挥各自优

势,促进中西医结合。

第九单元 《医疗机构从业人员行为规范》

考点1★★ 《医疗机构从业人员行为规范》的适用范围

本规范适用于各级各类医疗机构内所有从业人员,包括:管理人员、医师、护士、医技人员、药学技术人员、其他人员。

考点2★★★ 医疗机构从业人员基本行为规范

①以人为本,践行宗旨。坚持救死扶伤、防病治病的宗旨,以病人为中心,全心全意为人民健康服务。②遵纪守法,依法执业。③尊重患者,关爱生命。④优质服务,医患和谐。⑤廉洁自律,恪守医德。⑥严谨求实,精益求精。⑦爱岗敬业,团结协作。⑧乐于奉献,热心公益。